como ler
artigos científicos

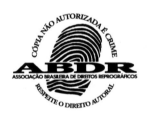

G813c   Greenhalgh, Trisha.
            Como ler artigos científicos : fundamentos da medicina
         baseada em evidências / Trisha Greenhalgh ; tradução e
         revisão técnica: Ananyr Porto Fajardo – 5. ed. – Porto
         Alegre : Artmed, 2015.
            xix, 262 p. : il. ; 23 cm.

            ISBN 978-85-8271-222-1

            1. Medicina baseada em evidências. 2. Epidemiologia.
         3. Pesquisa. I. Título.

                                              CDU 616-036.22

Catalogação na publicação: Poliana Sanchez de Araujo – CRB 10/2094

TRISHA GREENHALGH

Professor of Primary Health Care
Barts and the London School of Medicine and Dentistry
Blizard Institute
London, UK

como ler
artigos científicos
FUNDAMENTOS DA MEDICINA
BASEADA EM EVIDÊNCIAS

5ª EDIÇÃO

Tradução e revisão técnica desta edição:

Ananyr Porto Fajardo
Graduada em Odontologia pela Universidade Federal
do Rio Grande do Sul (UFRGS).
Mestre em Odontologia pela UFRGS – área de
concentração em Saúde Bucal Coletiva.
Doutora em Educação pela UFRGS – área de ênfase em Educação e Saúde.

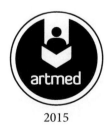

2015

Obra originalmente publicada sob o título *How to read a paper: the basics of evidence-based medicine*, 5th Edition
ISBN 9781118800966

All Rights Reserved. Authorised translation from the English language edition published by John Wiley & Sons Limited. Responsibility for the accuracy of the translation rests solely with Artmed Editora Ltda. and is not the responsibility of John Wiley & Sons Limited. No part of this book may be reproduced in any form without the written permission of the original copyright holder, John Wiley & Sons Limited.
Copyright © 2014, John Wiley & Sons Limited.

Gerente editorial: *Letícia Bispo de Lima*

Colaboraram nesta edição:

Editora: *Daniela Louzada*

Capa: *Kaéle Finalizando Ideias*

Leitura final: *Caroline Castilhos de Melo*

Editoração: *Techbooks*

> As ciências básicas estão em constante evolução. À medida que novas pesquisas e a própria experiência ampliam o nosso conhecimento, novas descobertas são realizadas. Os autores desta obra consultaram as fontes consideradas confiáveis, num esforço para oferecer informações completas e, geralmente, de acordo com os padrões aceitos à época da sua publicação.

Reservados todos os direitos de publicação, em língua portuguesa, à
ARTMED EDITORA LTDA., uma empresa do GRUPO A EDUCAÇÃO S.A.
Av. Jerônimo de Ornelas, 670 – Santana
90040-340 – Porto Alegre – RS
Fone: (51) 3027-7000   Fax: (51) 3027-7070

É proibida a duplicação ou reprodução deste volume, no todo ou em parte, sob quaisquer formas ou por quaisquer meios (eletrônico, mecânico, gravação, fotocópia, distribuição na Web e outros), sem permissão expressa da Editora.

Unidade São Paulo
Av. Embaixador Macedo Soares, 10.735 – Pavilhão 5 – Cond. Espace Center
Vila Anastácio – 05095-035 – São Paulo – SP
Fone: (11) 3665-1100   Fax: (11) 3667-1333

SAC 0800 703-3444 – www.grupoa.com.br

IMPRESSO NO BRASIL
PRINTED IN BRAZIL
Impresso sob demanda na Meta Brasil a pedido de Grupo A Educação.

Em novembro de 1995, minha amiga Ruth Holland, editora de revisão de livros do British Medical Journal, sugeriu que eu escrevesse um livro para desmistificar o importante, porém, frequentemente inacessível, campo da medicina baseada em evidências. Ela fez comentários valiosos às versões iniciais do manuscrito, mas morreu tragicamente em um acidente de trem no dia 8 de agosto de 1996.
Este livro é dedicado à sua memória.

Agradecimentos

Não sou, de forma alguma, especialista em todos os assuntos abordados neste livro (sou muito fraca em adição, particularmente) e agradeço a todas as pessoas listadas a seguir por terem me auxiliado ao longo do caminho. Sou, contudo, a autora final de cada capítulo, e a responsabilidade por qualquer imprecisão é apenas minha.

1. Ao professor Sir Andy Haines e ao professor Dave Sackett, que me apresentaram ao assunto da medicina baseada em evidências e me estimularam a escrever sobre ele.
2. À falecida Dr.ª Anna Donald, que ampliou minha visão por meio de valiosas discussões sobre as implicações e as incertezas desta disciplina em evolução.
3. À Jeanette Buckingham, da Universidade de Alberta, Canadá, pela valiosa contribuição ao Capítulo 2.
4. Aos diversos orientadores e revisores especializados que contribuíram diretamente com esta nova edição ou que me orientaram nas edições anteriores.
5. Aos muitos leitores, numerosos demais para serem mencionados individualmente, que despenderam tempo para anotar e apontar tanto erros tipográficos como concretos nas edições anteriores. Como resultado de suas contribuições, aprendi muito (especialmente sobre estatística), e o livro melhorou em vários aspectos. Alguns dos primeiros críticos de *Como ler artigos científicos* posteriormente trabalharam comigo em meus cursos sobre a prática baseada em evidências; vários deles foram coautores de outros artigos ou capítulos de livro comigo, sendo que um ou dois se tornaram amigos pessoais.
6. Aos autores e editores de artigos que deram permissão para que reproduzisse figuras ou tabelas. Os detalhes são fornecidos no texto.
7. Aos meus seguidores no Twitter que propuseram inúmeras ideias, críticas construtivas e respostas às minhas sugestões quando estava preparando a 5ª edição deste livro. A propósito, você deveria experimentar o Twitter como fonte de informação baseada em evidências. Siga-me em @trishgreenhalgh e, quando estiver acessando, tente a Cochrane Collaboration em @cochranecollab, Bem Goldacre em @bengoldacre, Carl Heneghan do Oxford Centre for Evidence Based Medicine em @cebmlog e o National Institute for Health and Care Excellence em @nicecomms.

Agradeço também ao meu marido, Dr. Fraser Macfarlane, por seu inesgotável apoio ao meu trabalho e minha escrita acadêmica. Meus filhos Rob e Al eram muito pequenos quando a 1ª edição deste livro estava sendo escrita. É uma fonte de grande orgulho para mim que agora tenham lido o livro, aplicado sua mensagem às suas próprias carreiras em desenvolvimento (um em medicina) e feito sugestões para aperfeiçoá-lo.

Trisha Greenhalgh

Apresentação da 1ª edição

Não surpreende que a ampla publicidade dada ao que é atualmente denominado "medicina baseada em evidências" tenha sido recebida com diversos tipos de reações pelos envolvidos no cuidado ao paciente. Profissionais da área médica parecem ter ficado levemente ofendidos pelo conceito, o qual sugere que, até recentemente, toda a prática médica era o que Lewis Thomas descreveu como um tipo frívolo e irresponsável de experimentação humana, baseado apenas em tentativa e erro e, em geral, resultando precisamente nessa sequência. Entretanto, os políticos e aqueles que administram nossos serviços de saúde apreciaram a ideia. Eles sempre suspeitaram que os médicos fossem totalmente acríticos e agora possuíam provas disso. A medicina baseada em evidências veio como um presente divino, pois, ao menos como eles o percebiam, sua eficiência implícita deve resultar inevitavelmente em economia de custos.

O conceito de ensaios clínicos controlados e de medicina baseada em evidências, porém, não é novo. Foi registrado que Frederico II, imperador dos romanos e rei da Sicília e de Jerusalém, que viveu de 1192 a 1250 d.C. e que se interessava pelos efeitos do exercício sobre a digestão, ofereceu refeições idênticas a dois cavaleiros. Um foi enviado para caçar, e o outro, para dormir. Após várias horas, ele matou ambos e examinou o conteúdo de seus canais alimentares; a digestão havia sido mais completa no estômago do cavaleiro que dormira. No século XVII, Jan Baptista van Helmont, médico e filósofo, tornou-se cético em relação à prática das sangrias. Assim, propôs o que quase certamente seria o primeiro ensaio clínico envolvendo grandes números, randomização e análise estatística. Envolveu a seleção de 200 a 500 pessoas pobres divididas em dois grupos por sorteio, sendo um grupo protegido da flebotomia, e o outro, tratado com quantas sangrias seus colegas achassem apropriado. O número de funerais em cada grupo seria usado para avaliar a eficácia da sangria. A história não registra por que este esplêndido experimento nunca foi realizado.

Se existe um começo da medicina científica moderna este se deu em Paris, em meados do século XIX, com raízes no trabalho e nos ensinamentos de Pierre Charles Alexandre Louis. Louis introduziu a análise estatística na avaliação do tratamento médico e demonstrou que a sangria era uma forma inútil de tratamento, embora isso não tenha modificado os hábitos dos médicos daquela época nem os de muitos anos depois. Apesar desse trabalho pioneiro, poucos médicos de ambos os lados do Atlântico exigiram que ensaios de evolução clínica fossem adotados, embora os princípios do delineamento experimental numericamente baseado houvessem sido enunciados na década de 1920 pelo geneticista Ronald Fisher. O campo somente começou a causar um impacto maior sobre a prática médica após a Segunda Guerra Mundial, depois da obra seminal de Sir Austin Bradford Hill e dos epidemiologistas britânicos que o seguiram, notavelmente Richard Doll e Archie Cochrane.

Porém, ainda que a ideia da medicina baseada em evidências não seja nova, discípulos modernos, como David Sackett e seus colaboradores, estão prestando um grande serviço à prática médica, não só popularizando a ideia, mas também levando aos médicos a noção de que ela não é um assunto acadêmico árido, e sim um modo de pensar que deveria permear todos os aspectos da prática médica. Mesmo que boa parte dela seja baseada em megaensaios e em metanálises, também deve ser usada para influenciar quase tudo que um médico faz. Afinal, a profissão médica tem sofrido "lavagens cerebrais" durante anos por parte de examinadores em escolas de medicina e Royal Colleges para acreditar que existe somente um modo de examinar um paciente. Nossos rituais à beira do leito poderiam ser tão criticamente avaliados quanto nossas cirurgias e regimes medicamentosos; o mesmo vale para cada aspecto da função médica.

À medida que a prática médica se torna mais intensa e o tempo para leitura e reflexão ainda mais precioso, a capacidade de examinar efetivamente a literatura médica e de, futuramente, familiarizar-se com um conhecimento da melhor prática a partir de sistemas de comunicação modernos será uma habilidade essencial para os médicos. Neste livro vigoroso, Trisha Greenhalgh oferece uma excelente abordagem para fazer o melhor uso da literatura médica e dos benefícios da medicina baseada em evidências. Ele deve despertar igual interesse tanto em estudantes do primeiro ano de medicina como entre profissionais mais velhos e merece ser lido por todos.

Com o passar dos anos, o privilégio de ser convidado a escrever uma apresentação para o livro de um ex-aluno torna-se mais comum. Trisha Greenhalgh era o tipo de estudante de medicina que nunca deixou seus professores saírem da sala de aula sem uma explicação coerente, e essa atitude inquisitiva parece ter florescido ao longo dos anos; este é um livro esplêndido e oportuno, e desejo a ele todo o sucesso que merece. Afinal, o conceito de medicina baseada em evidências nada mais é que o tipo de raciocínio que todo professor de medicina espera desenvolver em seus alunos: a abordagem questionadora, mas construtiva, da Dra. Greenhalgh à literatura médica sugere que este desfecho feliz é possível ao menos uma vez na vida.

David Weatherall
Oxford

Prefácio da 1ª edição: você precisa ler este livro?

Este livro destina-se a todo leitor, com graduação em medicina ou não, que deseja encontrar seu caminho na literatura médica, avaliar a validade científica e a relevância prática dos artigos que encontra e, quando for apropriado, colocar os resultados em prática. Tais habilidades constituem o fundamento da medicina baseada em evidências.

Espero que este livro o ajude a ler e a interpretar melhor os artigos médicos. Além disso, espero transmitir mais uma mensagem, que é a seguinte: muitas das descrições feitas por descrentes do que é a medicina baseada em evidências (a glorificação de coisas que podem ser medidas sem preocupação com a utilidade ou exatidão do que é medido; a aceitação acrítica de dados numéricos publicados; a preparação de diretrizes por autodenominados "especialistas" que estão fora de contato com a medicina real; a degradação da liberdade clínica por meio da imposição de protocolos clínicos rígidos e dogmáticos; e a confiança excessiva em análises econômicas simplistas, inadequadas e frequentemente incorretas) são, na verdade, críticas àquilo que a medicina baseada em evidências *combate*, e não o que ela representa.

Não pense em mim, entretanto, como uma pregadora da medicina baseada em evidências. Acredito que a ciência de encontrar, de avaliar e de implementar os resultados da pesquisa médica pode tornar, e muitas vezes o faz, o cuidado ao paciente mais objetivo, mais lógico e mais custo-efetivo. Se eu não acreditasse nisso, não gastaria tanto tempo ensinando-a e tentando praticá-la como clínica geral. Entretanto, acredito que, quando aplicada em um vácuo (isto é, na ausência de bom senso e sem considerar as circunstâncias e prioridades individuais da pessoa a quem o tratamento está sendo oferecido ou a complexa natureza da prática médica e da elaboração de políticas), a tomada de decisão "baseada em evidências" é um processo reducionista, com um potencial real para causar danos.

Finalmente, você deve observar que não sou nem epidemiologista nem estatística, mas uma pessoa que lê artigos e que desenvolveu um sistema prático (e por vezes não convencional) para testar seus méritos. Se você deseja examinar os temas epidemiológicos ou estatísticos abordados neste livro, recomendo que procure textos mais definitivos, cujas referências encontrará no fim de cada capítulo.

Trisha Greenhalgh

Prefácio à 5ª edição

Quando escrevi este livro, em 1996, a medicina baseada em evidências (MBE) era um tanto desconhecida. Alguns acadêmicos (inclusive eu) já eram entusiastas e tinham começado a oferecer cursos de "treinamento para os treinadores" para divulgar o que acreditávamos ser uma abordagem altamente lógica e sistemática à prática médica. Outros – certamente, a maioria dos médicos – estavam convencidos de que esta era uma moda passageira de importância limitada que não iria durar. Escrevi *Como ler artigos científicos* por duas razões. Primeiro, estudantes de meus cursos estavam pedindo uma introdução simples aos princípios apresentados no que era então conhecido como "O grande livro vermelho de Dave Sackett" (Sackett DL, Haynes RB, Guyatt GH, Tugwell P. *Clinical epidemiology: a basic science for clinical medicine*. London, UK: Little, Brown & Co., 1991), uma obra notável e inspiradora que já estava em sua quarta reimpressão, mas que alguns novatos aparentemente achavam difícil de ler. Segundo, estava claro para mim que muitos críticos da MBE não compreendiam realmente o que estavam menosprezando e que, enquanto fizessem isso, não haveria um debate sério sobre o lugar político, ideológico e pedagógico da MBE como disciplina.

É claro que fico feliz com o fato de *Como ler artigos científicos* ter se tornado uma leitura-padrão em muitas faculdades de medicina e de enfermagem, e já ter sido traduzido para as línguas francesa, alemã, italiana, espanhola, portuguesa, chinesa, polonesa, japonesa, checa e russa. Também fico alegre em saber que aquilo que até recentemente era um assunto marginal na academia tenha sido bem e adequadamente colocado em evidência nos serviços clínicos. No Reino Unido, por exemplo, atualmente é uma exigência contratual que todos os médicos, enfermeiros e farmacêuticos pratiquem (e que os gestores desenvolvam a gestão) de acordo com as melhores evidências de pesquisas.

Nos 18 anos que se passaram desde a publicação da 1ª edição deste livro, a MBE teve altos e baixos em sua popularidade. Hoje, centenas de livros-texto e dezenas de milhares de artigos de periódicos oferecem diferentes ângulos sobre os "fundamentos da MBE" brevemente abordados nos capítulos que se seguem. Um número crescente dessas fontes ressalta as limitações genuínas da MBE em determinados contextos. Outros encaram-na como um movimento social – um "trem" que partiu em determinada época (na década de 1990) e lugar (América do Norte) e que se disseminou rapidamente com todos os tipos de efeitos impeditivos para determinados grupos de interesse.

Ao preparar esta 5ª edição, fui mais uma vez aconselhada a não modificar muito além da atualização dos exemplos e das listas de referências, pois claramente ainda existe lugar nas prateleiras de livros para um texto introdutório sem enfeites. Na edição anterior, também acrescentei dois capítulos novos (sobre aprimoramento de qualidade e intervenções complexas). Nesta última edição, acrescentei mais dois capítulos: um sobre a aplicação da MBE a pacientes (a ciência da tomada de decisão compartilhada) e outro sobre críticas comuns à MBE e respostas a elas. Como sempre, todo *feedback* que ajude a tornar o texto mais preciso, prático e fácil de ler será bem-vindo.

Trisha Greenhalgh

Sumário

Capítulo 1   Por que ler artigos científicos?

"Medicina baseada em evidências" significa simplesmente
"ler artigos em periódicos médicos"?   1

Por que às vezes as pessoas reclamam quando você menciona
a medicina baseada em evidências?   3

Antes de iniciar, formule o problema   10

Exercício 1   12

Referências   13

Capítulo 2   Pesquisando a literatura

O que você está procurando?   16

Níveis sobre níveis de evidências   17

Fontes sintetizadas: sistemas, resumos e sínteses   18

Fontes pré-analisadas: sinopses de revisões sistemáticas
e estudos primários   21

Recursos especializados   22

Estudos primários: enfrentando a selva   23

Serviço completo: ferramentas de busca integrada   25

Pedindo ajuda e perguntando   25

Tutoriais *online* para busca efetiva   26

Referências   27

Capítulo 3   Chegando ao ponto: do que trata
este artigo?

A ciência de dispensar artigos   28

Três questões preliminares para você chegar onde quiser   30

Ensaios clínicos randomizados   34

Estudos de coorte   38

Estudos de caso-controle   39

Estudos transversais   39

Relatos de casos	40
A hierarquia tradicional das evidências	41
Uma observação a respeito de considerações éticas	42
Referências	43

Capítulo 4   Avaliando a qualidade metodológica

O estudo foi original?	45
O estudo é sobre quem?	46
O delineamento do estudo foi adequado?	47
O viés sistemático foi evitado ou minimizado?	49
A avaliação foi submetida a mascaramento?	53
Foram abordadas questões estatísticas preliminares?	54
Resumo	57
Referências	58

Capítulo 5   Estatística para quem não é estatístico

Como quem não é estatístico avalia os testes estatísticos?	60
Os autores descreveram corretamente o cenário?	62
Dados pareados, caudas e valores extremos	68
Correlação, regressão e causação	70
Probabilidade e confiança	72
Efeitos fundamentais	74
Resumo	76
Referências	76

Capítulo 6   Artigos que relatam ensaios de tratamentos medicamentosos e outras intervenções simples

"Evidências" e *marketing*	78
Tomando decisões sobre o tratamento	80
Desfechos clínicos substitutos	81
Que informações esperar de um artigo que descreve um ensaio clínico randomizado: a declaração CONSORT	84
Obtendo evidências valiosas de um representante farmacêutico	86
Referências	88

Capítulo 7   Artigos que relatam ensaios de intervenções complexas

Intervenções complexas	90
Dez questões a serem feitas sobre um artigo que descreve uma intervenção complexa	92
Referências	97

Capítulo 8   Artigos que relatam testes diagnósticos ou de rastreamento

Dez homens no banco dos réus	99
Validando testes diagnósticos em relação a um padrão-ouro	100
Dez questões a serem feitas sobre um artigo que pretende validar um teste diagnóstico ou de rastreamento	105
Razões de verossimilhança	110
Regras de predição clínica	112
Referências	114

Capítulo 9   Artigos que resumem outros artigos (revisões sistemáticas e metanálises)

Quando uma revisão é sistemática?	116
Avaliando revisões sistemáticas	119
Metanálise para quem não é estatístico	124
Explicando a heterogeneidade	128
Novas abordagens da revisão sistemática	132
Referências	132

Capítulo 10   Artigos que dizem a você o que fazer (diretrizes)

O grande debate sobre as diretrizes	135
Como podemos ajudar a garantir que as diretrizes baseadas em evidências sejam seguidas?	138
Dez questões a serem feitas a respeito de uma diretriz clínica	141
Referências	148

Capítulo 11   Artigos que informam o custo de algo (análises econômicas)

O que é análise econômica?   150
Mensurando os custos e os benefícios das intervenções em saúde   151
Referências   162

Capítulo 12   Artigos que vão além dos números (pesquisa qualitativa)

O que é pesquisa qualitativa?   164
Avaliando artigos que descrevem a pesquisa qualitativa   168
Referências   176

Capítulo 13   Artigos que relatam pesquisas por questionário

Ascensão crescente da pesquisa por questionário   178
Dez questões a serem feitas sobre um artigo que descreve um estudo por questionário   179
Referências   188

Capítulo 14   Artigos que relatam estudos de caso em aprimoramento de qualidade

O que são estudos em aprimoramento de qualidade – e como devemos pesquisá-los?   190
Dez questões a serem feitas sobre um artigo que descreve uma iniciativa de aprimoramento de qualidade   193
Referências   200

Capítulo 15   Colocando as evidências em prática

Por que os profissionais de saúde demoram para adotar práticas baseadas em evidências?   202
Quanto sofrimento evitável é causado pela falha em implementar evidências?   204
Como podemos influenciar o comportamento dos profissionais de saúde para promover práticas baseadas em evidências?   205
Como é uma "organização baseada em evidências"?   210

Como podemos ajudar as organizações a desenvolverem estruturas, sistemas e valores apropriados para apoiar práticas baseadas em evidências? 212
Referências 218

Capítulo 16 Aplicando as evidências aos pacientes

A perspectiva do paciente 221
PROMs 223
Tomada de decisão compartilhada 224
Quadros de opção 226
Ensaios N-de-1 e outras abordagens individualizadas 229
Referências 230

Capítulo 17 Críticas à medicina baseada em evidências

O que está errado com a MBE quando é mal feita? 233
O que está errado com a MBE quando é bem feita? 235
Por que a "elaboração de políticas baseada em evidências" é tão difícil de alcançar? 238
Referências 240

Apêndice 1 Listas de verificação para encontrar, analisar e implementar evidências 242

Apêndice 2 Avaliando os efeitos de uma intervenção 252

Índice 253

Capítulo 1
Por que ler artigos científicos?

"Medicina baseada em evidências" significa simplesmente "ler artigos em periódicos médicos"?

A medicina baseada em evidências (MBE) é muito mais do que apenas ler artigos. De acordo com a definição mais amplamente citada, ela é "o uso cuidadoso, explícito e sábio da melhor evidência existente na tomada de decisões sobre o cuidado de pacientes individuais" [1]. Essa definição é útil até certo ponto, mas não inclui o que, para mim, é um aspecto muito importante do assunto: o uso da matemática. Mesmo que você não saiba quase nada sobre MBE, provavelmente sabe que ela menciona muitos números e proporções. Anna Donald e eu decidimos ser diretas sobre isso em nossa própria atividade de ensino e propusemos esta definição alternativa:

> *A medicina baseada em evidências é o uso de estimativas matemáticas do risco de benefício e de dano derivadas de pesquisas de alta qualidade sobre amostras populacionais para informar a tomada de decisões clínicas no diagnóstico, na investigação ou no manejo de pacientes individuais.*

O aspecto que define a MBE, então, é o uso de números derivados da pesquisa sobre *populações* para informar decisões a respeito de *indivíduos*. Isso, obviamente, traz a questão "O que é pesquisa?", para a qual uma resposta razoavelmente precisa seria "investigação focada e sistemática com o objetivo de gerar novos conhecimentos". Nos capítulos posteriores, será explicado como essa definição pode ajudá-lo a distinguir a pesquisa genuína (que deveria informar sua prática) das aventuras de má qualidade de amadores bem-intencionados (que você deveria polidamente ignorar).

Portanto, se você seguir uma abordagem baseada em evidências para tomada de decisão clínica, todos os tipos de aspectos relacionados aos seus pacientes (ou, se trabalha em medicina de saúde pública, aspectos relacionados a grupos de pacientes) o levarão a fazer perguntas sobre evidências científicas, a buscar respostas para as questões de modo sistemático e a modificar sua prática de acordo com isso.

How to Read a Paper: The Basics of Evidence-Based Medicine, Fifth Edition. Trisha Greenhalgh.
© 2014 John Wiley & Sons, Ltd. Published 2014 by John Wiley & Sons, Ltd.

Você poderia formular questões a respeito dos sintomas de um paciente ("em um homem de 34 anos, com dor no lado esquerdo do tórax, qual é a probabilidade de isso ser um problema cardíaco grave e, se for, será evidenciado em um eletrocardiograma [ECG] de repouso?"); sobre sinais físicos ou diagnósticos ("em um parto sem complicações, a presença de mecônio [indicando evacuação fetal] no líquido amniótico indica deterioração significativa no estado fisiológico do feto?"); sobre o prognóstico de uma doença ("se uma criança de 2 anos, anteriormente saudável, tem uma convulsão breve associada à febre alta, qual é a chance de ela desenvolver epilepsia subsequentemente?"); sobre o tratamento ("em pacientes com infarto agudo do miocárdio [ataque cardíaco], os riscos associados a medicamentos trombolíticos [anticoagulantes] são superados pelos benefícios, independentemente da idade, do sexo e da origem étnica do paciente?"); sobre custo-efetividade ("o custo deste novo medicamento anticâncer se justifica em comparação a outras maneiras de despender recursos limitados de atenção à saúde?"); sobre as preferências dos pacientes ("em uma mulher de 87 anos com fibrilação atrial intermitente e um acidente isquêmico transitório recente, a inconveniência do tratamento com varfarina supera os riscos de não tomá-la?"); e sobre diversos outros aspectos sobre saúde e serviços de saúde.

O professor Sackett, no editorial de abertura do primeiro número do periódico *Evidence-based Medicine*, resumiu as etapas essenciais da emergente ciência da MBE [2]:

1. Converter a necessidade de informações em questões que possam ser respondidas (i.e., formular o problema).
2. Rastrear, com a máxima eficiência, as melhores evidências para responder a tais questões, as quais podem ser provenientes do exame clínico, do diagnóstico laboratorial, da literatura publicada ou de outras fontes.
3. Analisar criticamente as evidências (i.e., avaliá-las) para verificar a sua validade (proximidade da verdade) e a sua utilidade (aplicabilidade clínica).
4. Implementar os resultados desta avaliação na prática clínica.
5. Avaliar o nosso desempenho.

Assim, a MBE exige não só que você leia artigos, mas também que leia os artigos *certos* no momento certo e, então, modifique o seu comportamento (e, o que frequentemente é mais difícil, influencie o comportamento de outras pessoas) com base no que descobriu. É preocupante a quantidade de cursos sobre "como praticar" a MBE que, com frequência, estão concentrados na terceira dessas cinco etapas (análise crítica), excluindo todas as outras. Dessa maneira, fazer a pergunta errada ou buscar respostas nas fontes erradas é semelhante a não ter lido artigo algum. Do mesmo modo, todo o seu treinamento em técnicas de pesquisa e análise crítica será desperdiçado se você não despender pelo menos o mesmo esforço para implementar evidências válidas e mensurar o progresso em direção a seus objetivos,

> **Quadro 1.1** Recursos da web para medicina baseada em evidências
>
> *Oxford Centre for Evidence-Based Medicine.* Um *website* de Oxford, Reino Unido, bem-administrado, contendo uma infinidade de recursos e *links* para MBE. http://cebm.net.
>
> *National Institute for Health and Care Excellence (NICE).* Este *site* baseado no Reino Unido, que é também popular em outros países, conecta-se a diretrizes e revisões de tópicos baseados em evidências. http://www.nice.org.uk/.
>
> *National Health Service (NHS) Centre for Reviews and Dissemination.* O *site* para fazer *download* de revisões baseadas em evidências de alta qualidade faz parte do National Institute for Health Research do Reino Unido, um bom ponto de partida para procurar evidências sobre questões complexas como "o que se deve fazer em relação à obesidade?" http://www.york.ac.uk/inst/crd/.
>
> *Clinical Evidence.* Versão *online* do manual sobre as melhores evidências para decisões clínicas como "qual é o melhor tratamento atual para fibrilação atrial?" Produzido pelo BMJ Publishing Group. http://www.clinicalevidence.bmj.com.

como você faz para ler artigos. Há alguns anos, acrescentei três outros estágios ao modelo de cinco etapas de Sackett para incorporar a perspectiva do paciente: os oito estágios resultantes, por mim denominados como *lista de verificação sensível ao contexto para a prática baseada em evidências*, são apresentados no Apêndice 1 [3].

Se eu desejasse ser pedante a respeito do título deste livro, estes aspectos mais amplos da MBE não deveriam nem mesmo ser mencionados aqui. Mas eu esperaria que você exigisse seu dinheiro de volta se eu tivesse omitido a seção final deste capítulo (Antes de iniciar, formule o problema), o Capítulo 2 (Pesquisando a literatura), o Capítulo 15 (Colocando as evidências em prática) e o Capítulo 16 (Aplicando as evidências aos pacientes). Os Capítulos 3 a 14 descrevem a terceira etapa do processo da MBE: a análise crítica, ou seja, o que você deve fazer quando tiver um artigo na sua frente. O Capítulo 16 aborda as críticas comuns à MBE.

A propósito, se você quiser explorar o tema da MBE na internet, pode tentar os *websites* listados no Quadro 1.1. Não se preocupe quando descobrir que há mais de 1.000 *websites* dedicados à MBE – todos oferecem material muito semelhante e com certeza não é necessário visitar todos.

Por que às vezes as pessoas reclamam quando você menciona a medicina baseada em evidências?

Os críticos da MBE podem defini-la como "a tendência de um grupo de professores de medicina jovens, confiantes e numerosos de menosprezar o desempenho de médicos experientes usando uma combinação de jargão epidemiológico e destreza estatística", ou "o argumento, geralmente apresentado com zelo fervoroso, de que nenhuma ação relacionada à saúde jamais deveria ser realizada por um médico, enfermeiro, administrador de serviços de saúde ou políticos a menos e até que os resultados de diversos ensaios clínicos caros e com grande número de participantes tenham sido publicados e aprovados por um comitê de especialistas".

O ressentimento entre alguns profissionais da saúde em relação ao movimento da MBE é principalmente uma reação à sugestão implícita de que médicos (e enfermeiros, parteiros, fisioterapeutas e outros profissionais da saúde) eram funcionalmente leigos até que lhes fosse mostrada a luz, e de que os poucos que não eram leigos ignoravam propositalmente as evidências médicas publicadas. Qualquer um que trabalhe frente a frente com os pacientes sabe que com frequência é necessário procurar novas informações antes de tomar uma decisão clínica. Os médicos têm passado muito tempo nas bibliotecas desde que elas foram inventadas. Em geral, não prescrevemos um medicamento novo a um paciente sem evidências de que ele provavelmente funcione. Além disso, o uso de medicação não licenciada é, estritamente falando, ilegal. Seguramente, todos nós temos praticado a MBE há anos, exceto quando estávamos blefando de maneira deliberada (usando o efeito placebo por boas razões médicas), ou quando estávamos doentes, superestressados ou sendo conscientemente preguiçosos?

Bem, na verdade, não. Houve uma série de estudos sobre o comportamento de médicos, enfermeiros e profissionais relacionados. Na década de 1970, nos Estados Unidos, estimou-se que somente 10 a 20% de todas as tecnologias em saúde então disponíveis (medicamentos, procedimentos, cirurgias e assim por diante) eram baseadas em evidência; este número aumentou para 21% em 1990, de acordo com estatísticas oficiais dos Estados Unidos [4]. Estudos de intervenções oferecidas a séries consecutivas de pacientes sugeriram que entre 60 e 90% das decisões clínicas, dependendo da especialidade, eram "baseadas em evidências" [5]. Porém, como discuti em outra ocasião, estes estudos possuem limitações metodológicas [3]. Independentemente de qualquer coisa, foram realizados em unidades especializadas e observaram a prática de especialistas mundiais em MBE; assim, os números alcançados dificilmente podem ser generalizados para além de seu ambiente imediato (ver seção "O estudo é sobre quem?"). É provável que ainda estejamos subestimando nossos pacientes durante boa parte do tempo.

Um recente estudo grande realizado por uma equipe australiana observou 1.000 pacientes tratados para as 22 condições mais comuns em atenção primária à saúde. Os pesquisadores descobriram que enquanto 90% dos pacientes recebiam atenção baseada em evidências para doença arterial coronariana, apenas 13% recebiam para dependência de álcool [6]. Ademais, o tempo em que qualquer profissional de saúde oferecia atenção baseada em evidências variou na amostra de 32 a 86% do tempo. Estes achados sugerem que existe espaço para avanço.

Vamos examinar as várias abordagens que os profissionais de saúde utilizam para tomar suas decisões na vida real, as quais são exemplos do que a MBE *não é*.

Tomada de decisão por relato de caso

Quando eu era estudante de medicina, ocasionalmente participava da ronda de um professor renomado quando fazia seus *rounds* diários pela enfermaria. Ao examinar um paciente novo, ele perguntava seus sintomas, virava-se para os médicos recém-formados em torno do leito e relatava a história de uma paciente similar, encontrada alguns anos atrás. "Ah, sim. Lembro que demos a ela tal e tal e ela melhorou depois disto". Ele era cético, frequentemente com razão, a respeito de novos medicamentos e tecnologias, e seu discernimento clínico era superior a todos. Contudo, ele levou 40 anos para acumular sua experiência, e o maior livro-texto médico de todos – a coleção de casos que não pertenciam à sua experiência pessoal – estava para sempre fora de seu alcance.

O relato de caso tem um lugar importante na prática médica [7]. Os psicólogos demonstraram que os estudantes adquirem as habilidades da medicina, enfermagem e outros por meio da memorização do que estava errado com determinados pacientes, e o que tinha acontecido a eles, na forma de histórias ou "roteiros de adoecimento". As histórias sobre pacientes são a unidade de análise (i.e., o que estudamos) em grandes *rounds* e em aulas. Os médicos compilam informações essenciais a partir das narrativas de adoecimento dos pacientes – mais fundamental ainda, talvez, o que estar doente *significa* para o paciente. Médicos e enfermeiros experientes apropriam-se corretamente dos "roteiros de adoecimento" acumulados de todos os seus pacientes anteriores quando manejam pacientes subsequentes. Mas isso não significa simplesmente fazer para o paciente B o mesmo que foi feito para o paciente A, se seu tratamento funcionou, e fazer exatamente o oposto se não funcionou.

Os perigos de tomar decisões com base em um relato de caso são bem ilustrados ao considerar a razão risco-benefício dos medicamentos e dos remédios. Na minha primeira gestação, tive vômitos intensos e tomei o fármaco proclorperazina contra náusea. Em alguns minutos, apresentei um espasmo neurológico incontrolável e muito desconfortável. Dois dias depois, recuperei-me completamente desta reação idiossincrática, mas a partir de então nunca mais prescrevi o medicamento, mesmo que a prevalência estimada de reações neurológicas à proclorperazina seja de apenas um em vários milhares de casos. Entretanto, é tentador desprezar a possibilidade de efeitos adversos raros, porém, potencialmente graves, de medicamentos familiares – como trombose devido à pílula anticoncepcional – quando alguém nunca encontrou esses problemas em si ou em seus pacientes.

Nós, médicos, não seríamos humanos se ignorássemos nossas experiências clínicas pessoais, mas seria melhor se embasássemos nossas decisões na experiência coletiva de milhares de médicos tratando milhões de pacientes, em vez de fazê-lo com base no que vimos e sentimos como indivíduos. O Capítulo 5 deste livro (Estatística para quem não é estatístico) descreve alguns métodos mais objetivos, como o número necessário para tratar (NNT), para decidir se determinado medicamento específico (ou outra intervenção) tem maior probabilidade de resultar em significativo benefício ou dano ao paciente.

Quando o movimento da MBE ainda estava nos seus primórdios, Sackett enfatizou que a prática baseada em evidências não era nenhuma ameaça à experiência ou ao raciocínio clínico desatualizados [1]. A questão de *como* os clínicos conseguem administrar-se para serem tanto "baseados em evidências" (i.e., embasar sistematicamente suas decisões em evidências de pesquisa) como "baseados em narrativas" (i.e., incorporar toda a riqueza de seus relatos de casos clínicos acumulados e tratar o problema de cada paciente como uma história singular de adoecimento, em vez de um "caso de X") é difícil de ser abordada filosoficamente e vai além do escopo deste livro. O leitor interessado pode querer examinar dois artigos que escrevi a este respeito [8, 9].

Tomada de decisão por recorte de artigos

Nos primeiros 10 anos após minha graduação, mantive um arquivo crescente de artigos médicos que eu recortava em minhas revisões semanais antes de descartar as partes menos interessantes. Se um artigo ou editorial parecia ter algo novo a dizer, eu alterava conscientemente minha prática clínica de acordo com suas conclusões. Todas as crianças com suspeita de infecção do trato urinário deviam ser enviadas para tomografia dos rins para excluir anormalidades congênitas, dizia um artigo, então comecei a encaminhar todos os pacientes com menos de 16 anos com sintomas urinários para investigação com especialistas. A recomendação estava impressa e era recente, de maneira que deveria, com certeza, substituir a prática-padrão – neste caso, encaminhar somente a minoria das crianças que apresentarem problemas "atípicos" [10].

Esta abordagem à tomada de decisões clínicas ainda é muito comum. Quantos médicos você conhece que justificam sua abordagem a determinado problema clínico citando a seção de resultados de um único trabalho publicado, mesmo que não consigam lhe dizer nada sobre os métodos usados para obter tais resultados? O ensaio foi randomizado e controlado (ver seção "Estudos transversais")? Quantos pacientes, de acordo com idade, sexo e gravidade da doença, estavam envolvidos (ver seção "O estudo é sobre quem?")? Quantos abandonaram ("desistiram") o estudo e por que (ver seção "Foram abordadas questões estatísticas preliminares?")? Quais os critérios para avaliar se os pacientes estavam curados (ver seção "Desfechos clínicos substitutos")? Se os achados do estudo pareciam contradizer os de outros pesquisadores, que tentativa foi feita para validá-los (confirmá-los) e reproduzi-los (repeti-los) (ver seção "Dez questões a serem feitas sobre um artigo que pretende validar um teste diagnóstico ou de rastreamento")? Os testes estatísticos que presumivelmente comprovaram a hipótese dos autores foram escolhidos de maneira apropriada e realizados corretamente (ver Cap. 5)? A perspectiva do paciente foi sistematicamente observada e incorporada por meio de um instrumento de tomada de decisão compartilhada (ver Cap. 16)? Os médicos (e enfermeiros, parteiros, gestores médicos, psicólogos, estudantes de medicina e ativistas dos direitos do consumidor) que gostam de citar os resultados de pesquisas médicas têm a responsabilidade de assegurar que primeiro responderam a uma lista de questões como estas (o Apêndice 1 apresenta uma lista ampliada delas).

Tomada de decisão à moda antiga

Quando escrevi a primeira edição deste livro em meados da década de 1990, o tipo mais comum de diretriz era conhecido como *declaração de consenso* – resultado do trabalho duro de alguns eminentes especialistas que tinham se fechado em um hotel durante um fim de semana, em geral à custa de uma empresa farmacêutica. Tais "diretrizes à moda antiga" com frequência saíam de impressos médicos (periódicos médicos e outros "folhetos informativos" gratuitos patrocinados, tanto direta como indiretamente, pela indústria farmacêutica), como também de livretos de bolso repletos de recomendações prontas e orientações para manejo rápido. Mas quem diz que o conselho oferecido em um conjunto de diretrizes, um editorial confuso ou uma revisão com referências amplas está correto?

A professora Mulrow [11], uma das fundadoras da ciência da revisão sistemática (ver Cap. 9), demonstrou há alguns anos que especialistas em uma área clínica em particular são *menos* propensos a fornecer uma revisão objetiva de todas as evidências disponíveis do que um não especialista que aborde a literatura com um olhar não tendencioso. Em casos extremos, a "opinião de um especialista" pode consistir simplesmente em maus hábitos cultivados durante a vida e em recortes de artigos pessoais de um médico idoso, e um grupo de tais especialistas simplesmente multiplicaria as visões mal-orientadas de qualquer um deles. A Tabela 1.1 apresenta exemplos de práticas que eram amplamente aceitas como boas práticas médicas (e que poderiam ter sido elaboradas à moda antiga como a diretriz do dia), mas que subsequentemente caíram em descrédito em virtude de ensaios clínicos de alta qualidade.

O Capítulo 9 deste livro conduz você a uma lista de verificação para avaliar se uma "revisão sistemática das evidências" produzida para apoiar recomendações de práticas ou elaboração de políticas realmente merece esta denominação, e o Capítulo 10 discute o dano que pode ser causado pela aplicação de diretrizes que não sejam baseadas em evidências. Um feito importante do movimento da MBE é que, nos dias de hoje, quase nenhuma diretriz é produzida à moda antiga.

Tomada de decisão por minimização de custos

O público leigo costuma ficar horrorizado quando descobre que o tratamento de um paciente foi interrompido devido ao custo. Gestores, políticos e, cada vez mais, médicos podem saber que serão cobrados pela imprensa quando uma criança com um tipo raro de câncer não for encaminhada a uma clínica especializada nos Estados Unidos ou quando um medicamento para interromper a perda de visão por degeneração macular for negado a uma senhora idosa frágil. Porém, no mundo real, toda atenção à saúde é fornecida a partir de um orçamento limitado, sendo cada vez

Tabela 1.1 Exemplos de práticas prejudiciais que eram fortemente apoiadas pela "opinião de especialistas"

Época aproximada	Prática clínica aceita por especialistas da época	Comprovação de que a prática é prejudicial	Impacto sobre a prática clínica
De 500 a.C. a 1957	Sangria (para qualquer doença aguda) Talidomida para enjoo matinal no início da gestação, o que levou ao nascimento de mais de 8 mil bebês com malformações graves no mundo todo	1820[a] 1960	A sangria parou de ser usada por volta de 1910 Os efeitos teratogênicos deste fármaco eram tão graves que a talidomida foi rapidamente abandonada quando o primeiro relato de caso apareceu
Mais ou menos a partir de 1900	Repouso no leito para dor lombar aguda	1986	Muitos médicos ainda aconselham os pacientes com dor nas costas a "repousarem"
Década de 1960	Benzodiazepínicos (p. ex., diazepam) para ansiedade e insônia leves, inicialmente anunciados como "não causadores de dependência", mas que subsequentemente demonstraram causar dependência grave e sintomas de abstinência	1975	A prescrição de benzodiazepínicos para estas indicações caiu na década de 1990
Década de 1970	Injeção intravenosa de lignocaína em caso de infarto agudo do miocárdio, visando a prevenir arritmias; foi subsequentemente comprovado que não possuía nenhum benefício geral e, em alguns casos, *causava* arritmias fatais	1974	A lignocaína continuou a ser rotineiramente oferecida até meados da década de 1980
Fim da década de 1990	Inibidores de Cox-2 (uma nova classe de medicamento anti-inflamatório não esteroide), introduzidos para tratamento de artrite, foram posteriormente demonstrados como aumentando o risco de infarto do miocárdio e acidente vascular cerebral	2004	Inibidores de Cox-2 para dor foram rapidamente abandonados após problemas legais de alto perfil nos Estados Unidos, embora novos usos para tratamento de câncer (em que os riscos podem ser superados pelos benefícios) estejam sendo explorados atualmente

[a]É interessante saber que a sangria foi provavelmente a primeira prática para a qual um ensaio controlado randomizado foi sugerido. O médico van Helmont lançou este desafio para seus colegas no ano de 1662: *"Vamos pegar 200 ou 500 pessoas pobres que tenham febre. Vamos sortear, sendo que metade delas fica comigo, e as outras, com vocês. Eu as curarei sem sangria, mas vocês farão como sabem, e veremos quantos funerais teremos"* [12]. Agradeço a Matthias Egger por chamar minha atenção para este exemplo.

mais reconhecido que as decisões clínicas devem levar em conta os custos econômicos de determinada intervenção. Como é discutido no Capítulo 11, a tomada de decisão clínica baseada *puramente* no custo ("minimização de custos" – aquisição da opção mais barata independentemente de quão efetiva ela seja) em geral não se justifica eticamente e temos o direito de protestar em voz alta quando isso ocorrer.

Entretanto, intervenções caras não devem ser justificadas simplesmente porque são novas ou porque, teoricamente, devem funcionar ou porque a única alternativa seja não fazer nada, mas porque elas têm alta probabilidade de salvar a vida ou melhorar significativamente sua qualidade. No entanto, como os benefícios de uma prótese de quadril em uma pessoa de 75 anos podem ser comparados de modo expressivo com os dos medicamentos que reduzem o colesterol em um homem de meia-idade ou com as investigações de infertilidade em um casal na segunda década da vida? Contrariamente ao senso comum, não existe um conjunto autoevidente de princípios éticos ou instrumentos analíticos que possamos usar para combinar recursos limitados com demanda ilimitada. Como será observado no Capítulo 11, o muito criticado índice de anos de vida ajustados para qualidade (QALY [*quality--adjusted life year*]) e unidades baseadas em vantagem semelhantes são simplesmente tentativas de emprestar alguma objetividade à comparação ilógica, porém, inevitável, entre similaridades vistas em diferentes fatores no campo do sofrimento humano. No Reino Unido, o National Institute for Health and Care Excellence (ver www.nice.org.br) busca desenvolver tanto diretrizes baseadas em evidências como alocação justa de recursos do National Health Service (NHS).

Há outra razão pela qual algumas pessoas não aceitam a expressão *"medicina baseada em evidências"*. Este capítulo discutiu que a MBE lida com a mudança, e não com o conhecimento de todas as respostas antes de você começar. Em outras palavras, não se trata do que você leu no passado, mas de como você continuará identificando e atendendo sua necessidade continuada de aprendizado e aplicando seu conhecimento de modo apropriado e consistente em novas situações clínicas. Os médicos formados no estilo antigo, em que nunca se admitia a ignorância, podem achar difícil aceitar a existência de um importante elemento de incerteza científica em praticamente cada consulta clínica, embora, na maioria dos casos, o médico falhe na identificação da incerteza ou na sua articulação em termos de uma questão a ser respondida (ver seção seguinte). Se tiver interesse em evidências de pesquisa sobre (a falta de) comportamento questionador dos médicos, consulte uma excelente revisão de Swinglehurst [13].

O fato de que nenhum de nós, nem mesmo os mais inteligentes ou os mais experientes, pode responder a todas as questões que emergem na consulta clínica mediana significa que o "especialista" é mais falível do que tradicionalmente se supõe. Uma abordagem baseada em evidências em *rounds* de enfermarias pode transformar a hierarquia médica tradicional quando o enfermeiro da equipe ou o residente produz novas evidências que desafiam o que o consultor tinha ensinado a todos na semana anterior. Para alguns médicos mais antigos, aprender as habilidades de análise crítica é o menor de seus problemas ao se ajustarem a um estilo de ensino baseado em evidências.

Tendo defendido a MBE contra todos os argumentos padrão utilizados por médicos, devo confessar que simpatizo com muitos dos argumentos mais sofisticados apresentados por filósofos e cientistas sociais. Esses argumentos, resumidos no Capítulo 17 (elaborado para esta edição), abordam a natureza do conhecimento e a questão de quanto a medicina realmente está embasada em decisões. Porém, por favor, não leia esse capítulo (que é, filosoficamente falando, "uma leitura difícil") até que tenha compreendido por completo os argumentos básicos nos primeiros capítulos deste livro – ou correrá o risco de ficar confuso!

Antes de iniciar, formule o problema

Quando peço a meus alunos de medicina que escrevam um ensaio sobre a pressão arterial elevada, frequentemente elaboram um texto longo, erudito e correto na essência a respeito do que é a pressão arterial elevada, quais são as suas causas e quais as opções de tratamento. No dia em que entregam seus ensaios, a maioria sabe mais sobre pressão arterial elevada do que eu. Certamente sabem que a pressão alta é a causa isolada mais frequente de acidente vascular cerebral e que detectar e tratar a pressão alta de todas as pessoas reduziria a incidência do problema quase à metade. A maioria deles está ciente de que o acidente vascular cerebral, embora seja devastador quando ocorre, é um evento bastante raro e que os medicamentos para pressão elevada possuem efeitos colaterais, como cansaço, tontura, impotência e perda de urina quando o banheiro fica longe.

Porém, quando faço uma pergunta prática a meus alunos, como "A Sra. Jones apresentou tontura com o uso de comprimidos para pressão alta e quer suspender toda a medicação; o que vocês a aconselhariam a fazer?", eles ficam confusos. Compreendem a situação difícil da Sra. Jones, mas não conseguem extrair das páginas do seu ensaio a única coisa que a Sra. Jones precisa saber. Como Smith (parafraseando TS Eliot) indagou, há alguns anos, em um editorial do BMJ: "Onde está a sabedoria que perdemos com o conhecimento e o conhecimento que perdemos com a informação?" [14].

Médicos experientes podem pensar que conseguem responder à pergunta da Sra. Jones a partir de sua própria experiência pessoal. Como argumentei na seção anterior, poucos estariam certos. Ainda que estivessem certos neste caso, necessitariam de um sistema geral para converter a massa de informações sobre um paciente (um conjunto maldefinido de sintomas, sinais físicos, resultados de exames e conhecimento do que aconteceu a esta paciente ou a um paciente semelhante anterior), os valores e as preferências (vantagens) particulares da paciente e outras coisas que poderiam ser relevantes (um palpite, um artigo lembrado pela metade, a opinião de um colega mais velho e experiente ou um parágrafo descoberto por acaso ao folhear um livro-texto) em um resumo sucinto sobre qual é o problema e de quais itens específicos de informação adicional necessitamos para resolver esse problema.

Sackett e colegas, em um livro revisado subsequentemente por Straus [15], ajudaram-nos ao dissecar as partes de uma boa pergunta clínica:

- Primeiro, defina precisamente sobre *quem* é a questão (i.e., pergunte "Como eu descreveria um grupo de pacientes semelhantes a este?").
- A seguir, defina *qual* manobra terapêutica você está considerando para este paciente ou esta população (p. ex., um tratamento medicamentoso) e, se necessário, uma manobra de comparação (p. ex., placebo ou tratamento-padrão atual).
- Finalmente, defina o *desfecho* desejado (ou indesejado) (p. ex., redução da mortalidade, melhor qualidade de vida e redução geral de custos para o serviço de saúde).

A segunda etapa pode não estar relacionada a um tratamento medicamentoso, uma cirurgia ou outra intervenção. A manobra pode ser, por exemplo, a exposição a um suposto carcinógeno (algo que poderia causar câncer) ou a detecção de determinado desfecho substituto em um exame de sangue ou em outra investigação. (Um desfecho substituto, como explica a seção "Desfechos clínicos substitutos", é algo que prediz, ou supostamente pode predizer, o desenvolvimento ou a progressão posterior da doença. Na realidade, existem pouquíssimos testes que atuam de modo confiável como "bolas de cristal" para predizer o futuro clínico do paciente. A afirmativa "O médico olhou os resultados dos exames e disse que eu tinha seis meses de vida" geralmente reflete ou má memória ou atitudes irresponsáveis.) Em ambos os casos, o "desfecho" seria o desenvolvimento de câncer (ou alguma outra doença) vários anos depois. Porém, na maioria dos problemas médicos em pacientes individuais, a "manobra" consiste em uma intervenção específica iniciada por um profissional de saúde.

Assim, no caso da Sra. Jones, poderíamos perguntar: "Em uma mulher branca, com 68 anos, com hipertensão (pressão arterial elevada) essencial (i.e., comum), sem doenças coexistentes e sem história médica pregressa significativa, cuja pressão arterial atualmente é X/Y, os benefícios do tratamento continuado com bendroflumetiazida (basicamente, risco reduzido de acidente vascular cerebral) superam a inconveniência?". Note que, ao elaborar a questão específica, já definimos que a Sra. Jones nunca teve ataque cardíaco, acidente vascular cerebral nem sinais precoces, como paralisia ou perda de visão transitórias. Se ela tivesse, o risco de acidente vascular cerebral subsequente seria muito maior, e nós, corretamente, balancearíamos a equação risco-benefício para refletir sobre esta situação.

Para responder à questão que propusemos, devemos determinar não só o risco de acidente vascular cerebral em caso de hipertensão não tratada, mas também a provável redução do risco que podemos esperar com o tratamento medicamentoso. Esta é, de fato, uma reelaboração de uma questão mais geral (os benefícios do tratamento, neste caso, superam os riscos?) que deveríamos ter feito antes de prescrever bendroflumetiazida à Sra. Jones, e que todos os médicos deveriam, é claro, perguntar-se cada vez que procurassem por seu receituário.

Lembre-s e de que a alternativa da Sra. Jones de continuar usando esse medicamento em particular não é, necessariamente, não utilizar medicamento algum; pode haver outros medicamentos com eficácia equivalente, mas com efeitos adversos menos prejudiciais (conforme é discutido no Cap. 6, há um número excessivo de ensaios clínicos com medicamentos novos comparando o produto ao placebo, em vez de fazê-lo com a melhor alternativa disponível) ou tratamentos não médicos, como exercício, restrição de sal, homeopatia ou ioga. Nem todas estas abordagens ajudariam a Sra. Jones ou seriam aceitáveis para ela, mas seria bastante apropriado procurar evidências sobre *se* elas poderiam ajudá-la, especialmente se estivesse pedindo para tentar uma ou mais dessas alternativas.

Provavelmente encontraremos respostas para algumas dessas questões na literatura médica, e o Capítulo 2 descreve como procurar artigos relevantes após você ter formulado o problema. Porém, antes de começar, faça uma última avaliação de sua paciente com pressão alta. Para determinar suas prioridades pessoais (como ela valoriza uma redução de 10% em seu risco de acidente vascular cerebral em cinco anos comparada à incapacidade de ir às compras desacompanhada hoje?), você deve abordar a Sra. Jones, e não um especialista em pressão arterial ou a base de dados do Medline. O Capítulo 16 apresenta algumas abordagens estruturadas para fazer isso.

Exercício 1

1. Retorne ao quarto parágrafo deste capítulo, no qual são apresentados exemplos de questões clínicas. Decida se cada uma delas é uma questão adequadamente focada em termos de:
   (a) Paciente ou problema.
   (b) Manobra (tratamento, marcador prognóstico, exposição).
   (c) Manobra comparativa, se for apropriado.
   (d) Desfecho clínico.
2. Agora tente o seguinte:
   (a) Uma criança de 5 anos estava recebendo esteroides tópicos em altas doses para um eczema grave desde os 20 meses de idade. A mãe acredita que os esteroides estejam prejudicando o crescimento da criança e deseja mudar para um tratamento homeopático. Quais informações o dermatologista necessita para decidir (i) se a mãe está certa sobre os esteroides tópicos e (ii) se o tratamento homeopático ajudará essa criança?
   (b) Uma mulher com nove semanas de gestação telefona para seu clínico geral devido a uma dor abdominal e a um sangramento. Uma ecografia prévia

mostrou que a gestação não era ectópica. O clínico decide que ela pode estar tendo um aborto e lhe diz que deve ir ao hospital para uma ecografia e, possivelmente, uma cirurgia para curetagem uterina. A mulher fica relutante. Quais informações ambos necessitam para definir se a internação hospitalar é necessária em termos médicos?

(c) Um homem de 48 anos consulta com um médico privado e queixa-se de dor lombar. O médico administra uma injeção de corticosteroide. Infelizmente, o homem desenvolve meningite fúngica e morre. Quais informações são necessárias para determinar tanto os benefícios como os danos em potencial das injeções com esteroide em dor lombar para orientar os pacientes sobre a relação risco-benefício?

Referências

1 Sackett DL, Rosenberg WM, Gray J, et al. Evidence based medicine: what it is and what it isn't. BMJ: British Medical Journal 1996;**312**(7023):71.

2 Sackett DL, Haynes RB. On the need for evidence-based medicine. Evidence Based Medicine 1995;**1**(1):4–5.

3 Greenhalgh T. Is my practice evidence-based? BMJ: British Medical Journal 1996;**313**(7063):957.

4 Dubinsky M, Ferguson JH. Analysis of the National Institutes of Health Medicare coverage assessment. International Journal of Technology Assessment in Health Care 1990;**6**(03):480–8.

5 Sackett D, Ellis J, Mulligan I, et al. Inpatient general medicine is evidence based. The Lancet 1995;**346**(8972):407–10.

6 Runciman WB, Hunt TD, Hannaford NA, et al. CareTrack: assessing the appropriateness of health care delivery in Australia. Medical Journal of Australia 2012;**197**(10):549.

7 Macnaughton J. Anecdote in clinical practice. In: Greenhalgh T, Hurwitz B, eds. *Narrative based medicine: dialogue and discourse in clinical practice*. London: BMJ Publications, 1998.

8 Greenhalgh T. Narrative based medicine: narrative based medicine in an evidence based world. BMJ: British Medical Journal 1999;**318**(7179):323.

9 Greenhalgh T. Intuition and evidence – uneasy bedfellows? The British Journal of General Practice 2002;**52**(478):395.

10 Mori R, Lakhanpaul M, Verrier-Jones K. Guidelines: diagnosis and management of urinary tract infection in children: summary of NICE guidance. BMJ: British Medical Journal 2007;**335**(7616):395.

11 Mulrow CD. Rationale for systematic reviews. BMJ: British Medical Journal 1994;**309**(6954):597.

12 van Helmont JA. *Oriatrike, or physick refined: the common errors therein refuted and the whole art reformed and rectified*. London: Lodowick-Loyd, 1662.

13 Swinglehurst DA. Information needs of United Kingdom primary care clinicians. Health Information & Libraries Journal 2005;**22**(3):196–204.
14 Smith R. Where is the wisdom...? BMJ: British Medical Journal 1991; **303**(6806):798.
15 Straus SE, Richardson WS, Glasziou P, et al. *Evidence-based medicine: how to practice and teach EBM* (Fourth Edition). Edinburgh: Churchill Livingstone, 2010.

Capítulo 2
Pesquisando a literatura

As evidências acumulam-se mais rapidamente do que nunca, e estar atualizado é essencial para a qualidade da atenção ao paciente.

Estudos e revisões de estudos sobre o comportamento de busca de informações dos médicos confirmam que os livros-texto e os contatos pessoais continuam a ser as fontes prediletas para informações clínicas, seguidas por artigos de periódicos (ver, p. ex., [1]). O uso da internet como fonte de informação aumentou acentuadamente nos últimos anos, em especial via PubMed/Medline, mas a sofisticação da busca e a eficiência ao encontrar respostas não cresceu no mesmo ritmo. Pergunte a qualquer bibliotecária com experiência na área médica e escutará histórias de questões clínicas importantes sendo respondidas usando buscas não sistemáticas no Google. Embora a necessidade de informação da melhor qualidade pelos profissionais de atenção à saúde nunca tenha sido maior, existe uma abundância de barreiras: falta de tempo, falta de instalações, falta de habilidades de pesquisa, falta de motivação e (talvez, a pior de todas), sobrecarga de informações [2].

A literatura médica é uma "selva" ainda maior do que quando a primeira edição deste livro foi publicada em 1996. O volume e a complexidade da literatura publicada cresceram: somente o Medline chega a mais de 20 milhões de referências. Embora seja uma base de dados fundamental para artigos de periódicos nas ciências da saúde, é um recurso muito conservador, lento para adquirir periódicos novos ou publicados fora dos Estados Unidos, de modo que existem milhares de artigos de alta qualidade que podem estar disponíveis em outras bases de dados, mas que não estão incluídos nos 20 milhões do Medline. A proliferação de bases de dados deixa a selva de informações ainda mais confusa, sobretudo quando cada base de dados abrange sua própria gama de periódicos e cada uma possui seus protocolos de busca específicos. Como você lidará com isso?

Existe esperança: na última década, a "selva" de informações foi domesticada por meio de estradas de informação e sistemas de trânsito de alta velocidade. Saber como acessar estas maravilhas da navegação trará economia de tempo e aperfeiçoará sua capacidade de encontrar a melhor evidência. O objetivo deste capítulo não é

How to Read a Paper: The Basics of Evidence-Based Medicine, Fifth Edition. Trisha Greenhalgh.
© 2014 John Wiley & Sons, Ltd. Published 2014 by John Wiley & Sons, Ltd.

ensiná-lo como tornar-se um especialista em busca, mas sim ajudá-lo a reconhecer os tipos de recursos que estão disponíveis, escolher de maneira inteligente entre eles e colocá-los para funcionar diretamente.

O que você está procurando?

Um pesquisador pode abordar a literatura médica (e, mais amplamente, as ciências da saúde) para três finalidades amplas:

- Informalmente, quase de maneira recreativa, procurando de forma superficial para manter-se atualizado e satisfazer nossa curiosidade intrínseca.
- Concentrado, procurando por respostas, talvez relacionadas a questões que tenham aparecido na clínica ou que emerjam de pacientes individuais e suas perguntas.
- Pesquisando na literatura existente, talvez antes de entrar em um projeto de pesquisa.

Cada abordagem envolve a busca de uma maneira diferente.

Procurar de maneira superficial possui um elemento de descobertas inesperadas. Antigamente, escolheríamos nosso periódico favorito e seguiríamos por onde nossa imaginação nos levasse. Se nossa imaginação fosse informada com algumas ferramentas que nos ajudassem a discriminar a qualidade dos artigos que encontramos, melhor. Hoje, podemos utilizar novas ferramentas que nos ajudem em nossa leitura superficial. Podemos folhear periódicos eletrônicos com tanta facilidade quanto periódicos em papel; podemos usar serviços de alerta que nos informam quando um novo número tiver sido publicado e até mesmo nos dizer se existem artigos que combinam com nosso perfil de interesse naquele número. Podemos receber alertas em Rich Site Summary (RRS) sobre artigos de periódicos específicos ou sobre determinados tópicos enviados para nosso endereço eletrônico ou nosso iPhone ou blogues pessoais e podemos participar de discussões no Twitter sobre artigos recentemente publicados. Quase todos os periódicos possuem *links* em sua *homepage* que permitem acesso a pelo menos um desses serviços de rede interpessoal social. Estas tecnologias estão mudando continuamente. Aqueles de nós que já enfrentaram um dilúvio de novas separatas, fotocópias e exemplares de periódicos que temos que ler ficarão felizes em saber que podemos criar o mesmo caos eletronicamente. Isto é o que significa folhear superficialmente em busca de descobertas inesperadas e é um deleite que nunca deveríamos deixar de ter, independentemente do meio no qual nossa literatura estiver publicada.

Procurar por respostas implica uma abordagem muito mais concentrada, uma busca por uma resposta que podemos confiar para aplicar diretamente à atenção ao paciente. Quando encontramos esta informação confiável, não há problema em parar de procurar – não precisamos procurar até que todos os estudos que possam abordar este tópico apareçam. Este tipo de necessidade é cada vez mais bem atendido por novas fontes de informação sintetizada cuja meta é apoiar a atenção baseada em evidências e a colocação de achados de pesquisa em prática. Isto será discutido aqui de maneira mais detalhada.

Pesquisar na literatura – preparar uma revisão de literatura detalhada, séria, ampla, por exemplo, ao escrever um ensaio como tarefa de casa ou um artigo para publicação, envolve um processo inteiramente diferente. O objetivo aqui é menos influenciar diretamente a atenção ao paciente do que identificar o corpo de pesquisa existente que tenha abordado um problema e esclarecer as lacunas de conhecimento que exigem pesquisa adicional. Para este tipo de busca, é fundamental ter um sólido conhecimento de recursos de informação e habilidades para procurá-los. Uma simples busca no PubMed não será suficiente. Múltiplas bases de dados relevantes precisam ser pesquisadas de maneira sistemática, e o encadeamento de citações (ver texto subsequente) precisa ser empregado para garantir que nada seja deixado ao acaso. Se esta for sua meta, você *deve* consultar um profissional da informação (bibliotecário com experiência na área da saúde, prestador de informação clínica, etc.).

Níveis sobre níveis de evidências

A expressão *nível de evidência* refere-se ao grau de confiança na informação, com base no delineamento do estudo. Tradicionalmente, e considerando o tipo mais comum de pergunta (referente à terapia), os níveis de evidência são representados como uma pirâmide, estando as revisões sistemáticas posicionadas no topo, seguidas por ensaios clínicos randomizados (ECRs) bem-delineados, a seguir estudos observacionais como estudos de coorte ou estudos de caso-controle, e estudos de caso, estudos laboratoriais e "opiniões de especialistas" na parte inferior (Fig. 2.1). Esta hierarquia tradicional está descrita em mais detalhes na seção "A hierarquia tradicional das evidências".

Minhas colegas bibliotecárias, que geralmente são hábeis em evidências sintetizadas e recursos técnicos para apoio à decisão, lembram-me de uma pirâmide rival, com os sistemas computadorizados de apoio à decisão no topo, sobre as diretrizes de prática baseadas em evidências, seguidas por sinopses de revisões sistemáticas, com revisões sistemáticas padrão sob elas e assim por diante [3].

Se pensarmos em termos da primeira pirâmide de evidências (tradicional) ou da segunda (mais contemporânea), a mensagem é clara: todas as evidências, todas as informações não são, necessariamente, equivalentes. Precisamos manter um olhar aguçado para além da confiabilidade de qualquer informação que descobrirmos, onde quer que a encontremos.

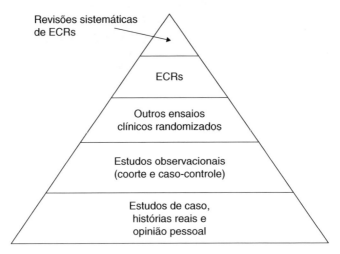

Figura 2.1 Hierarquia simples de evidências para avaliar a qualidade do delineamento de ensaios em estudos de tratamento.

Fontes sintetizadas: sistemas, resumos e sínteses

Os recursos de informações sintetizadas a partir de estudos primários constituem de fato um nível muito alto de evidências. Estes recursos existem para ajudar a traduzir a pesquisa em prática e para informar a tomada de decisão do médico e do paciente. Este tipo de evidência é relativamente novo (pelo menos em comparação aos estudos primários tradicionais, que têm estado conosco há séculos), porém, espera-se que seu uso aumente consideravelmente na proporção em que forem se tornando mais conhecidos.

As *revisões sistemáticas* constituem, talvez, a mais antiga e mais bem conhecida das fontes sintetizadas, tendo começado na década de 1980 sob a inspiração de Archie Cochrane, que deplorava a multiplicidade de ensaios clínicos individuais cuja informação não conseguia oferecer mensagens claras para a prática. Os esforços originais para procurar amplamente por ensaios clínicos sobre um tópico e combinar seus resultados estatisticamente se transformou na Cochrane Library em meados da década de 1990; as Cochrane Reviews tornaram-se o padrão-ouro para revisões sistemáticas e a Cochrane Collaboration é a principal ação para desenvolvimento e aprimoramento da metodologia de revisão [4].

Existem muitas vantagens nas revisões sistemáticas, mas também alguns cuidados a serem tomados. No lado positivo, as revisões sistemáticas são fáceis de interpretar. A seleção e análise sistemática dos estudos primários de acordo com um protocolo aprovado significa que o viés é minimizado. Estudos menores, que são a norma em muitas áreas de tópico, podem demonstrar uma tendência de impacto positivo, mas falta de significância estatística. Porém, quando os dados de diversos estudos pequenos são somados matematicamente em um processo chamado *metanálise*, os dados combinados podem produzir um achado estatisticamente significativo (ver seção "Metanálise para quem não é estatístico"). As revisões sistemáticas podem ajudar a resolver achados contraditórios entre estudos diferentes sobre a mesma questão. Se a revisão sistemática foi conduzida de maneira adequada, provavelmente os resultados serão robustos e passíveis de generalização. No lado negativo, as revisões sistemáticas podem reproduzir e ampliar falhas nos estudos originais (p. ex., se todos os estudos primários consideraram um medicamento em dose subterapêutica, a conclusão geral – enganosa – pode ser de que o medicamento "não possui nenhum efeito"). As Cochrane Reviews podem ser uma leitura atemorizadora, mas existe uma dica. O aspecto principal de uma Cochrane Review consiste em discussão metodológica: o ponto essencial pode ser compilado pulando para o "Plain Language Summary" (Resumo em Linguagem Acessível), logo após o resumo. Como alternativa você pode obter um resumo rápido e preciso observando as figuras – em especial, algo denominado *forest plot* (gráfico em floresta), que apresenta graficamente os resultados de cada um dos estudos primários juntamente com o resultado combinado. O Capítulo 9 explica as revisões sistemáticas de maneira mais detalhada.

As Cochrane Reviews são publicadas apenas eletronicamente, mas existem outras revisões sistemáticas na literatura clínica. São mais acessíveis via Cochrane Library, que publica Cochrane Reviews, DARE (Database of Abstracts of Reviews of Effects, listadas na Cochrane Library como "*Other reviews*" [Outras revisões]) e uma base de dados de Health Technology Assessments (HTAs, Avaliação de Tecnologias em Saúde). A DARE fornece não apenas uma bibliografia de revisões sistemáticas, mas também uma análise crítica da maioria das revisões incluídas, tornando-a uma "fonte pré-analisada" para revisões sistemáticas. As HTAs são essencialmente revisões sistemáticas, mas variam mais para levar em consideração implicações econômicas e políticas de medicamentos, tecnologias e sistemas de saúde. Todas podem ser buscadas de maneira relativamente simples e de forma simultânea via Cochrane Library.

No passado, as Cochrane Reviews tinham como foco principalmente questões de tratamento (ver Cap. 6) ou prevenção, mas desde 2008 foi feito um considerável esforço para produzir revisões sistemáticas de exames diagnósticos (ver Cap. 8).

Os *recursos em ponto de atenção* assemelham-se mais a livros-texto ou manuais clínicos detalhados eletrônicos, porém, explicitamente baseados em evidências, atualizados continuamente e projetados para serem acessíveis aos usuários, talvez o livro-texto do futuro. Três deles, que são populares, são *Clinical Evidence, DynaMed* e *American College of Physicians Physicians' Information and Education Resource (ACP PIER)*. Todos aspiram ser firmemente baseados em evidências, revisados por pares, com regularidade e com *links* para pesquisa primária incorporada às suas recomendações.

- *Clinical evidence* (http://clinicalevidence.bmj.com), um recurso britânico, embasado em revisões sistemáticas para fornecer informações muito rápidas, sobretudo sobre o valor comparativo de testes e intervenções. As revisões estão organizadas em seções como "*Child Health*" (Saúde da Criança) ou "*Skin Disorders*" (Distúrbios de Pele). Você também pode procurar por palavra-chave (p. ex., *asthma* [asma]) ou em toda a lista de revisão. A página de abertura de um capítulo lista perguntas sobre a efetividade de diferentes intervenções e utiliza bandeiras douradas, brancas ou vermelhas para indicar se as evidências para cada uma são positivas, duvidosas ou negativas.

- *DynaMed* (http://www.ebscohost.com/dynamed/), produzido nos Estados Unidos, parece mais com um manual com capítulos abrangendo uma grande diversidade de transtornos, porém, fornece resumos de pesquisas clínicas, níveis de evidências e *links* para os artigos principais. Abrange causas e riscos, complicações e problemas associados (incluindo diagnóstico diferencial), o que procurar na história e no exame físico, quais exames diagnósticos fazer, prognóstico, tratamento, prevenção e rastreamento e *links* para folhetos com informação para pacientes. Você pode pesquisar no DynaMed de maneira muito simples conforme o problema: os resultados incluem *links* para outros capítulos sobre problemas semelhantes. É um recurso pago (i.e., geralmente você tem que pagar por ele), mas pode ser fornecido gratuitamente para os que se oferecerem para redigir um capítulo.

- *ACP PIER* (*American College of Physicians Physicians' Information and Educational Resource* – http://pier.acponline.org) é outra fonte dos Estados Unidos. Utiliza o formato-padrão de recomendação ampla, recomendação específica, justificativa e evidência. O ACP PIER inclui prevenção, rastreamento, diagnóstico, consulta, hospitalização, tratamento farmacológico e não farmacológico e acompanhamento. São fornecidos *links* para literatura primária e uma aba "*Patient information*" [Informação para pacientes] oferece *links* para *sites* de informações aos pacientes.

Tanto o PIER como o DynaMed têm aplicativos que facilitam o uso em assistentes pessoais digitais (PDAs, *personal digital assistants*) ou outros equipamentos portáteis manuais, o que melhora sua utilidade à beira do leito para atenção ao paciente.

Novos recursos em ponto de prestação de cuidados estão continuamente surgindo, então a escolha é uma questão de preferência individual. Os três aqui listados foram escolhidos porque são revisados por pares, atualizados regularmente e com *links* diretos para as evidências primárias.

As *Diretrizes de prática*, descritas em detalhes no Capítulo 10, são "afirmativas sistematicamente desenvolvidas para ajudar nas decisões do profissional e do paciente a respeito de atenção apropriada à saúde para circunstâncias clínicas específicas" [5]. Em uma boa diretriz, as evidências científicas são organizadas sistematicamente, o grupo que desenvolve a diretriz inclui representantes de todas as disciplinas relevantes, inclusive pacientes, e as recomendações são explicitamente vinculadas às evidências das quais derivaram [6]. As diretrizes constituem uma forma resumida de evidências, muito altas na hierarquia dos recursos pré-analisados, mas a finalidade inicial da diretriz deveria ser sempre mantida em mente: as diretrizes para diferentes estabelecimentos e diferentes propósitos podem ser embasadas nas mesmas evidências, mas resultar em recomendações distintas.

As diretrizes estão prontamente disponíveis em uma diversidade de fontes, incluindo:

- *National Guideline Clearinghouse* (http://www.guideline.gov/), uma iniciativa da Agency for Healthcare Research and Quality (AHRQ) no Department of Health and Humans Services dos Estados Unidos. Embora esta seja uma base de dados financiada pelos Estados Unidos, o National Geographic Channel (NGC) tem conteúdo internacional. Uma vantagem deste recurso é que diferentes diretrizes aparentemente abrangendo o mesmo tópico podem ser diretamente comparadas em todos os pontos, desde níveis de evidência até as recomendações. Todas as diretrizes são atuais e revisadas a cada 5 anos.
- *National Institute for Health and Care Excellence* (NICE, http://www.nice.org.uk/), agência do Reino Unido financiada pelo governo responsável pelo desenvolvimento de diretrizes baseadas em evidências e outros resumos de evidência para apoiar a política nacional de saúde. Os NICE Clinical Knowledge Summaries (http://cks.nice.org.uk) são especialmente planejados para os que atuam em atenção primária à saúde.

Uma das maneiras favoritas de pesquisar diretrizes de prática é via TRIP (Turning Research into Practice, http://www.tripdatabase.com), uma ferramenta de busca integrada discutida a seguir. Para encontrar diretrizes, observe a caixa à direita da tela que aparece quando você realiza uma busca simples. Deve aparecer um cabeçalho "*guidelines*" [diretrizes], com subtítulos para Austrália e Nova Zelândia, Canadá, Reino Unido, Estados Unidos e Outros, além de um número indicando a quantidade de diretrizes encontradas sobre o tópico. O NICE e o National Guideline Clearinghouse estão incluídos entre as diretrizes buscadas.

Fontes pré-analisadas: sinopses de revisões sistemáticas e estudos primários

Se o seu tópico for mais restrito do que os abrangidos nas fontes sintetizadas ou resumidas que exploramos, ou se estiver apenas lendo superficialmente para manter-se atualizado com a literatura, pense em uma das fontes pré-analisadas como um meio de navegar entre os milhões de artigos em nossa selva de informação. O formato mais comum é um compilado de artigos de pesquisa clínica coletados de periódicos essenciais, como *Evidence-Based Medicine, ACP Journal Club, Evidence--Based Mental Health* e *POEMS* (*Patient-Oriented Evidence that Matters*). Alguns deles são gratuitos; outros estão disponíveis por intermédio de instituições, adesão ou assinatura privada. Todos têm formato que inclui um resumo estruturado e uma breve análise crítica do conteúdo do artigo. Os estudos podem ser estudos isolados ou revisões sistemáticas. Cada um é considerado uma fonte pré-analisada e, com exceção da análise crítica, a simples inclusão tem implicações para a qualidade e a importância percebida do artigo original.

Todas estas fontes podem ser consideradas pequenas bases de dados de estudos selecionados que podem ser buscados por palavra-chave. Outros serviços de artigos de periódicos selecionados, como Evidence Updates, fornecem resumos mais uma indicação do nível de interesse que cada artigo pode ter para determinadas disciplinas.

O *DARE* foi mencionado anteriormente como uma fonte pré-analisada para revisões sistemáticas além das Cochrane Reviews, pois oferece um resumo ampliado e uma breve análise crítica para a maioria das revisões sistemáticas em sua base de dados.

Outra fonte considerada "pré-analisada", embora não contenha análises, é o *Central Register of Controlled Trials*, também parte da Cochrane Library. "Central" é uma bibliografia de estudos incluídos nas Cochrane Reviews, bem como novos estudos sobre tópicos similares, mantidos pelos diversos Cochrane Review Groups. DARE, Central, a Cochrane Database of Systematic Reviews, a base de dados HTA e o NHS Economic Evaluation Database, que também inclui resumos analisados de estudos, podem ser pesquisados simultaneamente na Cochrane Library.

Recursos especializados

As fontes de informação especializada, organizadas (como sugere o nome) para auxiliar o médico especialista em determinado campo muitas vezes também são úteis para médicos de clínica geral, enfermeiros especializados e médicos de atenção primária. A maioria das associações de profissionais mantém excelentes *sites* com diretrizes de prática, *links* para periódicos e outros recursos de informação úteis; a maioria exige adesão à associação para acessar os materiais educativos e de prática. Três exemplos notáveis que estão disponíveis mediante uma taxa são Global Infectious Diseases and Epidemiology Network (GIDEON), Psychiatry Online e CardioSource.

- *GIDEON* (*Global Infectious Diseases and Epidemiology Network*, http://www.gideononline.com/) é um programa baseado em evidências que ajuda com diagnóstico e tratamento de doenças transmissíveis. Além disso, o GIDEON rastreia a incidência e a prevalência de doenças no mundo todo e inclui o espectro coberto por agentes antibióticos.
- *Psychiatry Online* (http://www.psychiatryonline.com/) é um compêndio de livros-texto fundamentais (inclusive o *Manual diagnóstico e estatístico de transtornos mentais*, 5ª edição [DSM-5]), periódicos de psiquiatria e diretrizes de prática da American Psychiatric Association, produzido pela American Psychiatric Press.

- *CardioSource* (http://www.cardiosource.com) é produzido pela American College of Cardiology. Inclui diretrizes, *links* para periódicos e livros-texto, "coleções clínicas" de artigos e materiais educativos sobre tópicos como manejo de colesterol e fibrilação atrial, e um excelente arquivo de ensaios clínicos para todos os ensaios relacionados a doenças cardiovasculares, estejam eles em andamento ou concluídos.

Esses três são apenas exemplos. Independentemente de sua especialidade (ou tópico especializado), geralmente haverá um recurso similar mantido por uma sociedade profissional. Peça a uma bibliotecária ou a um prestador de informação clínica para ajudá-lo a encontrar o que for relevante.

Estudos primários: enfrentando a selva

Seja por hábito ou falta de familiaridade com todas as úteis fontes sintetizadas, resumidas ou pré-analisadas já descritas, a maioria dos profissionais de saúde ainda prefere uma busca básica de Medline/PubMed para responder às suas necessidades de informação clínica. Alguns simplesmente preferem analisar por si a literatura primária, sem análises críticas concisas ou incorporação a capítulos maiores de manejo de doenças. Ainda aconselho que você busque as fontes secundárias descritas nas seções "Níveis sobre níveis de evidências", "Fontes sintetizadas: sistemas, resumos e sínteses" e "Fontes pré-analisadas: sinopses de revisões sistemáticas e estudos primários", mas se quiser ir direto para os estudos primários, esta seção é para você.

As fontes primárias podem ser encontradas de diversas maneiras. Você pode examinar as listas de referências e *hyperlinks* das fontes secundárias descritas. Pode identificá-las em periódicos, por exemplo, alertas RRS, serviços de envio de sumários ou serviços de informação mais focados sobre tópicos. Também pode pesquisar em bases de dados como PubMed/Medline, EMBASE, PASCAL, Cochrane Library, CINAHL (Cumulated Index of Nursing and Allied Health Literature), Biosis Previews, Web of Science, Scopus ou Google ou Google Acadêmico. Abordarei cada um deles a seguir.

O PubMed é o recurso da internet mais frequentemente acessado pela maioria dos médicos e profissionais de saúde do mundo todo, possivelmente por ser gratuito e bem conhecido. A maioria das pessoas opta pela busca básica no PubMed, utilizando, quando muito, duas ou três palavras em texto e caracteristicamente aparecem centenas ou milhares de referências, dentre as quais procuram somente nas primeiras telas. Certamente, esta não é a maneira mais eficiente de pesquisar, mas é a realidade de como a maioria das pessoas *realmente* pesquisa [7]. É interessante notar que quando um ou dois termos de busca adicionais são acrescentados, a eficiência de uma busca básica no PubMed melhora substancialmente [7].

Ferramentas simples que fazem parte do buscador do Medline podem ser utilizadas para ajudar a concentrar uma busca e produzir melhores resultados para uma busca básica, mas raramente são usadas por estudantes de medicina ou por médicos. Uma destas ferramentas é a função *"limit"*, que permite restrições para tópicos genéricos como gênero, faixa etária ou delineamento do estudo; para idioma; ou para periódicos essenciais. A função de busca avançada no PubMed incorpora estes limites em uma única página de busca. Na próxima vez em que estiver no *site* do PubMed com algum tempo livre, jogue com estas ferramentas e veja como podem refinar sua busca com facilidade.

"Clinical queries", uma opção fornecida no painel à esquerda da tela básica do PubMed ou na parte inferior da tela de busca avançada, superpõe à busca um filtro baseado em delineamentos de estudo ótimos, dependendo do domínio da pergunta e do grau com que você deseja focar na pergunta. Por exemplo, se estiver procurando um estudo de tratamento para hipercolesterolemia, a pergunta clínica para tratamento/restrita e específica resultaria em *"(hypercholesterolemia) AND (randomised controlled trial [Publication Type] OR (randomised [Title/Abstract]) AND controlled [Title/Abstract] AND trial [Title/Abstract]))"*. Neste exemplo, a busca pode requerer mais limites ou talvez a adição de um segundo termo, como um medicamento específico, pois a busca produz mais de 2.000 resultados.

O *encadeamento de citações* (ou, para usar seu termo alternativo, *rastreamento de citações*) fornece outro meio para seguir um tópico. Digamos que, continuando com seu interesse em hipercolesterolemia, você deseja acompanhar um estudo clássico de pesquisa primária, o West of Scotland Coronary Prevention Study, originalmente publicado na década de 1990 [8]. Em sua busca no PubMed, você encontrou um estudo no *New England Journal of Medicine* em 2007 que descreveu um acompanhamento de 20 anos [9], mas agora você se pergunta se não existe algo mais. As bases de dados Web of Science, composta por Science Citation Index, Social Sciences Citation Index e Arts and Humanities Citation Index *online*, fornece um aspecto de busca de referência citada. Inserindo o nome do autor (neste caso, I. Ford) e o ano de publicação (2007), podemos rastrear o artigo específico e descobrir que muitos outros artigos publicados desde então o citaram em suas listas de referências. A busca de citações pode fornecer uma indicação geral da importância relativa de um estudo com base no número de vezes que foi citado (tendo em mente que às vezes alguém cita um artigo enfatizando como era ruim!). Um modo muito simples (mas menos preciso) de encadear citações é usar o Google Acadêmico: simplesmente insira o título do artigo na ferramenta de busca e, quando encontrá-lo, selecione "citações".

O Google Acadêmico, um navegador da *web* de base bem-ampla, é cada vez mais popular e extremamente prático e acessível, pois está na barra de ferramentas do Google. Para um tópico obscuro, o Google Acadêmico pode ser um recurso excelente a recorrer, pois identifica artigos que estão listados no PubMed, bem como os que não estão. Infelizmente, não existe filtro de qualidade (como perguntas clínicas) nem limites (como gênero ou idade), então uma busca sobre um tópico amplamente pesquisado tenderá a resultar em uma longa lista para a qual você não tem alternativa a não ser investigar com atenção.

Serviço completo: ferramentas de busca integrada

Talvez a resposta mais simples e mais eficiente de todas para a maioria dos médicos que estejam buscando informações para atenção ao paciente seja uma ferramenta de busca integrada como TRIP, http://www.tripdatabase.com/, que busca diferentes recursos simultaneamente e tem a vantagem de ser gratuito.

TRIP possui uma ferramenta de busca realmente primitiva, porém, pesquisa em fontes sintetizadas (revisões sistemáticas, incluindo Cochrane Reviews), fontes resumidas (diretrizes de prática da América do Norte, Europa, Austrália/Nova Zelândia e de outros lugares, além de livros-texto eletrônicos) e fontes pré-analisadas (como os periódicos *Evidence-Based Medicine* e *Evidence-Based Mental Health*), bem como pesquisa em todos os domínios de perguntas clínicas no PubMed de modo simultâneo. Além disso, as pesquisas podem ser limitadas por disciplina, como pediatria ou cirurgia, auxiliando a focar uma pesquisa e eliminar resultados claramente irrelevantes, reconhecendo a tendência de os médicos especialistas preferirem (de maneira certa ou errada) a literatura de seus próprios periódicos. Visto que a maioria dos médicos prefere buscas muito simples, uma busca via TRIP pode significar um maior valor pelo seu esforço.

Pedindo ajuda e perguntando

Se uma bibliotecária fraturasse o punho, ela não hesitaria em procurar um médico. De maneira semelhante, um profissional da saúde não precisa lidar sozinho com a literatura. Bibliotecárias da saúde estão prontamente disponíveis em universidades, hospitais, secretarias e órgãos do governo e sociedades profissionais. Elas conhecem as bases de dados disponíveis, as complexidades da busca, a literatura (inclusive documentos governamentais complexos e conjuntos de dados obscuros) e, na maioria das vezes, sabem o suficiente a respeito do tópico para terem uma ideia do que você está procurando e níveis de evidências que provavelmente serão encontrados. Quando uma bibliotecária não conseguir encontrar a resposta, existem colegas a quem podem e irão consultar em nível local, nacional e internacional. As bibliotecárias do século XXI são extremamente conectadas!

Perguntar às pessoas que você conhece ou sobre quem ouviu falar tem suas vantagens. Especialistas da área muitas vezes conhecem pesquisas não publicadas ou relatórios autorizados por governos ou outros órgãos – notoriamente uma literatura "cinzenta" ou "fugitiva" que não está indexada em nenhuma fonte. Uma organização internacional de intercâmbio de informações, CHAIN (Contact, Help, Advice, and Information Network, http://www.chain.ulcc.ac.uk/chain), oferece uma útil rede para pessoas que atuam em saúde e serviço social e que desejam compartilhar informações. Você pode registrar-se na CHAIN gratuitamente e quando for aceito como membro pode lançar uma questão e direcioná-la para um grupo de especialistas designados.

Em um campo tão assombroso e complexo quanto a informação em saúde, perguntar aos colegas e pessoas de sua confiança sempre foi fonte predileta de informação. Nos primórdios da MBE, perguntar era visto como não sistemático e "tendencioso". Continua sendo verdade que perguntar é insuficiente para uma busca por evidências, mas à luz da capacidade de expertos para localizar a literatura, alguma busca pode realmente ser considerada completa sem isso?

Tutoriais *online* para busca efetiva

Muitas universidades e outras instituições educacionais atualmente oferecem tutoriais para estudo individual, que podem ser acessadas via computador, seja pela intranet (somente para membros da universidade) ou pela internet (acessível a todos). Eis alguns que encontrei ao revisitar este capítulo para a quinta edição. Observe que, como todas as fontes na internet, alguns *sites* mudam-se ou fecham, então peço desculpas antecipadamente se você encontrar um *link* que não funciona:

- *Finding the Evidence* do University of Oxford's Centre for Evidence-Based Medicine. Contém algumas breves orientações sobre busca em bases de dados importantes, mas relativamente pouco sobre a maneira de ensinar a você como fazê-lo. Talvez seja o melhor recurso para os que já fizeram algum curso e querem refrescar a memória. http://www.cebm.net/index.aspx?o=1038.
- *PubMed – Searching Medical Literature* da Library at Georgia State University. Como sugere o título, é limitado ao PubMed, mas oferece alguns truques avançados, como modo de personalizar a interface PubMed para adequar-se às suas necessidades pessoais. http://research.library.gsu.edu/pubmed.
- *PubMed Tutorial* do próprio PubMed. Oferece uma visão geral do que o PubMed faz e não faz, além de alguns exercícios para familiarizar-se com ele. http://www.nlm.nih.gov/bsd/disted/pubmedtutorial/.

Existem muitos outros tutoriais similares acessíveis na internet, porém, poucos abrangem muito além da busca por estudos primários e revisões sistemáticas no PubMed e na Cochrane Library. Espero que quando a próxima edição deste livro estiver pronta, alguém tenha corrigido este viés e desenvolvido tutoriais sobre como acessar toda a gama de resumos, sínteses e fontes pré-analisadas que descrevi nas seções anteriores.

Referências

1. Davies K. The information seeking behaviour of doctors: a review of the evidence. Health Information & Libraries Journal 2007;**24**(2):78-94.
2. Fourie I. Learning from research on the information behaviour of healthcare professionals: a review of the literature 2004-2008 with a focus on emotion. Health Information & Libraries Journal 2009;**26**(3):171-86.
3. DiCenso A, Bayley L, Haynes R. ACP JournalClub. Editorial: accessing preappraised evidence: fine-tuning the 5S model into a 6S model. Annals of Internal Medicine 2009;**151**(6):JC3.
4. Levin A. The Cochrane collaboration. Annals of Internal Medicine 2001;**135**(4):309-12.
5. Field MJ, Lohr KN. *Clinical practice guidelines: directions for a new program.* Washington, DC: National Academy Press, 1990.
6. Grimshaw J, Freemantle N, Wallace S, et al. Developing and implementing clinical practice guidelines. Quality in Health Care 1995;**4**(1):55.
7. Hoogendam A, Stalenhoef AF, de Vries Robbé PF, et al. Answers to questions posed during daily patient care are more likely to be answered by UpToDate than PubMed. Journal of Medical Internet Research 2008;**10**(4):e29.
8. Shepherd J, Cobbe SM, Ford I, et al. Prevention of coronary heart disease with pravastatin in men with hypercholesterolemia. The New England Journal of Medicine 1995;**333**(20):1301-7 doi: 10.1056/nejm199511163332001.
9. Ford I, Murray H, Packard CJ, et al. Long-term follow-up of the West of Scotland Coronary Prevention Study. The New England Journal of Medicine 2007;**357**(15):1477-86 doi: 10.1056/NEJMoa065994.

Capítulo 3
Chegando ao ponto: do que trata este artigo?

A ciência de dispensar artigos

Geralmente é uma surpresa para os estudantes saber que alguns (os puristas diriam que até 99%) dos artigos publicados pertencem à lata de lixo e certamente não deveriam ser usados para informar a prática. Em 1979, o editor do *British Medical Journal*, Dr. Stephen Lock, escreveu: "Poucas coisas são mais desestimulantes para um editor médico do que ter de rejeitar um artigo embasado em uma boa ideia, mas com falhas irremediáveis nos métodos utilizados". Quinze anos depois, Altman ainda declarava que somente 1% das pesquisas médicas não continha falhas metodológicas [1]; e mais recentemente, ele confirmou que falhas graves e fundamentais comumente ocorrem mesmo em artigos publicados em periódicos de "qualidade" [2]. O Quadro 3.1 mostra as principais falhas que levam à rejeição de artigos (e que estão presentes em algum grau em muitos que são publicados).

A maioria dos artigos atualmente publicados em periódicos médicos é mais ou menos apresentada no formato-padrão Introdução, Método/Metodologia, Resultados e Discussão (IMRAD): Introdução (*por que* os autores decidiram fazer esta pesquisa específica), Método/Metodologia (*como* a fizeram e como escolheram analisar os resultados), Resultados (*o que* descobriram), e Discussão (o que eles acham que os resultados *significam*). Se você estiver decidindo se vale ler um artigo, deve fazer isso em relação ao delineamento da seção de método, e não com base no valor de interesse da hipótese, da natureza ou impacto potencial dos resultados nem nas especulações que constam da discussão.

Entretanto, má ciência é má ciência, independentemente de se o estudo abordou um tema clínico importante, se os resultados são "estatisticamente significativos" (ver seção "Probabilidade e confiança"), se as coisas mudaram na direção que você desejaria e se os achados prometem benefícios incomensuráveis para os pacientes ou economia para os serviços de saúde. Estritamente falando, *se você vai colocar um artigo no lixo, deve fazê-lo antes mesmo de olhar seus resultados.*

How to Read a Paper: The Basics of Evidence-Based Medicine, Fifth Edition. Trisha Greenhalgh.
© 2014 John Wiley & Sons, Ltd. Published 2014 by John Wiley & Sons, Ltd.

É muito mais fácil detectar defeitos no trabalho de outras pessoas do que você mesmo fazer uma pesquisa metodologicamente perfeita. Quando ensino análise crítica, geralmente há alguém no grupo que acha muito grosseiro criticar projetos de pesquisa em que cientistas dedicados colocaram os melhores anos de suas vidas. Em uma observação mais pragmática, pode haver boas razões práticas pelas quais os autores do estudo não realizaram um estudo perfeito e eles sabem tão bem quanto você que seu trabalho seria mais válido cientificamente se esta ou aquela dificuldade (prevista ou imprevista) não tivesse aparecido no decorrer do estudo.

A maioria dos bons periódicos científicos envia artigos para um revisor técnico comentar sobre sua validade científica, originalidade e importância antes de decidir publicá-lo. Este processo é conhecido como revisão por pares e muito foi escrito a seu respeito [3]. Falhas comuns detectadas pelos revisores técnicos estão listadas no Quadro 3.1.

Quadro 3.1 Motivos comuns pelos quais os artigos são rejeitados para publicação

1. O estudo não abordou um aspecto científico importante (ver seção "Três questões preliminares para você chegar onde quiser").
2. O estudo não era original – isto é, alguém já havia feito o mesmo estudo ou um estudo similar (ver seção "O estudo foi original?").
3. O estudo realmente não testava a hipótese do autor (ver seção "Três questões preliminares para você chegar onde quiser").
4. Um delineamento diferente deveria ter sido usado (ver seção "Ensaios clínicos randomizados").
5. Dificuldades práticas (p. ex., no recrutamento de participantes) levaram os autores a comprometerem o protocolo original do estudo (ver seção "O delineamento do estudo foi adequado?").
6. O tamanho da amostra era muito pequeno (ver seção "Foram abordadas questões estatísticas preliminares?").
7. O estudo não foi controlado ou foi inadequadamente controlado (ver seção "O viés sistemático foi evitado ou minimizado?").
8. A análise estatística estava incorreta ou inapropriada (ver Cap. 5).
9. Os autores tiraram conclusões injustificadas a partir de seus dados.
10. Existe um significativo conflito de interesses (p. ex., um dos autores ou um patrocinador pode ter se beneficiado financeiramente com a publicação do artigo e foram utilizadas salvaguardas insuficientes contra vieses).
11. O artigo é tão mal escrito que é incompreensível.

A avaliação da qualidade metodológica (análise crítica) foi abordada em detalhes na série amplamente citada "Users' guides to the medical literature" [Diretrizes para utilização da literatura médica], coordenada por Gordon Guyatt (para acessar a lista completa e os *links* para o texto completo, gratuitamente na maioria deles, consulte o JAMA Evidence, http://www.cche.net/usersguides/main.asp). Os guias estruturados produzidos por estes autores sobre como ler artigos a respeito de tratamento, diagnóstico, rastreamento, prognóstico, causação, qualidade da atenção, análise econômica, revisão sistemática, pesquisa qualitativa e outros são considerados por muitos como as listas de verificação definitivas para análise crítica. O Apêndice 1 apresenta algumas listas de verificação mais simples que desenvolvi a partir do "Users' Guides" e de outras fontes citadas no fim deste capítulo, juntamente com algumas ideias de minha autoria. Se você for um leitor experiente de periódicos, essas listas serão bem autoexplicativas. Porém, se ainda tiver dificuldade em começar a examinar um artigo médico, tente fazer as perguntas preliminares abordadas na seção seguinte.

Três questões preliminares para você chegar onde quiser

Questão 1: Qual foi a questão de pesquisa – e por que o estudo foi necessário?

A frase de introdução de um artigo de pesquisa deve declarar, de modo resumido, quais são as bases da pesquisa. Por exemplo, "a inserção de drenos otológicos é um procedimento comum em crianças e foi sugerido que nem todas as operações são clinicamente necessárias". Esta afirmativa deve ser seguida por uma breve revisão da literatura publicada, por exemplo, "O estudo prospectivo de Gupta e Brown sobre a inserção de drenos otológicos demonstrou que...". É irritantemente comum os autores esquecerem de contextualizar sua pesquisa, pois a base do problema em geral é clara demais para eles no momento em que chegam ao estágio da redação do artigo.

A menos que já tenha sido abordada na introdução, a seção de metodologia do artigo deve afirmar claramente a pergunta de pesquisa e/ou a hipótese que os autores decidiram testar. Por exemplo, "Este estudo teve como objetivo determinar se a cirurgia de hérnia com internação por apenas um dia era mais segura e aceitável para os pacientes do que o procedimento-padrão com hospitalização".

Você pode descobrir que a questão de pesquisa foi inadvertidamente omitida ou, mais comumente, que a informação está oculta em algum lugar no meio do parágrafo. Se a hipótese de pesquisa principal for apresentada na forma negativa (como geralmente é), como "A adição de metamorfina a tratamento com sulfonilureia em dose máxima não melhora o controle do diabetes do tipo 2", ela é conhecida como hipótese *nula*. Raramente os autores de um estudo *acreditam* realmente nas hipóteses nulas quando começam sua pesquisa. Sendo humanos, em geral começam por demonstrar uma diferença entre os dois braços de seu estudo. Mas a maneira pela qual os cientistas fazem isso é dizer: "vamos *supor* que não exista diferença alguma; agora, vamos tentar refutar esta teoria". Se você aceitar os ensinamentos de Popper, esta abordagem *hipotético-dedutiva* (propor hipóteses refutáveis que você, então, passa a testar) é a própria essência do método científico [4].

Se você não descobriu a questão de pesquisa que os autores formularam quando estiver na metade da seção de metodologia, poderá encontrá-la no primeiro parágrafo da discussão. Lembre-s e, porém, de que nem todas as pesquisas (mesmo as boas) são feitas para testar uma única hipótese definitiva. As pesquisas *qualitativas*, que são (desde que sejam bem delineadas e bem conduzidas) tão válidas e necessárias quanto os estudos quantitativos mais convencionais, visam a examinar aspectos específicos de um modo amplo e aberto, de forma a esclarecer alguns aspectos, gerar ou modificar hipóteses e priorizar áreas a investigar. Este tipo de pesquisa é discutido de maneira ampliada no Capítulo 12. Mesmo a pesquisa quantitativa (da qual trata a maior parte do restante deste livro) é atualmente encarada como mais do que testar uma hipótese. Como é defendido na seção "Probabilidade e confiança", é preferível falar sobre a avaliação do *poder* das evidências em relação a um problema específico do que sobre a comprovação ou refutação de hipóteses.

Questão 2: Qual foi o delineamento do estudo?

Primeiro, decida se o artigo descreve um estudo primário ou secundário. Os estudos primários descrevem pesquisas em primeira mão e os secundários tentam resumir e tirar conclusões de estudos primários. Os estudos primários (às vezes, conhecidos como *estudos empíricos*) representam a essência da maioria das pesquisas publicadas em periódicos médicos e, em geral, enquadram-se em uma de quatro categorias:

- *Experimentos laboratoriais*, nos quais é realizado um procedimento em animais ou em voluntários em ambientes artificiais e controlados.
- *Ensaios clínicos*, uma forma de experimento em que uma intervenção – simples (como um medicamento; ver Cap. 6) ou complexa (como um programa educativo; ver Cap. 7) – é oferecida a um grupo de participantes (i.e., os pacientes incluídos no ensaio) que são, então, acompanhados para ver o que lhes acontece.
- *Levantamentos*, nos quais algo é mensurado em um grupo de participantes (pacientes, profissionais de saúde ou alguma outra amostra de indivíduos). Os levantamentos por questionário (Cap. 13) mensuram as opiniões, as atitudes e os comportamentos autodeclarados das pessoas.
- *Estudos de caso organizacionais*, nos quais o pesquisador conta uma história que tenta captar a complexidade de um esforço de mudança (p. ex., uma tentativa de implementar evidências; Cap. 14).

Os tipos mais comuns de ensaios clínicos e levantamentos são discutidos nas últimas seções deste capítulo. Certifique-se de que você entendeu todos os jargões utilizados para descrever o delineamento do estudo (ver Tab. 3.1).

Tabela 3.1 Termos utilizados para descrever aspectos do delineamento dos estudos de pesquisa clínica

Expressão	Significado
Comparação de grupos paralelos	Cada grupo recebe um tratamento diferente, sendo ambos os grupos incluídos ao mesmo tempo. Neste caso, os resultados são analisados pela comparação entre os grupos.
Comparação pareada (ou emparelhada)	Os participantes que recebem tratamentos diferentes são pareados para equilibrar potenciais variáveis de confusão, como idade e sexo. Os resultados são analisados em termos de diferenças entre os pares de participantes.
Comparação intraparticipante	Os participantes são avaliados antes e depois de uma intervenção, sendo os resultados analisados em termos de mudanças intraparticipantes.
Estudo unicego	Os participantes não sabem qual tratamento estão recebendo.
Estudo duplo-cego	Nem os investigadores nem os participantes sabem quem recebe cada tratamento.
Estudo cruzado	Cada participante recebe tanto o tratamento de intervenção como o de controle (em ordem aleatória), frequentemente separados por um período sem tratamento (*washout*).
Estudo controlado por placebo	Os participantes do grupo-controle recebem um placebo (comprimido inativo) que deve se parecer e ter sabor idêntico ao comprimido ativo. As operações com placebo (fictícias) também podem ser usadas em ensaios de cirurgia.
Delineamento fatorial	Um estudo que permite a investigação dos efeitos (separadamente e de maneira combinada) de mais de uma variável independente em um dado desfecho (p. ex., um delineamento fatorial 2×2 testou os efeitos de placebo, ácido acetilsalicílico isolado, estreptoquinase isolada ou ácido acetilsalicílico + estreptoquinase no infarto agudo do miocárdio [5]).

A pesquisa secundária é composta por:
- *Revisões*, como as apresentadas no Capítulo 9, as quais podem ser divididas em:
  (a) *Revisões* (*não sistemáticas*), que resumem estudos primários.
  (b) *Revisões sistemáticas*, que fazem isso de acordo com uma metodologia rigorosa, transparente e verificável (i.e., comparável).;
  (c) *Metanálises*, que integram os dados numéricos de mais de um estudo.
- *Diretrizes*, consideradas no Capítulo 10, que tiram conclusões de estudos primários sobre como os médicos devem comportar-se.
- *Análises de decisão*, as quais não são discutidas de maneira detalhada neste livro, mas que são abordadas em outra publicação [6], utilizam os resultados de estudos primários para gerar árvores de probabilidade para serem utilizadas por profissionais de saúde e pacientes nas tomadas de decisão sobre manejo clínico.

- *Análises econômicas*, que serão brevemente consideradas no Capítulo 12 e em mais detalhes em outra publicação [7], que usam os resultados de estudos primários para indicar se um curso específico de ação é um bom uso dos recursos.

Questão 3: O delineamento da pesquisa foi apropriado para a questão?

Exemplos dos tipos de questões que podem ser razoavelmente respondidas por diferentes tipos de pesquisa primária são apontados nas próximas seções. Uma questão que frequentemente precisa ser respondida é esta: um ensaio clínico randomizado (ECR) (ver seção "Ensaios clínicos randomizados") era o melhor método para responder a esta pergunta de pesquisa em particular e, se o estudo não foi um ECR, deveria ter sido? Antes que você tire conclusões apressadas, decida qual campo ampliado de pesquisa o estudo abrange (ver Quadro 3.2). Quando tiver feito isso, pergunte se o delineamento do estudo foi adequado para essa questão. Para obter mais auxílio nessa tarefa (que algumas pessoas acham difícil até que a tenham dominado), consulte o *site* do Oxford Centre for Evidence-Based Medicine (CEBM) (www.cebmh.uk).

Quadro 3.2 Campos ampliados de pesquisa

A maioria dos estudos quantitativos envolve um ou mais dos seguintes:

- *Tratamento:* testagem da eficácia de tratamentos medicamentosos, procedimentos cirúrgicos, métodos alternativos de prestação de serviços ou outras intervenções. O delineamento preferido do estudo é o ensaio clínico randomizado (ver seção "Ensaios clínicos randomizados" e Caps. 6 e 7).
- *Diagnóstico:* demonstração de se um novo teste diagnóstico é válido (podemos confiar nele?) e confiável (podemos obter os mesmos resultados a cada vez?). O delineamento preferido é o estudo transversal (ver seção "Estudos transversais" e Cap. 8).
- *Rastreamento:* demonstração do valor de testes que podem ser aplicados a grandes populações, bem como detectar a doença em um estágio pré-sintomático. O delineamento preferido é o estudo transversal (ver seção "Estudos transversais" e Cap. 8).
- *Prognóstico:* determinação do que provavelmente aconteceria a alguém cuja doença fosse detectada em estágio inicial. O delineamento preferido é o estudo longitudinal (ver seção "Estudos transversais").
- *Causação:* determinação de se um suposto agente prejudicial, como a poluição ambiental, está relacionado ao desenvolvimento de doença. O delineamento preferido é o estudo de coorte ou estudo de caso-controle, dependendo do grau de raridade da doença (ver seções "Estudos transversais" e "Relatos de caso"), mas relatos de casos (ver seção "Hierarquia tradicional das evidências") também podem fornecer informações essenciais.
- *Estudos psicométricos:* mensuração de atitudes, crenças ou preferências, frequentemente a respeito da natureza da doença ou de seu tratamento.

Os estudos qualitativos são abordados no Capítulo 12.

Ensaios clínicos randomizados

Em um ECR, os participantes do estudo são aleatoriamente alocados por um processo equivalente a jogar uma moeda para o alto e definir uma intervenção (como um tratamento medicamentoso) ou outra (como o tratamento com placebo ou, mais comumente, a melhor terapia atual). Ambos os grupos são acompanhados por um período de tempo pré-especificado e analisados em termos de desfechos específicos, definidos no início do estudo (p. ex., morte, infarto do miocárdio e nível sérico de colesterol). Como, *em média*, os grupos são idênticos, exceto pela intervenção, quaisquer diferenças no desfecho são, em teoria, atribuíveis à intervenção. Na realidade, porém, nem todo ECR é perfeito.

Alguns artigos que descrevem ensaios comparando uma intervenção com um grupo-controle não são ensaios randomizados de fato. A terminologia para estes é *outros ensaios clínicos controlados*, uma expressão utilizada para descrever estudos comparativos em que os participantes foram alocados para os grupos de intervenção ou controle de modo não aleatório. Essa situação pode ocorrer, por exemplo, quando a distribuição aleatória for impossível, não for prática ou for antiética – por exemplo, quando os pacientes da enfermaria A recebem uma dieta e os da enfermaria B recebem outra. (Embora esse delineamento seja inferior ao ECR, é muito mais fácil de executar e foi utilizado com sucesso um século atrás para demonstrar os benefícios do arroz integral em relação ao arroz branco no tratamento do beribéri [8].) Os problemas da alocação não randomizada são discutidos mais profundamente na seção "O viés sistemático foi evitado ou minimizado?" em relação à determinação de se os dois grupos de um ensaio podem ser razoavelmente comparados, em nível estatístico, um com o outro.

Alguns ensaios ficam a meio caminho entre os verdadeiros ensaios clínicos randomizados e os não randomizados. Nestes, a randomização não é realmente feita de modo aleatório (p. ex., usando envelopes selados, numerados sequencialmente, cada um contendo em seu interior um número gerado aleatoriamente por computador), mas por algum método que permita ao médico saber a que grupo o paciente pertence *antes de tomar uma decisão definitiva de randomizar o paciente*. Isso permite o surgimento de vieses sutis, pois o médico pode ser mais (ou menos) propenso a incluir determinado paciente no estudo se acredita que ele receberia o tratamento ativo. Em particular, os pacientes com doenças mais graves podem ser inconscientemente retirados do braço placebo do estudo. Exemplos de métodos inaceitáveis incluem a randomização pelo último dígito da data de nascimento (números pares para o grupo A, ímpares para o grupo B), o lançamento de uma moeda (cara para o grupo A, coroa para o grupo B), a alocação sequencial (paciente A para o grupo A, paciente B para o grupo B, etc.) e a data da consulta médica (todos os pacientes vistos nesta semana para o grupo A, todos os que consultarem na próxima semana no grupo B, etc.) (Quadro 3.3) [9, 10].

Exemplos de questões médicas que seriam mais bem respondidas por um ECR são listados a seguir, mas observe também os exemplos, nas últimas seções deste capítulo, de situações em que outros tipos de estudo podem ou devem ser utilizados.

- Este medicamento é melhor que o placebo ou que um medicamento diferente para determinada doença?
- O procedimento cirúrgico novo é melhor que a prática realizada atualmente?
- Um algoritmo *online* de apoio à decisão é melhor do que aconselhamento verbal para ajudar os pacientes a fazerem escolhas informadas sobre as opções de tratamento para determinado problema?
- Substituir uma dieta com alto teor de gorduras saturadas por outra rica em gorduras poli-insaturadas afetará significativamente os níveis séricos de colesterol?

Muitas vezes diz-se que os ECRs são o padrão-ouro em pesquisa médica. Até certo ponto, isso é verdade (ver seção "A hierarquia tradicional das evidências"), mas somente para certos tipos de questão clínica (ver Quadro 3.3 e as seções "Estudos de coorte", "Estudos de caso-controle", "Estudos transversais" e "Relatos de caso"). As questões que se enquadram melhor no delineamento do ECR são todas sobre *intervenções* e se relacionam principalmente com o tratamento ou a prevenção. Deve ser lembrado, porém, que, mesmo quando estamos examinando intervenções terapêuticas e especialmente quando não estamos, há uma série de desvantagens importantes associadas aos ECRs (ver Quadro 3.4) [11, 12].

Quadro 3.3 Vantagens do delineamento como ensaio clínico randomizado

1. Permite a avaliação rigorosa de uma variável única (p. ex., efeito do tratamento medicamentoso *versus* placebo) em um grupo precisamente definido de pacientes (p. ex., mulheres pós-menopáusicas entre 50 e 60 anos).
2. Delineamento prospectivo (i.e., são coletados dados sobre eventos que acontecem *depois* que você decidiu fazer o estudo).
3. Utiliza raciocínio hipotético-dedutivo (i.e., procura refutar, e não confirmar, sua própria hipótese; ver seção "Três questões preliminares para você chegar onde quiser").
4. Potencialmente erradica o viés ao comparar dois grupos de outro modo idênticos (porém, consultar a seguir e a seção "O viés sistemático foi evitado ou minimizado?").
5. Permite a realização de metanálise (combinar os resultados numéricos de diversos estudos similares em uma data posterior; ver seção "Dez questões a serem feitas sobre um artigo que pretende validar um teste diagnóstico ou de rastreamento").

Quadro 3.4 Desvantagens do delineamento como ensaio clínico randomizado

- Na prática, por serem caros e despenderem muito tempo,
- muitos ECRs nunca são feitos, são realizados com um número muito pequeno de pacientes ou por um período de tempo demasiadamente curto (ver seção "Foram abordadas questões estatísticas preliminares?");
- a maioria dos ECRs é financiada por grandes instituições de pesquisa (patrocinadas por universidades ou governos) ou indústrias farmacêuticas, que detêm a última palavra em relação à agenda de pesquisa;
- os desfechos substitutos podem não refletir os desfechos que são importantes para os pacientes (ver seção "Desfechos clínicos substitutos").
- Podem introduzir um "viés oculto", sobretudo por meio de
- randomização imperfeita (ver texto anteriormente);
- falha em randomizar todos os pacientes elegíveis (o médico oferece a participação no estudo somente para os pacientes que considera que responderão bem à intervenção);
- falha em mascarar os avaliadores quanto ao *status* de randomização dos pacientes (ver seção "A avaliação foi submetida a 'mascaramento'?").

Lembre-se, também, de que os resultados de um ECR podem ter aplicabilidade limitada devido aos critérios de exclusão (regras sobre quem não pode ser incluído no estudo), aos vieses de inclusão (seleção de participantes do ensaio clínico originários de um grupo que não é representativo de todos com a doença [ver seção "O estudo é sobre quem?"]), à recusa (ou incapacidade) de certos grupos de pacientes em consentir sua inclusão no estudo, à análise somente de desfechos "objetivos" predefinidos, o que pode excluir aspectos qualitativos importantes da intervenção (ver Cap. 12), e a vieses de publicação (publicação seletiva de resultados positivos, frequentemente, mas nem sempre, porque a organização que financiou a pesquisa ganha ou perde, dependendo dos resultados [9, 10]). Além disso, os ECRs podem ser bem ou mal gerenciados [2] e, uma vez publicados, seus resultados estão abertos à distorção por uma comunidade científica entusiasmada demais ou por um público ansioso por um novo fármaco maravilhoso [13]. Embora todos esses problemas também possam ocorrer com outros delineamentos, são particularmente pertinentes quando um ECR é vendido a você como, metodologicamente falando, "o melhor dos melhores".

Além disso, há muitas situações em que os ECRs são desnecessários, impraticáveis ou inadequados.

Os ECRs são desnecessários
- quando é descoberta uma intervenção claramente bem-sucedida para um problema que, de outro modo, seria fatal;

- quando um ECR ou uma metanálise anterior produziu um resultado definitivo (positivo ou negativo – ver seção "Probabilidade e confiança"). Algumas pessoas argumentariam que na verdade é *antiético* pedir aos pacientes para serem randomizados para um ensaio clínico sem primeiro conduzir uma revisão sistemática da literatura para saber se o ensaio clínico realmente necessita ser feito.

Os ECRs são impraticáveis
- quando for antiético pedir consentimento para randomizar (ver seção "Uma observação a respeito de considerações éticas");
- quando o número de pacientes necessários para demonstrar uma diferença significativa entre os grupos for proibitivamente elevado (ver seção "Foram abordadas questões estatísticas preliminares?").

Os ECRs são inadequados
- quando o estudo estiver examinando o prognóstico de uma doença. Para esta análise, o melhor trajeto rumo às melhores evidências é um estudo longitudinal de uma *coorte de fase clínica inicial* adequadamente montada (ver seção "Estudos transversais");
- quando o estudo estiver examinando a validade de um teste diagnóstico ou de rastreamento. Para essa análise, o trajeto adequado para atingir as melhores evidências é um *estudo transversal* de pacientes clinicamente suspeitos de portar o problema relevante (ver seção "Estudos transversais" e Cap. 7);
- quando o estudo estiver examinando um aspecto da "qualidade da atenção" em que os critérios de "sucesso" ainda não foram estabelecidos. Por exemplo, um ECR comparando métodos clínicos *versus* cirúrgicos de abortamento pode avaliar o "sucesso" em termos do número de pacientes que obtêm um esvaziamento completo, de quantidade de sangramento e de intensidade da dor. Porém, as pacientes podem decidir quais outros aspectos do procedimento são importantes, como saber antecipadamente quanto tempo o procedimento irá durar, não ver nem sentir o aborto em andamento, etc. Para essa análise, o trajeto adequado para alcançar as melhores evidências é um *método de pesquisa qualitativa* (ver Cap. 12).

Todos esses aspectos foram discutidos em grande profundidade por epidemiologistas clínicos que nos lembram que "torcer o nariz" para um ensaio clínico não randomizado pode indicar ingenuidade científica, e não, como muitas pessoas rotineiramente presumem, rigor intelectual [11]. Você também poderia gostar de ler sobre a emergente ciência dos ECRs *pragmáticos*, uma metodologia para valorizar desafios práticos do mundo real para que os achados de seu ensaio sejam mais relevantes ao mundo real quando o ensaio estiver concluído [14]. Consultar também a seção "Quais informações esperar de um artigo descrevendo um ECR: a declaração CONSORT", onde apresento os Consolidated Standards of Reporting Trials (CONSORT) para apresentação dos achados de ECRs.

Estudos de coorte

Em um estudo de coorte, dois (ou mais) grupos de pessoas são selecionados com base nas diferenças em sua exposição a um agente específico (como uma vacina, um procedimento cirúrgico ou uma toxina ambiental) e acompanhados para observar quantos em cada grupo desenvolvem determinada doença, complicação ou outro desfecho. O período de acompanhamento em estudos de coorte geralmente é medido em anos (e, algumas vezes, em décadas), pois este é o tempo que muitas doenças, especialmente o câncer, levam para desenvolver-se. Observe que, em geral, os ECRs começaram com pessoas que já têm uma doença, enquanto a maioria dos estudos de coorte é iniciada com pessoas que podem ou não desenvolver uma doença.

Um tipo especial de estudo de coorte também pode ser usado para determinar o prognóstico de uma doença (i.e., o que é provável que aconteça a alguém que tenha a doença). Um grupo de pessoas que tenham sido diagnosticadas como apresentando um estágio inicial da doença ou um exame de rastreamento positivo (ver Cap. 7) é reunido (coorte de fase clínica inicial) e acompanhado repetidamente para detectar a incidência (casos novos por ano) e o curso de tempo para ocorrerem desfechos diferentes. (Aqui está uma definição que você deve memorizar, se puder: *incidência* é o número de casos novos de uma doença por ano e *prevalência* é a proporção geral da população que sofre da doença).

O estudo de coorte mais famoso do mundo, que conferiu o título de cavaleiro a seus autores, foi realizado por Sir Austen Bradford Hill, Sir Richard Doll e, mais recentemente, por Sir Richard Peto. Eles acompanharam 40 mil médicos britânicos do sexo masculino divididos em quatro coortes (não fumantes, fumantes leves, fumantes moderados e fumantes pesados), usando tanto a mortalidade por todas as causas (qualquer morte) como por causa específica (morte por uma doença específica) como medidas de desfecho. A publicação de seus resultados parciais após 10 anos, em 1964 [15], mostrou excesso substancial tanto na mortalidade por câncer de pulmão quanto na mortalidade por todas as causas em fumantes, com relação "dose-resposta" (i.e., quanto mais você fumar, maiores serão as suas chances de desenvolver câncer do pulmão) avançando na demonstração de que a ligação entre o tabagismo e a falta de saúde era causal e não uma coincidência. Os resultados deste monumental estudo após 20 [16], 40 [17] e 50 anos [18] (que atingiu um acompanhamento impressionante de 94% dos recrutados em 1951 e que não tinham morrido) demonstram tanto os perigos do tabagismo como o poder das evidências que podem ser obtidas a partir de um estudo de coorte conduzido adequadamente.

As questões clínicas que devem ser abordadas por um estudo de coorte incluem:

- O tabagismo causa câncer de pulmão?
- A pílula anticoncepcional "causa" câncer de mama? (Observe, uma vez mais, que a palavra "causa" é um termo forte e potencialmente enganoso. Como Guillebaud argumentou em seu excelente livro "The Pill..." [19], se 1.000 mulhe-

res começassem a usar a pílula amanhã, algumas teriam câncer de mama, mas algumas o teriam de qualquer maneira. A questão a que os epidemiologistas tentam responder por meio de estudos de coorte é "Qual é o risco *adicional* que esta mulher corre de desenvolver câncer de mama por usar a pílula, além e acima do risco basal atribuído a seu próprio equilíbrio hormonal, história familiar, dieta, ingestão de álcool e assim por diante?".)
- A pressão alta melhora com o passar do tempo?
- O que acontece a lactentes que nasceram muito prematuramente, em termos de desenvolvimento físico subsequente e de alcance escolar?

Estudos de caso-controle

Em um estudo de caso-controle, os pacientes com determinada doença ou problema são identificados e "pareados" com controles (pacientes com alguma outra doença, a população geral, vizinhos ou parentes). Então, os dados são coletados (p. ex., pesquisando os prontuários médicos destas pessoas ou pedindo que elas relembrem sua própria história) com base na exposição passada a um possível agente causal da doença. Assim como os estudos de coorte, os estudos de caso-controle costumam estar relacionados com a etiologia de uma doença (i.e., o que a causa) e não com o tratamento. Situam-se mais abaixo na hierarquia das evidências (ver texto a seguir), mas esse delineamento em geral é a única opção ao estudar problemas raros. Uma fonte importante de dificuldade (e um viés potencial) em um estudo de caso-controle é a definição precisa de quem é considerado um "caso", pois um indivíduo mal-alocado pode influenciar substancialmente os resultados (ver seção "O viés sistemático foi evitado ou minimizado?"). Além disso, esse delineamento não permite demonstrar a causalidade – em outras palavras, a *associação* de A com B em um estudo de caso-controle não prova que A *causou* B.

As questões clínicas que devem ser abordadas por um estudo de caso-controle incluem:

- A posição prona ao dormir aumenta o risco de morte no berço (síndrome da morte súbita infantil)?
- A vacina contra a coqueluche causa lesão cerebral? (Ver seção "O viés sistemático foi evitado ou minimizado?".)
- A proximidade de linhas de alta tensão causa leucemia?

Estudos transversais

Provavelmente, todos nós já fomos solicitados a fazer parte de um levantamento, mesmo que tenha sido apenas uma moça na rua perguntando qual marca de creme dental preferimos. Os levantamentos conduzidos por epidemiologistas seguem essencialmente a mesma linha: uma amostra representativa de participantes é recrutada e então entrevistada, examinada ou estudada de outro modo para obter respostas a uma questão clínica (ou outra) específica. Nos estudos transversais, os dados são coletados em um só momento, mas podem referir-se retrospectivamente a experiências de saúde no passado, por exemplo, o estudo de prontuários médicos dos pacientes para saber com que frequência sua pressão arterial foi registrada nos últimos 5 anos.

As questões clínicas que devem ser abordadas por um estudo transversal incluem:

- Qual é a altura "normal" de uma criança de 3 anos? Assim como outras questões sobre a variação de normalidade, essa questão pode ser respondida simplesmente medindo a altura de um número suficiente de crianças sadias de 3 anos. Porém, tal exercício não responde à questão clínica relacionada "Quando uma criança de estatura muito baixa deveria ser investigada em relação a doenças?", pois, como em quase todas as medidas biológicas, o fisiológico [normal] sobrepõe-se ao patológico [anormal]. Esse problema é discutido mais profundamente na seção "Razões de verossimilhança".
- O que os enfermeiros psiquiátricos pensam sobre o valor de medicamentos antidepressivos e psicoterapia no tratamento da depressão grave?
- É verdade que "metade dos casos de diabetes não é diagnosticada"? Este é um exemplo da questão mais geral "Qual é a prevalência (proporção de pessoas com o problema) desta doença nesta comunidade?". O único modo de encontrar a resposta é fazer o teste diagnóstico definitivo em uma amostra representativa da população.

Relatos de casos

Um relato de caso descreve a história médica de um único paciente em forma de uma história ("A Sra. B é uma secretária de 54 anos que sentiu dor torácica em junho de 2010..."). Frequentemente, os relatos de casos são reunidos para formar uma *série de casos*, na qual as histórias médicas de mais de um paciente com uma condição específica são descritas para ilustrar um aspecto do problema, do tratamento ou, o que é mais comum atualmente, das reações adversas ao tratamento.

Embora esse tipo de pesquisa seja tradicionalmente considerado uma evidência científica relativamente fraca (ver seção "A hierarquia tradicional das evidências"), muitas informações que, de outro modo, seriam perdidas em um ensaio clínico ou em um levantamento podem ser encontradas em um relato de caso (ver Cap. 12). Além disso, os relatos de casos são imediatamente compreensíveis por médicos não acadêmicos e pelo público leigo. Podem, se necessário, ser escritos e publicados dentro de dias, o que lhes dá uma vantagem definitiva sobre os ensaios clínicos (cujo período de gestação pode levar anos) ou as metanálises (ainda mais tempo). Certamente existem boas bases teóricas para o reforço do humilde relato de caso como uma contribuição útil e válida à ciência médica, sem falar que a história é um dos melhores veículos para *apreender o sentido* de uma situação clínica complexa. Richard Smith, que editou o *British Medical Journal* por 20 anos, recentemente fundou um novo periódico intitulado *Cases* que é inteiramente dedicado a relatos "verdadeiros" de casos clínicos únicos (ver http://casesjournal.com/casesjournal).

As situações clínicas nas quais um relato de caso ou uma série de casos constituem um tipo adequado de estudo incluem os seguintes exemplos:

- Um médico observa que dois bebês nascidos no hospital em que trabalha apresentam ausência de membros (focomelia). Ambas as mães haviam tomado um medicamento novo (talidomida) no início da gestação. O médico deseja alertar seus colegas do mundo todo o mais rápido possível sobre a possibilidade de um dano relacionado ao medicamento [20]. (Qualquer um que pense que relatos de casos "rapidamente redigidos sem maiores cuidados" nunca estão justificados cientificamente deveria lembrar-se desse exemplo.)
- Uma paciente previamente saudável desenvolve uma peritonite bacteriana espontânea, um problema incomum que o médico mediano pode ver uma vez a cada 10 anos. A equipe médica que cuida dela busca na literatura evidências de pesquisa e desenvolve o que acredita ser um plano de manejo baseado em evidências. A paciente recupera-se bem. A equipe decide redigir esta história como uma lição para outros médicos, produzindo o chamado relato de caso baseado em evidências [21].

A hierarquia tradicional das evidências

A anotação-padrão do peso relativo dos diferentes tipos de estudos primários ao tomar decisões sobre intervenções clínicas (a "hierarquia das evidências") coloca-os na seguinte ordem:

1. Revisões sistemáticas e metanálises (ver Cap. 9).
2. ECRs com resultados definitivos (i.e., intervalos de confiança que não se sobreponham ao limiar do efeito clinicamente significativo; ver seção "Probabilidade e confiança").
3. ECRs com resultados não definitivos (i.e., uma estimativa de ponto que sugere um efeito clinicamente significativo, mas com intervalos de confiança que superam o limiar para esse efeito; ver seção "Probabilidade e confiança").
4. Estudos de coorte.
5. Estudos de caso-controle.
6. Estudos transversais.
7. Relatos de casos.

O ápice da hierarquia é, muito adequadamente, reservado para artigos de pesquisa secundários, em que todos os estudos primários sobre um assunto específico foram buscados e analisados criticamente, de acordo com critérios rigorosos (ver Cap. 9). Observe, porém, que nem mesmo o protagonista mais rigoroso da medicina baseada em evidências (MBE) colocaria uma metanálise malfeita ou um ECR com falhas metodológicas graves acima de um estudo de coorte grande e bem-delineado. E, como o Capítulo 12 demonstra, muitos estudos importantes e válidos no campo da pesquisa qualitativa não se enquadram nesta hierarquia particular de evidências.

Em outras palavras, avaliar a contribuição potencial de determinado estudo para a ciência médica requer consideravelmente mais esforço do que é necessário para comparar seu delineamento básico com a escala de sete pontos descrita anteriormente. Uma publicação mais recente sobre hierarquia das evidências sugere que deveríamos graduar os estudos conforme quatro dimensões: risco de viés, consistência, diretividade e precisão, uma abordagem que complicaria qualquer pirâmide simples de evidências [22]. A mensagem "Não aplique a hierarquia das evidências mecanicamente" é uma regra de ouro!

Uma representação mais complexa da hierarquia das evidências voltada para o domínio da questão (terapia/prevenção, diagnóstico, dano, prognóstico) foi elaborada por um grupo nosso em 2011 [23] e está disponível para *download* no *site* do Centre for Evidence-Based Medicine (http://www.cebm.net/ocebm-levels-of-evidence/). Porém, antes de conferi-la, certifique-se de que tem clareza a respeito da hierarquia tradicional (básica) descrita nesta seção.

Uma observação a respeito de considerações éticas

Quando eu era recém-formada, consegui um emprego em um hospital-escola mundialmente renomado. Uma das minhas humildes tarefas era examinar os pacientes geriátricos (idosos) internados. Logo fui convidada para almoçar por dois simpáticos médicos na metade de sua carreira profissional que (mais tarde percebi) estavam buscando minha ajuda para sua pesquisa. Para colocar meu nome no artigo, eu deveria coletar uma biópsia retal (i.e., retirar um pequeno fragmento de tecido do reto) de qualquer paciente acima de 90 anos de idade que tivesse constipação. Pedi uma cópia do formulário de consentimento que os pacientes seriam solicitados a assinar. Quando eles me garantiram que o paciente mediano de 90 anos mal notaria o procedimento, suspeitei e recusei-me a cooperar com o projeto deles.

Na época, eu, ingenuamente, não estava ciente da gravidade do crime que estava sendo planejado por esses médicos. Fazer *qualquer* pesquisa, sobretudo a que envolve procedimentos invasivos em pacientes vulneráveis e doentes sem a completa consideração dos aspectos éticos é tanto um crime quanto uma base potencial para que um médico seja expulso do conselho profissional. Obter aprovação ética formal para uma pesquisa (para os leitores do Reino Unido, ver corec.org.uk) e garantir que a pesquisa seja desenvolvida de maneira apropriada e adequadamente monitorada (um conjunto de tarefas e responsabilidades conhecido como *governança de pesquisa*) [24-26] pode ser uma enorme barreira burocrática. Os aspectos éticos eram tristemente ignorados às vezes, no passado, na pesquisa com bebês, idosos, pessoas com dificuldades de aprendizagem e pessoas incapazes de protestar (p. ex., prisioneiros e militares), levando a alguns dos mais infames escândalos de pesquisa [24].

Atualmente, a maioria das editoras rotineiramente se recusa a publicar pesquisas que não tenham sido aprovadas por um comitê de ética em pesquisa. Observe, no entanto, que as abordagens desastradas da governança de pesquisa por órgãos oficiais podem ser eticamente questionáveis. O professor Charles Warlow [27], neurologista e pesquisador, defendeu alguns anos atrás que a ênfase exagerada no "consentimento informado" por comitês de ética em pesquisa bem-intencionados foi um golpe mortal para a pesquisa sobre lesões na cabeça, acidente vascular cerebral e outros problemas cerebrais agudos (nos quais, claramente, a pessoa não está em condições de levar em consideração os prós e os contras de participar de uma pesquisa). Mais recentemente, pesquisadores exasperados publicaram um relato salutar intitulado "Bureaucracy stifles medical research in Britain (A burocracia asfixia a pesquisa médica na Grã--Bretanha)" [28]. A mensagem principal deste livro é: assegure-s e de que o estudo que você está lendo recebeu aprovação ética e, ao mesmo tempo, solidarize-se com os pesquisadores que tiveram que ultrapassar uma série de obstáculos para consegui-la.

Referências

1 Altman DG. The scandal of poor medical research. BMJ: British Medical Journal 1994;**308**(6924):283.

2 Altman DG. Poor-quality medical research. JAMA: The Journal of the American Medical Association 2002;**287**(21):2765–7.

3 Godlee F, Jefferson T, Callaham M, et al. *Peer review in health sciences*. London: BMJ Books, 2003.

4 Popper KR.*The logic of scientific discovery*. Abingdon, UK: Psychology Press, 2002.

5 Anon. Randomised trial of intravenous streptokinase, aspirin, both, or neither among 17187 cases of suspected acute myocardial infarction: ISIS-2. (ISIS-2 Collaborative Group.) Lancet 1988;**ii**:349–60.

6 Lee A, Joynt GM, Ho AM, et al. Tips for teachers of evidence-based medicine: making sense of decision analysis using a decision tree. Journal of General Internal Medicine 2009;**24**(5):642–8.

7 Drummond MF, Sculpher MJ, Torrance GW. *Methods for the economic evaluation of health care programs*. Oxford: Oxford University Press, 2005.

8 Fletcher W. Rice and beriberi: preliminary report of an experiment conducted at the Kuala Lumpur Lunatic Asylum. Lancet 1907;**1**:1776.

9 Sterne JA, Egger M, Smith GD. Systematic reviews in health care: investigating and dealing with publication and other biases in meta-analysis. BMJ: British Medical Journal 2001;**323**(7304):101.

10 Cuff A. Sources of Bias in Clinical Trials. 2013. http://applyingcriticality.wordpress.com/2013/06/19/sources-of-bias-in-clinical-trials/ (accessed 26th June 2013).

11 Kaptchuk, TJ. The double-blind, randomized, placebo-controlled trial: gold standard or golden calf? Journal of Clinical Epidemiology 2001;**54**(6):541–9.

12 Berwick D. Broadening the view of evidence-based medicine. Quality and Safety in Health Care 2005;**14**(5):315–6.

13 McCormack J, Greenhalgh T. Seeing what you want to see in randomised controlled trials: versions and perversions of UKPDS data. United Kingdom prospective diabetes study. BMJ: British Medical Journal 2000;**320**(7251):1720–3.

14 Eldridge S. Pragmatic trials in primary health care: what, when and how? Family Practice 2010;**27**(6):591–2 doi: 10.1093/fampra/cmq099.

15 Doll R, Hill AB. Mortality in relation to smoking: ten years' observations of British doctors. BMJ: British Medical Journal 1964;**1**(5395):1399.

16 Doll R, Peto R. Mortality in relation to smoking: 20 years' observations on male British doctors. BMJ: British Medical Journal 1976;**2**(6051):1525.

17 Doll R, Peto R, Wheatley K, et al. Mortality in relation to smoking: 40 years' observations on male British doctors. BMJ: British Medical Journal 1994;**309**(6959):901–11.

18 Doll R, Peto R, Boreham J, et al. Mortality in relation to smoking: 50 years' observations on male British doctors. BMJ: British Medical Journal 2004;**328**(7455):1519.

19 Guillebaud J, MacGregor A. *The pill and other forms of hormonal contraception.* USA: Oxford University Press, 2009.

20 McBride WG. Thalidomide and congenital abnormalities. Lancet 1961;**2**:1358.

21 Soares-Weiser K, Paul M, Brezis M, et al. Evidence based case report. Antibiotic treatment for spontaneous bacterial peritonitis. BMJ: British Medical Journal 2002;**324**(7329):100–2.

22 Owens DK, Lohr KN, Atkins D, et al. AHRQ series paper 5: grading the strength of a body of evidence when comparing medical interventions – agency for healthcare research and quality and the effective health-care program. Journal of Clinical Epidemiology 2010;**63**(5):513–23 doi: 10.1016/j.jclinepi.2009.03.009.

23 Howick J, Chalmers I, Glasziou P, et al. *The 2011 Oxford CEBM levels of evidence (introductory document).* Oxford: Oxford Centre for Evidence-Based Medicine, 2011.

24 Slowther A, Boynton P, Shaw S. Research governance: ethical issues. JRSM: Journal of the Royal Society of Medicine 2006;**99**(2):65–72.

25 Shaw S, Boynton PM, Greenhalgh T. Research governance: where did it come from, what does it mean? JRSM: Journal of the Royal Society of Medicine 2005;**98**(11):496–502.

26 Shaw S, Barrett G. Research governance: regulating risk and reducing harm? JRSM: Journal of the Royal Society of Medicine 2006;**99**(1):14–9.

27 Warlow C. Over-regulation of clinical research: a threat to public health. Clinical Medicine 2005;**5**(1):33–8.

28 Snooks H, Hutchings H, Seagrove A, et al. Bureaucracy stifles medical research in Britain: a tale of three trials. BMC Medical Research Methodology 2012;**12**.

Capítulo 4
Avaliando a qualidade metodológica

Como argumentei na seção "A ciência de descartar artigos", um artigo irá perder-se ou destacar-se conforme a força de sua seção de metodologia. Este capítulo considera cinco questões essenciais que devem formar a base de sua decisão de dispensá-lo imediatamente (devido a falhas metodológicas fatais), interpretar seus achados com cautela (porque os métodos não eram muito robustos) ou confiar completamente (porque não consegue encontrar nenhum defeito nos métodos). Essas cinco perguntas – o estudo foi original, foi feito sobre quem, foi bem delineado, o viés sistemático foi evitado (i.e., o estudo foi adequadamente "controlado") e foi suficientemente grande e continuado por tempo bastante para tornar os resultados dignos de credibilidade – são consideradas a seguir.

O estudo foi original?

Em teoria, não há motivo para testar uma hipótese científica que alguém já tenha comprovado de uma maneira ou de outra. Porém, na vida real, raramente a ciência é tão inerte e estanque. Apenas uma pequena proporção das pesquisas médicas explora terrenos inteiramente novos e uma proporção também pequena repete com exatidão os passos de pesquisadores anteriores. A maioria dos estudos de pesquisa nos dirá (se forem metodologicamente adequados) que uma hipótese específica é, de certa maneira, mais ou menos provável de estar correta do que era antes de adicionarmos nossa peça ao quebra-cabeça maior. Assim, pode ser perfeitamente válido realizar um estudo que, em comparação, "não seja original". De fato, toda a ciência da metanálise depende da existência de mais de um estudo na literatura que tenha abordado a mesma questão de maneira muito semelhante.

Então, a pergunta prática a fazer sobre um novo estudo não é "Alguém já fez um estudo similar antes?", mas sim "Esta nova pesquisa acrescenta algo à literatura de algum modo?". Por exemplo:

- Esse estudo é maior, teve maior duração ou é mais substancial do que o(s) anterior(es)?

How to Read a Paper: The Basics of Evidence-Based Medicine, Fifth Edition. Trisha Greenhalgh.
© 2014 John Wiley & Sons, Ltd. Published 2014 by John Wiley & Sons, Ltd.

- A metodologia desse estudo é mais rigorosa (aborda alguma crítica metodológica específica aos estudos prévios)?
- Os resultados numéricos desse estudo representam um acréscimo significativo a uma metanálise de estudos anteriores?
- A população estudada é de algum modo diferente (p. ex., o estudo examinou diferentes grupos étnicos, idades ou gêneros em relação a estudos anteriores)?
- O aspecto clínico abordado possui importância suficiente e existem dúvidas suficientes na mente do público ou das pessoas que tomam decisões para tornar as novas evidências "politicamente" desejáveis, mesmo quando não forem estritamente necessárias em termos científicos?

O estudo é sobre quem?

Um dos primeiros artigos que chamou minha atenção era intitulado: "Isso ajudará *meus* pacientes com infarto do miocárdio?" [1]. Não recordo dos detalhes do artigo, mas abriu meus olhos para o fato de que a pesquisa nos pacientes de outra pessoa pode não conter uma mensagem direta para minha própria prática. Isso não é mera xenofobia. As principais razões pelas quais os participantes (Sir Iain Chalmers argumentou fortemente contra a denominação "pacientes") [2] de um ensaio clínico ou de uma investigação podem diferir dos pacientes da "vida real" são as seguintes:

(a) São mais ou menos doentes do que os pacientes que você atende.
(b) Pertencem a um grupo étnico diferente ou vivem um estilo de vida diferente do dos seus próprios pacientes.
(c) Recebem mais atenção (ou atenção diferenciada) durante o estudo do que você jamais poderia oferecer a seus pacientes.
(d) Ao contrário da maioria dos pacientes da vida real, não há mais nada de errado além do problema sendo estudado.
(e) Nenhum deles fuma, ingere bebidas alcoólicas ou toma anticoncepcionais orais.

Assim, antes de aceitar os resultados de qualquer artigo por inteiro, faça-se as seguintes perguntas:

1. *Como os participantes foram recrutados?* Se você quisesse fazer um levantamento aplicando um questionário sobre a visão dos usuários do setor de internação de um hospital, poderia recrutar respondentes colocando um anúncio no jornal local. Porém, este método seria um bom exemplo de *viés de recrutamento*, pois a amostra que você obtém seria alterada em favor de usuários que fossem altamente motivados e que gostassem de ler jornais. Seria melhor, é claro, entregar um questionário a cada usuário (ou para 1 em cada 10 usuários) que comparecesse em um determinado dia.

2. *Quem foi incluído no estudo?* No passado, muitos ensaios clínicos rotineiramente excluíam as pessoas com doenças coexistentes, as que não falavam inglês, as que utilizavam outros medicamentos e as pessoas analfabetas. Esta abordagem pode ser cientificamente limpa, mas, como os resultados de ensaios clínicos serão usados para orientar a prática em relação a grupos mais amplos de pacientes, é cientificamente falha. Os resultados de estudos farmacocinéticos de medicamentos novos em voluntários do sexo masculino saudáveis com 23 anos de idade claramente não serão aplicáveis a uma mulher idosa. Este aspecto, que foi um problema para alguns médicos e cientistas durante décadas, foi percebido mais recentemente pelos próprios pacientes, mais notadamente no pedido de grupos de apoio a pacientes por uma ampliação dos critérios de inclusão em ensaios de medicamentos antia ids [3].
3. *Quem foi excluído do estudo?* Por exemplo, um ECR pode ser restrito a pacientes com formas moderadas ou graves de uma doença como a insuficiência cardíaca, uma política que pode levar a falsas conclusões sobre o tratamento da insuficiência cardíaca *leve*. Isso tem implicações práticas importantes quando os ensaios clínicos realizados em pacientes ambulatoriais são usados para ditar a "melhor prática" em cuidados primários, em que o espectro da doença geralmente é mais leve.
4. *Os participantes foram estudados em circunstâncias da "vida real"?* Por exemplo, foram internados no hospital apenas para observação? Receberam explicações longas e detalhadas sobre os benefícios potenciais da intervenção? Receberam o número de telefone de um pesquisador-chave do estudo? A empresa que financiou a pesquisa forneceu equipamentos novos que não estariam disponíveis ao médico comum? Estes fatores não invalidariam o estudo, mas podem levantar dúvidas sobre a aplicabilidade dos achados à sua própria prática.

O delineamento do estudo foi adequado?

Embora a terminologia do delineamento de pesquisas possa ser proibitiva, boa parte do que é amplamente denominado como "análise crítica" é simplesmente bom senso. Pessoalmente, analiso o delineamento básico de um ensaio clínico por meio de duas questões:

Que intervenção específica ou outro procedimento estava sendo considerado, e com o que estava sendo comparado? Esta é uma das questões mais fundamentais ao analisar qualquer artigo. É tentador aceitar o valor de afirmações publicadas, mas lembre-s e de que frequentemente os autores descrevem menos (em geral, de modo inconsciente e não deliberado) o que eles realmente fizeram e superestimam a originalidade e a importância potencial do estudo. Nos exemplos da Tabela 4.1, utilizei frases hipotéticas para que ninguém se sinta ofendido, mas todas se baseiam em erros similares vistos em publicações.

Tabela 4.1 Exemplos de descrições problemáticas na seção de metodologia dos artigos

O que os autores disseram	O que deveriam ter dito (ou feito)	Exemplo de
"Medimos com que frequência os clínicos gerais perguntam aos pacientes se eles fumam."	"Pesquisamos nos prontuários médicos e contamos quantos pacientes tiveram seu *status* de fumante registrado."	Suposição de que os prontuários médicos são 100% precisos.
"Mensuramos como os médicos tratam a dor lombar."	"Mensuramos o que os médicos *dizem* que fazem quando atendem um paciente com dor lombar."	Suposição de que o que os médicos dizem que fazem reflete o que eles realmente fazem.
"Comparamos um adesivo de substituição de nicotina com placebo."	"Os participantes do grupo de intervenção foram solicitados a aplicar um adesivo contendo 15 mg de nicotina duas vezes por dia; aqueles no grupo-controle receberam adesivos de aspecto idêntico."	Falha em mencionar a dose do medicamento ou a natureza do placebo.
"Pedimos a 100 adolescentes para participarem em nossa pesquisa sobre atitudes sexuais."	"Abordamos 147 adolescentes norte-americanos brancos, de 12 a 18 anos (85 homens), em um acampamento de verão; 100 deles (31 homens) concordaram em participar."	Falha em fornecer informações suficientes sobre os participantes. (Observe, neste exemplo, que os números indicam um viés de recrutamento favorecendo as mulheres.)
"Randomizamos pacientes para 'plano de cuidado individual' ou 'cuidado usual'."	"Foi oferecido ao grupo de intervenção um plano de cuidado individual, consistindo em...; foi oferecido aos pacientes do grupo-controle...."	Falha em fornecer informações suficientes sobre a intervenção (devem ser fornecidas informações suficientes para permitir que o estudo seja repetido por outros pesquisadores).
"Para avaliar o valor de um folheto educativo, fornecemos ao grupo de intervenção um folheto e um número de telefone para obter auxílio. Os controles não receberam nada."	Se o estudo é apenas para avaliar o valor do folheto, ambos os grupos deveriam ter recebido o número de telefone.	Falha em tratar os grupos de maneira igual, exceto pela intervenção específica.
"Medimos o uso da vitamina C na prevenção do resfriado comum."	Uma pesquisa sistemática na literatura teria encontrado numerosos estudos prévios sobre este assunto (ver "Quando uma revisão é sistemática?").	Estudo não original.

Que desfecho foi medido, e como? Se você tivesse uma doença incurável e uma companhia farmacêutica alegasse ter produzido um novo medicamento maravilhoso, poderia medir a eficácia dele em termos de fazer você viver mais (e, talvez, se a vida *valesse a pena* ser vivida, considerando seu problema e quaisquer efeitos colaterais do fármaco). Você não estaria tão interessado no nível de alguma enzima obscura em seu sangue que o fabricante assegurou ser um indicador confiável de suas chances de sobrevida. O uso desses *desfechos substitutos* é discutido de maneira mais detalhada na seção "Desfechos clínicos substitutos".

A medida dos efeitos sintomáticos (p. ex., dor), funcionais (p. ex., mobilidade), psicológicos (p. ex., ansiedade) ou sociais (p. ex., inconveniência) de uma intervenção apresenta ainda mais problemas. A metodologia do desenvolvimento, da administração e da interpretação das medidas de desfechos "menos definidos" está além do escopo deste livro. Porém, em geral, você sempre deve procurar, no artigo, evidências de que a medida do desfecho foi validada de maneira objetiva – isto é, que alguém demonstrou que a "medida do desfecho" usada no estudo mostrou previamente medir aquilo para o que se destina e que as alterações nesta medida de desfecho refletem, de forma adequada, as alterações no estado do paciente. Lembre-s e de que o que é importante para o médico pode não ser tão valorizado pelo paciente e vice-versa. Uma das evoluções mais importantes em medicina baseada em evidências (MBE) em anos recentes é a emergente ciência das medidas de desfechos relatados por pacientes, que será abordada na seção "PROMs".

O viés sistemático foi evitado ou minimizado?

O *viés sistemático* é definido por epidemiologistas como qualquer fator que influencie erroneamente as conclusões sobre grupos e distorça as comparações [4]. Seja o delineamento de um estudo um ECR, um ensaio clínico comparativo não randomizado, um estudo de coorte ou um estudo de caso-controle, o objetivo deve ser que os grupos comparados sejam tão parecidos quanto possível, exceto pela diferença particular que estiver sendo examinada. Eles devem, dentro dos limites, receber as mesmas explicações, ter os mesmos contatos com profissionais de saúde e ser analisados o mesmo número de vezes pelos mesmos avaliadores, usando as mesmas medidas de desfecho [5, 6]. Diferentes delineamentos de estudos requerem etapas diferentes para reduzir o viés sistemático.

Ensaios clínicos randomizados

Em um ECR, o viés sistemático é (em teoria) evitado pela seleção de uma amostra de participantes de uma população específica e por sua alocação aleatória aos diferentes grupos. A seção "Ensaios clínicos randomizados" descreve alguns modos pelos quais o viés pode ocorrer mesmo quando o padrão-ouro de delineamento de ensaio clínico é utilizado, sendo que a Figura 4.1 resume fontes específicas para verificar.

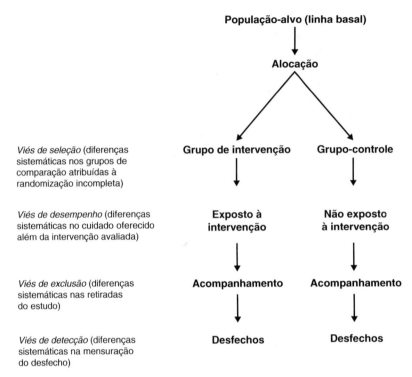

Figura 4.1 Fontes de viés a serem verificadas em um ensaio clínico randomizado.

Ensaios clínicos não randomizados

Certa vez coordenei um seminário em que um grupo multidisciplinar de estudantes de medicina, enfermagem, farmácia e outras áreas da saúde estava apresentando os resultados de diversas pesquisas feitas na faculdade. Todos os estudos apresentados, com exceção de um, tinham delineamento comparativo, mas não randomizado – isto é, um grupo de pacientes (digamos, pacientes ambulatoriais com asma) havia recebido uma intervenção (como um folheto educativo), e outro grupo (digamos, pacientes consultando um clínico geral devido à asma) havia recebido outra intervenção (como sessões educativas em grupo). Fiquei surpresa com o número de apresentadores que acreditava que seu estudo era, ou equivalia a, um ECR. Em outras palavras, estes jovens pesquisadores notadamente entusiasmados e comprometidos não percebiam o viés mais óbvio de todos: estavam comparando dois grupos que possuíam diferenças inerentes, autosselecionadas, mesmo antes de a intervenção ser aplicada (e também apresentavam todas as fontes potenciais adicionais de vieses listadas na Fig. 4.1 para os ECRs).

Como regra geral, se o artigo que você está examinando é um ensaio clínico não randomizado, você deve usar seu bom senso para decidir se as diferenças basais entre os grupos de intervenção e controle provavelmente são tão grandes a ponto de invalidar quaisquer diferenças atribuíveis aos efeitos da intervenção. De fato, este é quase sempre o caso [7]. Algumas vezes, os autores deste tipo de artigo listarão as características importantes de cada grupo (como média de idade, proporção entre os sexos, marcadores de gravidade da doença, entre outros) em uma tabela, para permitir que você compare essas diferenças por si.

Estudos de coorte

A seleção de um grupo-controle comparável é uma das decisões mais difíceis enfrentadas pelos autores de um estudo observacional (coorte ou caso-controle). Poucos estudos de coorte, se houver algum, por exemplo, foram bem sucedidos na identificação de dois grupos de sujeitos semelhantes em idade, proporção entre os sexos, nível socioeconômico, presença de doenças coexistentes, entre outros, com a única diferença sendo a sua exposição ao agente em estudo. Na prática, boa parte do "controle" nos estudos de coorte ocorre na fase de análise, em que é feito um ajuste estatístico complexo para diferenças basais em variáveis-chave. A menos que isso seja feito de maneira adequada, os testes estatísticos de probabilidade e intervalos de confiança (ver seção "Probabilidade e confiança") poderão ser perigosamente enganadores [6, 7].

Este problema é ilustrado pelos vários estudos de coorte sobre os riscos e benefícios do álcool, que demonstraram consistentemente uma relação em formato de "J" entre a ingestão de álcool e a mortalidade. O melhor desfecho (em termos de morte prematura) situa-se na coorte dos que bebem moderadamente [8]. Os abstêmios confessos parecem ser significativamente mais propensos a morrerem jovens do que a média de pessoas que ingere três ou quatro doses por dia.

Porém, podemos assumir que os abstêmios são, *em média*, idênticos aos que bebem moderadamente, exceto pela quantidade de bebida que ingerem? Certamente não. Como sabemos, a população de abstêmios inclui os que foram proibidos de beber por motivos de saúde ("abstêmios doentes"), os que, por motivos de saúde ou outros, eliminaram uma série de outros itens adicionais de sua dieta e estilo de vida, os que pertencem a certos grupos religiosos ou étnicos que estariam sub-representados nas outras coortes (notadamente, os muçulmanos e os adventistas do sétimo dia) e os que bebem "até cair", mas preferem mentir sobre isso.

Os detalhes de como essas diferentes características de "abstinência" foram controladas pelos epidemiologistas são discutidos em outras publicações [8, 9]. O interessante é que, quando eu estava escrevendo a terceira edição deste livro em 2005, a conclusão naquela época foi que, mesmo com o devido desconto na análise das potenciais variáveis de confusão em pessoas que se descreviam como não consumidoras de álcool, o risco aumentado de mortalidade prematura permanecia (i.e., a curva em J era um fenômeno genuíno) [8].

Mas na época em que escrevi a quarta edição, em 2010, foi publicada uma análise mais sofisticada dos diversos estudos de coorte (i.e., que controlavam mais cuidadosamente os "abstêmios doentes") [9]. Ela demonstrou que, se todo o resto permanecer inalterado, os abstêmios não são mais propensos a ter doença cardíaca do que os consumidores moderados (aqui, a famosa "curva em J" pode ter sido um artefato). Subsequentemente, uma nova metanálise foi desenvolvida para mostrar que a curva em J era um fenômeno genuíno e o álcool era, de fato, protetor em pequenas quantidades [10]. Porém, um ano depois, uma nova análise dos mesmos estudos primários chegou à conclusão oposta, tendo colocado mais peso sobre as chamadas falhas metodológicas [11]. Dependendo de sua perspectiva, isso poderia ser discutido com seus colegas de MBE enquanto tomam uma cerveja.

Estudos de caso-controle

Em estudos de caso-controle (nos quais, como expliquei na seção "Relatos de casos", as experiências de indivíduos com e sem determinada doença são analisadas retrospectivamente para identificar a exposição a possíveis causas da doença), o processo mais propenso ao viés não é a avaliação do desfecho, mas o diagnóstico de "caso típico" e a decisão de *quando* o indivíduo se tornou um caso.

Um bom exemplo disso ocorreu há alguns anos, quando uma ação judicial foi impetrada contra os fabricantes da vacina contra a coqueluche, acusada de causar lesão neurológica em diversos bebês [12]. Para responder à questão "A vacina causou lesão cerebral?", foi realizado um estudo de caso-controle em que um "caso" foi definido como um bebê que, anteriormente bem de saúde, havia tido convulsões ou outros sinais sugestivos de lesão cerebral dentro de uma semana após receber a vacina. Um controle era um bebê da mesma idade e do mesmo sexo retirado do mesmo registro de imunização, que havia recebido imunização e que podia ou não ter desenvolvido sintomas em algum estágio.

O início recente de sinais de lesão cerebral em bebês aparentemente normais é extremamente raro, mas acontece, e a ligação com uma imunização recente poderia ser uma coincidência. E mais, a ansiedade aumentada do público sobre o assunto poderia ter produzido um viés na lembrança de pais e profissionais de saúde, de modo que bebês cujos sintomas neurológicos precediam ou ocorrim algum tempo depois da administração da vacina contra coqueluche poderiam ser erroneamente classificados como casos. Na esfera judiciária, o juiz concluiu que a classificação errônea de três bebês como "casos" e não como controles levou à superestimativa do dano atribuível à vacina da coqueluche por um fator de três [12]. Embora esta conclusão tenha sido posteriormente contestada, o princípio permanece – a atribuição de "caso típico" em um estudo de caso-controle deve ser feita rigorosa e objetivamente para evitar vieses sistemáticos.

A avaliação foi submetida a mascaramento?

Até mesmo a tentativa mais rigorosa de obter um grupo-controle comparável será um esforço desperdiçado se as pessoas que avaliam o desfecho (p. ex., as que julgam se alguém ainda está clinicamente em insuficiência cardíaca ou que dizem se uma radiografia "melhorou" em relação à última vez) souberem a que grupo pertence o paciente que estão avaliando. Se você acredita que a avaliação dos sinais clínicos e a interpretação de exames diagnósticos, como os ECGs e as radiografias, é 100% objetiva, você é um novato nesse jogo [13].

O capítulo "The clinical examination" do livro *Clinical epidemiology: a basic science for clinical medicine* [14] de Sackett e colegas fornece evidências substanciais de que, ao examinar os pacientes, os médicos encontram o que esperam e desejam encontrar. É raro que dois clínicos competentes cheguem a um completo acordo a respeito de determinado aspecto do exame físico ou de interpretação de qualquer exame diagnóstico. O nível de concordância além do acaso entre dois observadores pode ser matematicamente expresso como escore Kappa, em que um escore de 1 indica a concordância perfeita. Os escores Kappa entre especialistas na área que avaliaram o nível da pressão jugular venosa de um paciente, classificaram a retinopatia diabética por fotografias da retina e interpretaram uma mamografia foram, respectivamente, 0,42, 0,55 e 0,67 [14].

Esta digressão sobre a discordância clínica deve ter persuadido você de que os esforços para manter os observadores submetidos a mascaramento (ou, para evitar ofender os visualmente prejudicados, *mascarados*) para o grupo de alocação de seus pacientes são extremamente importantes. Se, por exemplo, eu soubesse que um paciente tivesse sido randomizado para um medicamento ativo para baixar a pressão arterial em vez de para um placebo, eu seria mais propensa a verificar novamente um valor de pressão surpreendentemente elevado. Este é um exemplo de *viés de desempenho*, que, juntamente com outros problemas do observador não submetido a mascaramento, estão listados na Figura 4.1.

Um excelente exemplo do controle de vieses pelo mascaramento adequado foi publicado na revista *Lancet* há alguns anos [15]. Majeed e colegas realizaram um ECR que demonstrou, em comparação com achados de diversos estudos prévios, que o tempo de recuperação (dias no hospital, dias de ausência ao trabalho e período até a retomada da atividade plena) após a remoção laparoscópica da vesícula biliar (a abordagem em "buraco de fechadura") não era menor que o decorrente de cirurgia aberta tradicional. A discrepância entre este estudo e os anteriores pode ter sido devida à tentativa meticulosa dos autores de reduzir o viés (ver Fig. 4.1). Os pacientes não foram randomizados até que estivessem anestesiados. Nem os pacientes nem seus cuidadores sabiam qual cirurgia tinha sido feita, pois todos os pacientes saíram do bloco cirúrgico com curativos idênticos (inclusive com manchas de sangue!). Esses achados desafiam os autores anteriores a se perguntarem se foi um viés de expectativa (ver seção "Dez questões a serem feitas sobre um artigo que pretende validar um teste diagnóstico ou de rastreamento") e não uma recuperação mais rápida, o que fez os médicos darem alta ao grupo da cirurgia laparoscópica mais cedo.

Foram abordadas questões estatísticas preliminares?

Como alguém que não é estatística, minha tendência é olhar somente para três números na seção de metodologia de um artigo quantitativo:

(a) O tamanho da amostra.
(b) A duração do acompanhamento.
(c) A totalidade do acompanhamento.

Tamanho da amostra

Um pré-requisito fundamental antes de iniciar um estudo clínico é realizar um cálculo do tamanho ("poder") da amostra. Um estudo deve ser suficientemente grande para ter alta chance de detectar, como estatisticamente significativo, um efeito digno de nota se ele existir, e assim, prover razoável certeza de que não existe benefício se ele não for encontrado no estudo.

Para calcular o tamanho da amostra, o médico deve decidir duas coisas:

- O nível de diferença entre os dois grupos que constituiria um efeito *clinicamente significativo*. Observe que isso pode não ser o mesmo que um efeito estatisticamente significativo. Para citar um exemplo de um famoso ensaio clínico de tratamento para hipertensão, você poderia administrar um medicamento novo que reduzisse a pressão arterial em torno de 10 mmHg e o efeito seria uma redução estatisticamente significativa do risco de desenvolvimento de acidente vascular cerebral (i.e., a chance de a incidência reduzida ter ocorrido por acaso é menor do que 1 em 20) [16]. Porém, se as pessoas a quem você pediu que tomassem o medicamento apresentassem pressão sanguínea apenas levemente elevada e nenhum outro fator de risco importante para acidente vascular cerebral (i.e., fossem relativamente jovens, não diabéticos, tivessem níveis normais de colesterol, etc.), este nível de diferença preveniria somente um acidente vascular cerebral a cada 850 pacientes tratados, o que é uma diferença clínica no risco que muitos pacientes classificariam como sem importância suficiente para tomar seus comprimidos. Isto foi demonstrado cerca de 20 anos atrás e confirmado por diversos estudos desde então (consultar uma recente revisão Cochrane [17]). Mesmo assim, muitos médicos ainda tratam seus pacientes de acordo com a significância *estatística* dos achados de megaensaios em vez da significância clínica para seu paciente. Com isso (defendem alguns), agora temos uma quase epidemia de hipertensão leve sobretratada [18].
- A média e o desvio-padrão (DP; consultar "a" na seção "Os autores descreveram corretamente o cenário?") da principal variável do desfecho.

Se o desfecho em questão for um evento (como uma histerectomia) e não uma quantidade (como a pressão arterial), os itens dos dados requeridos são a proporção de pessoas sofrendo o evento na população e uma estimativa do que constituiria uma alteração clinicamente significativa nesta proporção.

Uma vez que estes dados tenham sido verificados, o tamanho mínimo da amostra pode ser facilmente computado utilizando fórmulas padronizadas, nomogramas ou tabelas que podem ser obtidos em artigos publicados [19], livros-texto [20], *sites* de acesso gratuito (experimente http://macorr.com/ss_calculator.htm) ou pacotes estatísticos comerciais para computador (consultar, p. ex., http://www.ncss.com/pass.html). Assim, *antes de iniciar o estudo*, os pesquisadores podem descobrir que tamanho deve ter uma amostra para que tenham uma chance moderada, alta ou muito alta de detectar uma diferença verdadeira entre os grupos. A probabilidade de detectar uma diferença verdadeira é conhecida como *poder* do estudo. É comum que os estudos estipulem um poder entre 80 e 90%. Assim, ao ler um artigo sobre um ECR, você deve procurar uma frase que diga algo como (retirada do artigo sobre colecistectomia de Majeed e colegas descrito anteriormente) [15]:

> *Para uma chance de 90% de detectar uma diferença de estada de uma noite no hospital, usando o teste U de Mann-Whitney [ver Cap. 5, Tab. 5.1], foram necessários 100 pacientes em cada grupo (supondo um DP de duas noites). Isso oferece um poder superior a 90% para detectar uma diferença em períodos de operação de 15 minutos, assumindo um DP de 20 minutos.*

Se o artigo que você estiver lendo não fornece um cálculo do tamanho da amostra *e* parece mostrar que não há diferença entre os braços de intervenção e de controle do estudo, você deve extrair do artigo (ou diretamente dos autores) a informação descrita em (a) e (b) nos parágrafos anteriores destacados e fazer o cálculo. Estudos com baixo poder são ubíquos na literatura médica, geralmente porque os autores tiveram mais dificuldade em recrutar os participantes do que haviam previsto. Tais estudos levam a um erro tipo II ou β, ou seja, à conclusão errônea de que uma intervenção não tem efeito. (Em contrapartida, o erro mais raro, tipo I ou α, é a conclusão de que uma diferença é significativa quando, de fato, se deve ao erro de amostragem.)

Duração do acompanhamento

Mesmo que o tamanho da amostra em si tenha sido adequado, um estudo deve ser continuado por tempo suficiente para que o efeito da intervenção se reflita na variável do desfecho. Se os autores estiverem examinando o efeito de um novo analgésico sobre o grau de dor pós-operatória, o estudo pode precisar de um acompanhamento de apenas 48 horas. No entanto, se estiverem examinando o efeito da suplementação nutricional na idade pré-escolar sobre a altura adulta final, o acompanhamento deve ser medido em décadas.

Ainda que a intervenção tenha demonstrado uma diferença significativa entre os grupos após, por exemplo, seis meses, essa diferença pode não se sustentar. Como muitos seguidores de dietas sabem por amarga experiência, as estratégias para reduzir a obesidade frequentemente mostram resultados drásticos após 2 ou 3 semanas, mas se o acompanhamento for continuado por um ano ou mais, os desafortunados participantes recuperarão (mais frequentemente sim do que não) a maior parte do peso perdido.

Totalidade do acompanhamento

Foi repetidamente demonstrado que os participantes que se retiram de uma pesquisa têm menor probabilidade de tomar seus comprimidos conforme prescrito, maior probabilidade de faltar às reconsultas periódicas e maior probabilidade de terem sofrido efeitos adversos com qualquer medicação do que os que não se retiram (a propósito, não utilize a expressão *abandono*, pois é pejorativa). As pessoas que não preenchem questionários podem se sentir de modo diferente sobre o assunto (e provavelmente com menos interesse) do que as que devolvem os questionários pelo correio. As pessoas em um programa de redução de peso são mais propensas a continuar retornando se estiverem realmente perdendo peso.

As razões pelas quais os pacientes se retiram (ou são desligados pelos pesquisadores) dos estudos clínicos incluem as seguintes:

1. Inclusão incorreta do paciente no estudo (i.e., o pesquisador descobre durante o estudo que o paciente não deveria, em primeiro lugar, ter sido randomizado, pois não preenchia os critérios de elegibilidade).
2. Suspeita de reação adversa ao medicamento em estudo. Observe que você nunca deve olhar a taxa de "reações adversas" no grupo de intervenção sem compará-la com a do placebo. Os comprimidos inertes produzem urticária de maneira surpreendentemente frequente.
3. Perda de motivação do paciente ("Não quero mais tomar esses comprimidos").
4. Razões clínicas (p. ex., doença concomitante, gestação).
5. Perda de acompanhamento (p. ex., o paciente muda de endereço).
6. Morte. Obviamente, os pacientes que morrem não comparecerão às consultas ambulatoriais, podendo ser erroneamente classificados como tendo se retirado do estudo. Esta é uma razão pela qual os estudos com baixa taxa de acompanhamento (digamos, abaixo de 70%) geralmente são considerados inválidos.

Ignorar todos os que não completaram um ensaio clínico enviesará os resultados, geralmente a favor da intervenção. Portanto, é prática-padrão analisar os resultados de estudos comparativos com base na *intenção de tratar*. Isto significa que todos os dados sobre os participantes originalmente alocados ao braço da intervenção do estudo, incluindo os que saíram antes do término, os que não tomaram os comprimidos, e mesmo os que subsequentemente receberam a intervenção-

-controle por qualquer razão, deveriam ser analisados junto com os dados sobre os pacientes que seguiram todo o protocolo. De modo inverso, os que se retiraram do grupo-placebo do estudo devem ser analisados com os que tomaram fielmente seu placebo. Se você examinar bem um artigo, muitas vezes encontrará a frase "Os resultados foram analisados com base na intenção de tratar", mas você não deve ficar tranquilo até ter verificado e confirmado os dados por si mesmo.

De fato, há algumas situações em que a análise com base na intenção de tratar acertadamente não é usada. A mais comum é a *análise de eficácia* (ou *por protocolo*), que consiste em explicar os efeitos da intervenção em si e, assim, do tratamento realmente recebido. Porém, mesmo que os sujeitos em uma análise de eficácia façam parte de um ECR, para fins de análise eles efetivamente fazem parte de um estudo de coorte (ver seção "Estudos de coorte").

Resumo

Tendo examinado a seção de metodologia de um artigo, você deve ser capaz de dizer por si mesmo em um parágrafo curto qual tipo de estudo foi realizado, com quantos participantes, de onde eles vieram, qual tratamento ou outra intervenção foi oferecida, por quanto tempo foi feito o acompanhamento (ou, se foi um levantamento, qual a taxa de resposta) e qual(is) medida(s) de desfecho foi(ram) usada(s). Você também deve, neste estágio, identificar quais testes estatísticos (se houver) foram utilizados para analisar os resultados (ver Cap. 5). Se você entendeu estes aspectos antes de ler o restante do artigo, achará os resultados mais fáceis de compreender, interpretar e, se apropriado, rejeitar. Você deve ser capaz de produzir descrições como:

> *Este artigo descreve um ensaio clínico randomizado não mascarado sobre tratamento, em 267 pacientes ambulatoriais, com idades entre 58 e 93 anos, nos quais curativos compressivos de quatro camadas foram comparados ao curativo-padrão de camada única no manejo de úlceras venosas não complicadas das pernas. O acompanhamento foi de 6 meses. A porcentagem de cicatrização das úlceras foi medida a partir da linha basal, em termos de área de superfície de um traçado da ferida, desenhado pela enfermeira distrital e calculado por um escâner computadorizado. Os resultados foram analisados usando o teste pareado de Wilcoxon.*

> *Este é um levantamento por questionário com coleta de dados de 963 clínicos gerais aleatoriamente selecionados em todo o Reino Unido, em que foram solicitados a fornecer seu ano de graduação em medicina e o nível a partir do qual começariam o tratamento da hipertensão arterial essencial. As opções de resposta no questionário estruturado eram "abaixo de 89 mmHg", "90 a 99 mmHg" e "100 mmHg ou mais".*

> *Os resultados foram analisados usando um teste de Qui-quadrado em uma tabela 3 × 2 para saber se o limiar de tratamento da hipertensão estava relacionado ao fato de o médico ter-se graduado na faculdade de medicina antes ou depois de 1985.*

Este é um relato de caso de um único paciente com suspeita de reação adversa fatal ao medicamento hipnótico recém-liberado Sleepol.

Quando você tiver um pouco de prática em examinar a seção de metodologia dos artigos de pesquisa, seguindo as linhas sugeridas neste capítulo, descobrirá que é apenas uma etapa breve para começar a usar as listas de verificação do Apêndice 1 ou os Users' Guides to the Medical Literature (Guias para Usuários da Literatura Médica) mais abrangentes (http://www.cche.net/usersguides/main.asp). No Capítulo 6, retornarei a muitos dos aspectos abordados aqui em relação à avaliação de artigos sobre ensaios clínicos de medicamentos e outras intervenções simples.

Referências

1 Mitchell J. "But will it help my patients with myocardial infarction?" The implications of recent trials for everyday country folk British Medical Journal (Clinical Research Edition) 1982;**285**(6349):1140.

2 McCormack J, Greenhalgh T. Seeing what you want to see in randomised controlled trials: versions and perversions of UKPDS data. United Kingdom prospective diabetes study. BMJ: British Medical Journal 2000;**320**(7251):1720–3.

3 Phillips AN, Smith GD, Johnson MA. Will we ever know when to treat HIV infection? BMJ: British Medical Journal 1996;**313**(7057):608.

4 Coggon D, Barker D, Rose G. *Epidemiology for the uninitiated.* London: BMJ Books, 2009.

5 Cuff A. Sources of Bias in Clinical Trials. 2013. http://applyingcriticality.wordpress.com/2013/06/19/sources-of-bias-in-clinical-trials/ (accessed 26th June 2013).

6 Delgado-Rodríguez M, Llorca J. Bias. Journal of Epidemiology and Community Health 2004;**58**(8):635–41 doi: 10.1136/jech.2003.008466.

7 Britton A, McKee M, Black N, et al. Choosing between randomised and non-randomised studies: a systematic review. Health Technology Assessment (Winchester, England) 1998;**2**(13):i.

8 Rimm EB, Williams P, Fosher K, et al. Moderate alcohol intake and lower risk of coronary heart disease: meta-analysis of effects on lipids and haemostatic factors. BMJ: British Medical Journal 1999;**319**(7224):1523.

9 Fillmore KM, Stockwell T, Chikritzhs T, et al. Moderate alcohol use and reduced mortality risk: systematic error in prospective studies and new hypotheses. Annals of Epidemiology 2007;**17**(5):S16–23.

10 Ronksley PE, Brien SE, Turner BJ, et al. Association of alcohol consumption with selected cardiovascular disease outcomes: a systematic review and meta-analysis. BMJ: British Medical Journal 2011;**342**:d671.

11 Stockwell T, Greer A, Fillmore K, et al. How good is the science? BMJ: British Medical Journal 2012;**344**:e2276.

12 Bowie C. Lessons from the pertussis vaccine court trial. Lancet 1990;**335**(8686), 397–399.
13 Gawande A. *Complications: a surgeon's notes on an imperfect science*. London: Profile Books, 2010.
14 Sackett DL, Haynes RB, Tugwell P. *Clinical epidemiology: a basic science for clinical medicine*. Boston, USA: Little, Brown and Company, 1985.
15 Majeed A, Troy G, Smythe A, et al. Randomised, prospective, single-blind comparison of laparoscopic versus small-incision cholecystectomy. The Lancet 1996;**347**(9007):989–94.
16 MRC Working Party. Medical Research Council trial of treatment of hypertension in older adults: principal results. BMJ: British Medical Journal 1992;**304**:405–12.
17 Diao D, Wright JM, Cundiff DK, et al. Pharmacotherapy for mild hypertension. Cochrane Database of Systematic Reviews (Online) 2012;**8**:CD006742 doi: 10.1002/14651858.CD006742.pub2.
18 Spence D. Why do we overtreat hypertension? BMJ: British Medical Journal 2012;**345**:e5923 doi: 10.1136/bmj.e5923.
19 Charles P, Giraudeau B, Dechartres A, et al. Reporting of sample size calculation in randomised controlled trials: review. BMJ: British Medical Journal 2009;**338**:b1732.
20 Machin D, Campbell MJ, Tan S-B, et al. *Sample size tables for clinical studies*. Oxford:Wiley-Blackwell, 2011.

Capítulo 5
Estatística para quem não é estatístico

Como quem não é estatístico avalia os testes estatísticos?

Nesta era em que a medicina se apoia cada vez mais na matemática, nenhum médico pode deixar os aspectos estatísticos de um artigo inteiramente aos cuidados dos "peritos". Se você, assim como eu, acredita ser leigo no assunto, lembre-s e de que não precisa ser capaz de construir um carro para dirigir um. O que você precisa saber sobre os testes estatísticos é qual deles é o melhor para usar em tipos comuns de questões estatísticas. Você deve ser capaz de descrever *em palavras* o que o teste faz e em que circunstâncias ele não é válido ou apropriado. O Quadro 5.1 mostra alguns "truques" frequentemente usados, para os quais todos precisam estar atentos (na nossa própria prática e na de outras pessoas).

A lista de verificação resumida no Apêndice 1, explicada em detalhes nas próximas seções, constitui meu próprio método para avaliar a adequação de uma análise estatística, o que alguns leitores acharão muito simplista. Se for o seu caso, por favor, ignore esta seção e leia uma apresentação mais detalhada para não estatísticos: a série "Basic statistics for clinicians" do *Canadian Medical Association Journal* [1–4] ou um livro-texto de estatística mais corrente. Quando perguntei aos meus seguidores do Twitter que livros-texto preferiam, os mais populares foram estes [5–7]. Se, entretanto, você achar que a estatística é extremamente difícil, examine estes tópicos um por um e leia o próximo somente quando tiver entendido os anteriores. Nenhum desses tópicos pressupõe um conhecimento detalhado dos cálculos reais envolvidos.

A primeira pergunta a ser feita, a propósito, é "Os autores usaram algum teste estatístico?". Se estão apresentando números e alegando que esses números significam algo, sem usar métodos estatísticos para provar isso, é quase certo que estão se arriscando.

How to Read a Paper: The Basics of Evidence-Based Medicine, Fifth Edition. Trisha Greenhalgh.
© 2014 John Wiley & Sons, Ltd. Published 2014 by John Wiley & Sons, Ltd.

Quadro 5.1 Dez maneiras de enganar utilizando a estatística ao redigir resultados

1. Jogue todos os seus dados em um computador e relate como estatisticamente significativa qualquer associação em que "$p < 0,05$" (ver seção "Os valores de p foram adequadamente calculados e interpretados?").
2. Se as diferenças na linha de base entre os grupos favorecerem o grupo de intervenção, lembre-s e de não ajustá-las (ver seção "Foi determinado se seus grupos eram comparáveis e, se necessário, ajustaram para diferenças na linha de base?").
3. Não teste seus dados para saber se eles têm uma distribuição normal. Se fizer isso, pode ficar preso a testes não paramétricos, que não são tão interessantes (ver seção "Que tipo de dados foi obtido? Foram usados testes estatísticos adequados?").
4. Ignore todos os participantes que não concluíram ("retiraram-se") e os que não responderam, de modo que a análise somente envolva sujeitos que seguiram o tratamento integralmente (ver seção "Foram abordadas questões estatísticas preliminares?").
5. Sempre assuma que você pode plotar um conjunto de dados contra outro e calcular um "valor de r" (coeficiente de correlação de Pearson) (ver seção "A correlação foi diferenciada da regressão? O coeficiente de correlação ["valor de r"] foi calculado e interpretado corretamente?"), e que um valor de r "significativo" comprova a causação (ver seção "Foram feitas suposições acerca da natureza e da direção da causalidade?").
6. Se os pontos muito extremos em seu gráfico estiverem atrapalhando seus cálculos, simplesmente apague-os. Porém, se estiverem ajudando em seu caso, mesmo que pareçam ser resultados ilegítimos, deixe-os onde estão (ver seção "Os valores extremos foram analisados tanto com bom senso como com ajustes estatísticos apropriados?").
7. Se os intervalos de confiança de seu resultado cruzam o zero na diferença entre os grupos, deixe-os fora do relatório. Melhor ainda, mencione-os brevemente no texto, mas não os desenhe no gráfico e ignore-os quando tirar suas conclusões (ver seção "Os intervalos de confiança foram calculados e as conclusões dos autores os refletem?").
8. Se a diferença entre dois grupos for estatisticamente significativa aos quatro meses e meio de um estudo de seis meses, interrompa o estudo e comece a escrever. Se, ao contrário, aos seis meses os resultados forem "quase significativos", prolongue o estudo por outras três semanas (ver seção "Os dados foram analisados de acordo com o protocolo original do estudo?").
9. Se os seus resultados não forem interessantes, retorne à análise no computador e consulte se algum subgrupo em particular se comportou de maneira diferente. Você pode descobrir que sua intervenção realmente funcionou em mulheres chinesas de 52 a 61 anos (ver seção "Os dados foram analisados de acordo com o protocolo original do estudo?").
10. Se a análise dos dados da maneira como você planejou não produziu os resultados que você queria, analise os números por meio de uma seleção de outros testes (ver seção "Se os testes estatísticos do artigo são obscuros, por que os autores optaram por eles? Foi incluída alguma referência?").

Os autores descreveram corretamente o cenário?

Foi determinado se seus grupos eram comparáveis e, se necessário, ajustados para diferenças na linha de base?

A maioria dos ensaios clínicos comparativos inclui uma tabela ou um parágrafo no texto mostrando as características da linha de base dos grupos que estão sendo estudados (i.e., suas características *antes* de o ensaio ou o estudo observacional ter começado). Uma tabela como esta deve demonstrar que tanto o grupo de intervenção como o de controle são similares em termos de distribuição de idade e sexo e de variáveis prognósticas relevantes (como o tamanho médio de um tumor). Se existirem diferenças importantes nestas características da linha de base, mesmo que possam ser devidas ao acaso, elas podem representar um desafio à sua interpretação dos resultados. Nesta situação, você pode realizar certos ajustes para tentar controlar as diferenças e, assim, fortalecer o seu argumento. Para descobrir como fazer tais ajustes, consulte a seção sobre este tópico em qualquer livro-texto comum de bioestatística, mas não tente memorizar as fórmulas!

Quais tipos de dados foram obtido? Foram usados testes estatísticos adequados?

Frequentemente, os números são usados para rotular as propriedades das coisas. Podemos atribuir um número para representar nossa altura e nosso peso, entre outros. Para propriedades como estas, as medidas podem ser tratadas como números reais. É possível, por exemplo, calcular a média de peso e altura de um grupo de pessoas ao calcular a média das medidas. Porém, considere um exemplo diferente, no qual usamos números para indicar a variável "cidade de origem", em que 1 = Londres, 2 = Manchester, 3 = Birmingham, etc. Ainda podemos calcular a média desses números para uma amostra particular de casos, mas o resultado não teria sentido. O mesmo se aplicaria se rotulássemos a variável "gostar de x" com 1 = de modo algum, 2 = um pouco e 3 = muito. Novamente, poderíamos calcular a "média do gostar", mas seria impossível interpretar o resultado numérico, a menos que soubéssemos que a diferença entre "de modo algum" e "um pouco" representasse exatamente a mesma diferença que a detectada entre "um pouco" e "muito".

Os testes estatísticos utilizados em artigos médicos são geralmente classificados como paramétricos (i.e., assumem que os dados foram retirados de uma forma particular de distribuição, como uma distribuição normal) ou não paramétricos (i.e., não assumem que os dados foram retirados de um tipo particular de distribuição).

Os testes não paramétricos verificam a *ordem de classificação* dos valores (qual é o menor, qual vem a seguir e assim por diante) e ignoram as diferenças absolutas entre eles. Como você pode imaginar, a significância estatística é mais difícil de demonstrar com testes de ordem de classificação (de fato, alguns estatísticos desconfiam do valor destes últimos), e isso faz os pesquisadores utilizarem estatísticas como o valor de *r* (ver seção "A correlação foi diferenciada da regressão? O coeficiente de correlação ["valor de *r*"] foi calculado e interpretado corretamente?") de maneira inadequada. Não só o valor de *r* (paramétrico) é mais fácil de calcular do que um teste não paramétrico como o coeficiente de correlação ρ (pronuncia-se "rô") de Spearman, como também é muito mais provável que gere resultados (aparentemente) significativos. Infelizmente, também produzirá uma estimativa inteiramente espúria e enganosa sobre a significância do resultado, a menos que os dados sejam adequados ao teste que está sendo utilizado. Mais exemplos de testes paramétricos e seus equivalentes não paramétricos (se existentes) são fornecidos na Tabela 5.1.

Outra consideração a ser feita é o formato da distribuição a partir do qual os dados foram amostrados. Quando estava na escola, minha turma elaborou um gráfico com o valor da mesada recebida em relação ao número de crianças recebendo aquela quantia. Os resultados formaram um histograma com formato igual ao da Figura 5.1 – uma distribuição "normal". (O termo *normal* refere-s e ao formato do gráfico e é usado porque muitos fenômenos biológicos exibem este padrão de distribuição.) Algumas variáveis biológicas, como o peso corporal, mostram distribuição *assimétrica*, como é demonstrado na Figura 5.2. (De fato, a Fig. 5.2 mostra uma curva assimétrica negativa, enquanto o peso corporal deveria ter assimetria positiva. O peso corporal do homem adulto médio é em torno de 80 kg, e há pessoas com 160 kg, mas ninguém pesa menos do que zero, de modo que o gráfico não pode ser simétrico.)

Às vezes, os dados não normais (assimétricos) podem ser *transformados* para produzir um gráfico com distribuição normal pela plotagem do logaritmo da variável assimétrica ou pela realização de alguma outra transformação matemática (como a raiz quadrada ou a recíproca). Alguns dados, porém, não podem ser transformados em um padrão uniforme, e a importância disso é discutida a seguir. Decidir se os dados estão normalmente distribuídos não é um exercício acadêmico, já que irá determinar que tipo de teste estatístico deve ser usado. Por exemplo, a regressão linear (ver seção "Correlação, regressão e causação") produzirá resultados incorretos a menos que os pontos no gráfico de dispersão formem uma distribuição específica sobre a linha de regressão, ou seja, os resíduos (a distância perpendicular de cada ponto à linha) devem ter distribuição normal. Transformar os dados para obter uma distribuição normal (se isso for possível) não é enganar. Isso simplesmente assegura que os valores dos dados recebam uma ênfase apropriada ao avaliar o efeito geral. Usar testes baseados na distribuição normal para analisar dados com distribuição não normal definitivamente é enganar.

Tabela 5.1 Alguns testes estatísticos comumente usados

Teste paramétrico	Exemplo de teste não paramétrico equivalente	Objetivo do teste	Exemplo
Teste *t* com duas amostras (independentes)	Teste *U* de Mann-Whitney	Comparar duas amostras independentes colhidas da mesma população	Comparar a altura das meninas com a dos meninos
Teste *t* com uma amostra (pareado)	Teste de Wilcoxon pareado	Comparar dois conjuntos de observações em uma só amostra (testa a hipótese de que a diferença média entre duas medidas é zero)	Comparar o peso de lactentes antes e após uma mamada
Análise de variância com um critério de classificação usando a soma total dos quadrados (p. ex., teste *F*)	Análise de variância por meio de *ranking* (p. ex., teste de Kruskall-Wallis)	De fato, uma generalização do teste *t* pareado ou teste de Wilcoxon, no qual três ou mais conjuntos de observações são feitos em uma só amostra	Determinar se o nível de glicose no plasma é mais alto uma, duas ou três horas após uma refeição
Análise de variância com dois critérios de classificação	Análise de variância de duas vias por meio de *ranking*	Como o anterior, mas testa a influência (e a interação) de duas covariadas diferentes	No exemplo anterior, determinar se os resultados diferem em homens e mulheres
Sem equivalente direto	Teste χ^2	Testar a hipótese nula de que as proporções de variáveis estimadas a partir de duas (ou mais) amostras independentes são as mesmas	Avaliar se o ingresso no curso de medicina é mais provável se o candidato nasceu no Reino Unido

Sem equivalente direto	Teste de McNemar	Testar a hipótese nula de que as proporções estimadas a partir de uma amostra pareada são as mesmas
Coeficiente de correlação de Pearson (r)	Coeficiente de correlação de Spearman (ρ)	Avaliar o *poder* da associação direta entre duas variáveis contínuas
Regressão linear simples	Sem equivalente direto	Descrever a relação numérica entre duas variáveis quantitativas, permitindo que um valor seja predito a partir do outro
Regressão linear múltipla	Sem equivalente direto	Descrever a relação numérica entre uma variável dependente e diversas variáveis preditoras (covariadas)
		Comparar a sensibilidade e a especificidade de dois testes diagnósticos diferentes quando aplicados à mesma amostra
		Avaliar se e em que extensão o nível plasmático de HbA1 está relacionado com o nível plasmático de triglicerídeos em pacientes diabéticos
		Observar como a taxa de fluxo de pico expiratório varia com a altura
		Determinar se e em que extensão a idade, a gordura corporal e a ingestão de sódio determinam a pressão arterial de um indivíduo

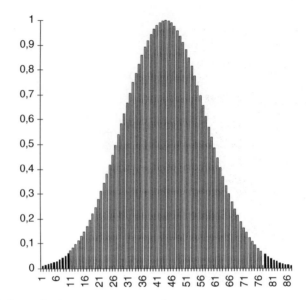

Figura 5.1 Exemplo de uma curva normal.

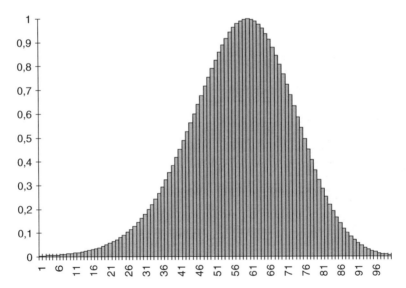

Figura 5.2 Exemplo de uma curva assimétrica.

Se os testes estatísticos no artigo são obscuros, por que os autores optaram por eles? Foi incluída alguma referência?

Algumas vezes, parece haver um número infinito de testes estatísticos possíveis. De fato, a maioria dos estatísticos poderia sobreviver com cerca de uma dúzia de fórmulas. O restante são letras miúdas que deveriam ser reservadas para situações especiais. Se o artigo que você está lendo parece descrever um conjunto-padrão de dados que foram coletados de modo padronizado, mas o teste usado é impronunciável e não está listado em um livro-texto básico de estatística, você deve desconfiar. Os autores devem, nestas circunstâncias, dizer por que usaram esse teste e fornecer uma referência (com o número das páginas) para a sua descrição detalhada.

Os dados foram analisados de acordo com o protocolo original do estudo?

Mesmo que você não esteja interessado na justificativa estatística, o bom senso dirá por que os tópicos 8 e 9 do Quadro 5.2 no fim deste capítulo podem apresentar erros graves. Se você procurar por tempo suficiente, inevitavelmente encontrará alguma categoria de paciente que parece ter evoluído particularmente bem ou mal. Porém, cada vez que tentar saber se um subgrupo em particular é diferente do resto, aumentará muito a probabilidade de encontrar um que pareça ser assim, mesmo que a diferença seja inteiramente devida ao acaso.

De modo similar, se você jogar cara ou coroa com alguém, não importa quantas vezes você perca, chegará um momento em que você ganhará. A maioria das pessoas concordaria que parar o jogo neste momento não seria uma forma justa de jogar. Assim é com a pesquisa. Se for certo que você obterá (no fim) um resultado aparentemente positivo, também é inevitável que você estará enganando-se sobre a validade do seu caso. Interromper prematuramente um estudo de intervenção por razões éticas quando os participantes de um braço estão evoluindo particularmente mal é diferente, e o tema é abordado em outra publicação [8].

Voltar atrás e pesquisar seus dados buscando resultados "interessantes" (análise retrospectiva de subgrupos ou, mais coloquialmente, "dragagem" de dados), pode levar a conclusões falsas [9, 10]. Em um estudo anterior sobre o uso de ácido acetilsalicílico na prevenção de acidente vascular cerebral em pacientes predispostos, os resultados mostraram um efeito significativo em ambos os sexos combinados, sendo que uma análise retrospectiva de subgrupo pareceu mostrar que o efeito era restrito aos homens [11]. Essa conclusão levou ao não uso de ácido acetilsalicílico em mulheres durante muitos anos, até que os resultados de outros estudos (incluindo uma grande metanálise [12]) mostrassem que esse efeito de subgrupo era espúrio.

Este e outros exemplos são apresentados em um artigo de Oxman e Guyatt [13], "A consumer's guide to subgroup analysis" ("Guia do consumidor para a análise de subgrupo"), o qual reproduz uma útil lista de verificação para decidir se as diferenças aparentes na resposta dos subgrupos são reais.

> **Quadro 5.2** Testes para causação (ver Referências [14])
> 1. Há evidências originárias de experimentos verdadeiros desenvolvidos em seres humanos?
> 2. A associação é forte?
> 3. A associação é consistente de um estudo para outro?
> 4. A relação temporal é apropriada (i.e., a causa postulada precedia o efeito postulado)?
> 5. Há um gradiente de dose-resposta (i.e., maior efeito postulado segue-se à maior causa postulada)?
> 6. A associação faz sentido em termos epidemiológicos?
> 7. A associação faz sentido em termos biológicos?
> 8. A associação é específica?
> 9. A associação é análoga a uma associação causal previamente comprovada?

Dados pareados, caudas e valores extremos

Os testes pareados foram realizados sobre dados pareados?

Frequentemente, os estudantes acham difícil decidir se devem usar um teste estatístico pareado ou não pareado para analisar seus dados. Na verdade, não há grande mistério nisso. Se você medir algo duas vezes em cada participante (p. ex., a pressão arterial quando deitado e em pé), provavelmente estará interessado não só na diferença média entre a pressão arterial deitado *versus* em pé em toda a amostra, mas também na verificação de quanto a pressão sanguínea de um indivíduo se altera conforme a posição. Nesta situação, você tem o que é denominado dados *pareados*, pois cada mensuração prévia é pareada com uma mensuração posterior.

Neste exemplo, o que forma o pareamento é contar com a mesma pessoa em ambas as ocasiões, mas existem outras possibilidades (p. ex., duas medidas quaisquer de ocupação de leitos feitas na mesma enfermaria de hospital). Nesses casos, é provável que os dois conjuntos de valores estejam significativamente correlacionados (p. ex., é provável que minha pressão arterial na semana que vem esteja mais próxima de minha pressão na semana passada do que da pressão de um adulto selecionado aleatoriamente na semana passada). Em outras palavras, esperamos que dois valores pareados selecionados ao acaso estejam mais próximos um do outro que dois valores não pareados selecionados. Assim, se não realizarmos os testes adequados para amostras pareadas, podemos terminar com uma estimativa tendenciosa a respeito da significância de nossos resultados.

Foi realizado um teste bicaudal sempre que o efeito de uma intervenção pudesse ser negativo?

O conceito de um teste caudal sempre me fez pensar em demônios ou serpentes, o que acredito que apenas reflita minha aversão à estatística. De fato, o termo *cauda* refere-s e aos extremos da distribuição – as áreas escuras na Figura 5.1. Digamos que o gráfico represente a pressão arterial diastólica de um grupo de indivíduos dos quais uma amostra aleatória será colocada em uma dieta pobre em sódio. Se uma dieta pobre em sódio possuir um significativo efeito redutor da pressão arterial, as medidas subsequentes da pressão arterial nesses participantes provavelmente estarão situadas na cauda esquerda do gráfico. Assim, devemos analisar os dados utilizando testes estatísticos delineados para demonstrar se as leituras excepcionalmente baixas nesta amostra de pacientes poderiam ser devidas ao acaso.

Porém, qual é a base para supormos que uma dieta pobre em sódio pode reduzir a pressão arterial, mas não *elevá-la*? Mesmo que existam razões fisiológicas válidas que expliquem este exemplo em particular, certamente não é uma boa prática científica assumir que você sempre conhece a *direção* do efeito de sua intervenção. Um novo fármaco destinado a aliviar a náusea pode, na verdade, exacerbá-la, e um folheto educativo destinado a reduzir a ansiedade pode aumentá-la. Assim, de modo geral, sua análise estatística deve testar a hipótese de que *tanto* valores altos *como* baixos em seu conjunto de dados sejam devidos ao acaso. Na linguagem dos estatísticos, isto significa que você necessita de um teste bicaudal, a menos que tenha evidências muito convincentes de que a diferença somente pode ocorrer em uma direção.

Os valores extremos foram analisados com bom senso e com ajustes estatísticos apropriados?

Os resultados inesperados podem refletir idiossincrasias no participante (p. ex., metabolismo incomum), erros de medida (p. ex., falha do equipamento), erros de interpretação (p. ex., leitura errada de um medidor) ou erros de cálculo (p. ex., casas decimais incorretas). Somente o primeiro destes é um resultado "real" que merece ser incluído na análise. Um resultado que esteja muitas ordens de magnitude além dos demais valores tem menor probabilidade de ser genuíno, mas pode sê-lo. Há alguns anos, ao desenvolver um projeto de pesquisa, medi uma série de diferentes níveis hormonais em cerca de 30 participantes. Os níveis de hormônio de crescimento de um participante eram cerca de 100 vezes mais altos do que os de todos os demais. Supus que este fosse um erro de transcrição, de modo que movi o ponto decimal duas casas para a esquerda. Algumas semanas mais tarde, encontrei o técnico que havia analisado as amostras e ele me perguntou: "O que houve com aquele cara com acromegalia?".

Corrigir estatisticamente os valores extremos (p. ex., modificar o seu efeito no resultado geral) é uma manobra estatística bastante sofisticada. Se estiver interessado, experimente ler a seção relevante em seu livro-texto favorito de estatística.

Correlação, regressão e causação

A correlação foi diferenciada da regressão? O coeficiente de correlação ("valor de r") foi calculado e interpretado corretamente?

Para muitos não estatísticos, os termos *correlação* e *regressão* são sinônimos e referem-se vagamente à imagem mental de um gráfico com pontos dispersos confusamente ao longo de uma linha diagonal, originando-se da intersecção dos eixos. Você estaria certo em assumir que, se duas coisas não estão correlacionadas, não teria sentido tentar uma regressão. Porém, tanto a regressão como a correlação são termos estatísticos precisos, que servem para funções bastante diferentes [2].

O valor de r (ou coeficiente de correlação de Pearson) está entre os instrumentos estatísticos mais usados no livro. Estritamente falando, o valor de r não é válido, a menos que os seguintes critérios sejam preenchidos:

1. Os dados (ou, mais precisamente, a população a partir da qual os dados são coletados) devem ter uma distribuição normal. Caso contrário, devem ser usados testes não paramétricos de correlação (ver Tab. 5.1).
2. As duas variáveis devem ser estruturalmente independentes (i.e., uma não deve ser forçada a variar com a outra). Caso contrário, deve ser usado um teste t pareado ou outro teste pareado.
3. Deve ser feito somente um único par de medidas para cada participante, pois as medidas feitas em participantes sucessivos devem ser estatisticamente independentes umas das outras para podermos obter estimativas não enviesadas dos parâmetros populacionais de interesse.
4. Cada valor de r deve ser acompanhado por um valor de p, que expressa qual a probabilidade de uma associação com essa magnitude ter surgido ao acaso (ver seção "Os valores de p foram adequadamente calculados e interpretados?"), ou por um intervalo de confiança, que expressa a variação dentro da qual o "verdadeiro" valor de R provavelmente se situa (ver seção "Os intervalos de confiança foram calculados e as conclusões dos autores os refletem?"). (Observe que r minúsculo representa o coeficiente de correlação da amostra e R maiúsculo representa o coeficiente de correlação de toda a população.)

Lembre-s e também de que, mesmo que seja apropriado calcular o valor de r a partir de um conjunto de dados, ele não diz se a relação, por mais forte que seja, é causal (ver texto adiante).

O termo *regressão* refere-s e a uma *equação* matemática que permite que uma variável (a variável-*alvo*) seja predita a partir de outra (a variável *independente*).

Regressão, então, implica uma direção de influência, embora, como é argumentado na seção seguinte, isso não prove a causalidade. No caso da regressão múltipla, uma equação matemática muito mais complexa (que, felizmente, em geral permanece em segredo no computador que a calculou) permite que a variável-alvo seja predita a partir de duas ou mais variáveis independentes (frequentemente conhecidas como *covariáveis*).

A equação de regressão mais simples, da qual você deve se lembrar de seus dias de escola, é $y = a + bx$, em que y é a variável dependente (disposta graficamente no eixo vertical), x é a variável independente (disposta graficamente no eixo horizontal), a é a intersecção com y e b é uma constante. Não são muitas as variáveis biológicas que podem ser preditas com uma equação tão simples. O peso de um grupo de pessoas, por exemplo, varia com sua altura, mas não de modo linear. Na primeira edição deste livro, dei o exemplo de que "Sou duas vezes mais alta que meu filho e tenho um peso três vezes maior que ele, mas, embora eu seja quatro vezes mais alta que meu sobrinho recém-nascido, tenho muito mais de seis vezes o seu peso". Tanto o filho como o sobrinho já passaram da minha altura, mas o exemplo continua válido. Provavelmente, o peso varia mais de acordo com o quadrado da altura de alguém do que com a altura em si, de modo que uma regressão quadrática, e não linear, provavelmente seja mais apropriada.

Mesmo que você forneça ao computador dados de peso e altura suficientes para calcular a equação de regressão que consiga melhor prever o peso de uma pessoa a partir de sua altura, suas previsões ainda serão muito ruins, pois o peso e a altura não são de maneira alguma tão intimamente *correlacionados*. Há outros elementos que influenciam o peso além da altura e, para ilustrar o princípio da regressão múltipla, poderíamos inserir no computador dados sobre idade, sexo, ingestão calórica diária e nível de atividade física e perguntar o quanto cada uma destas covariáveis contribui para a equação (ou modelo) geral.

Os princípios elementares aqui descritos, sobretudo os pontos anteriormente enumerados, devem ajudá-lo a identificar quando a correlação e a regressão estão sendo usadas corretamente no artigo que estiver lendo. Uma discussão mais detalhada do assunto pode ser encontrada em livros-texto sobre estatística listados no fim deste capítulo [5–7], bem como no quarto artigo da série "Basic statistics for clinicians" [2].

Foram feitas suposições sobre a natureza e a direção da causalidade?

Lembre-s e da falácia ecológica: só porque uma cidade possui um grande número de desempregados e uma taxa de crimes muito alta, isso não significa necessariamente que os desempregados estejam cometendo os crimes. Em outras palavras, a presença de uma *associação* entre A e B não diz nada sobre a presença ou a direção da causalidade. Para demonstrar que A *causou* B (e não que B causou A nem que A e B foram ambos causados por C), você necessita mais do que um coeficiente de correlação. O Quadro 5.1 fornece alguns critérios, originalmente desenvolvidos por Sir Austin Bradford Hill [14], que devem ser atendidos antes de assumir uma relação de causalidade.

Probabilidade e confiança
Os valores de *p* foram adequadamente calculados e interpretados?

Um dos primeiros valores que um estudante de estatística aprende a calcular é o valor de *p*; esta é a probabilidade de que um desfecho qualquer tenha ocorrido ao acaso. O padrão científico, o qual é essencialmente arbitrário, geralmente atribui um valor de *p* menor que 1 em 20 (expresso como $p < 0,05$ e equivalente a apostar em 1 chance de 20 para 1) como "estatisticamente significativo" e um valor de *p* menor que 1 em 100 ($p < 0,01$) como "estatisticamente muito significativo".

Por definição, portanto, 1 associação casual em 20 (isso deve ocorrer em um resultado relevante publicado por edição em um periódico) parecerá ser significativa quando na verdade não é, e 1 em 100 parecerá altamente significativa, quando na verdade é falsa. Assim, se os pesquisadores fizeram comparações múltiplas, precisariam ter feito uma correção para tentar chegar a isso. O procedimento mais conhecido para fazê-lo provavelmente é o teste de Bonferroni (descrito na maioria dos livros-padrão de estatística), embora um revisor das edições anteriores deste livro tenha descrito como "severo demais" e sugerido outros. Em vez de especular sobre testes que, pessoalmente, não compreendo, recomendo que peça a orientação de um estatístico se o artigo que estiver lendo fizer comparações múltiplas.

Um resultado na variação estatisticamente significativa ($p < 0,05$ ou $p < 0,01$, dependendo do que você escolheu como ponto de corte) sugere que os autores devem rejeitar a hipótese nula (i.e., a hipótese de que não há diferença real entre dois grupos). Porém, como argumentei anteriormente (ver seção "Foram abordadas questões estatísticas preliminares?"), um valor de *p* na faixa não significativa indica que *ou* não existe diferença entre os grupos *ou* que há poucos participantes para demonstrar se essa diferença existia. Isso não lhe diz muito.

O valor de *p* tem ainda outra limitação. Guyatt e colegas concluem, no primeiro artigo de sua série "Basic statistics for clinicians" sobre o teste de hipóteses usando os valores de *p*, que:

> *Por que usar um único ponto de corte (para significância estatística) quando a escolha desse ponto é arbitrária? Por que tornar a questão dicotômica se um tratamento é efetivo (uma decisão sim-não) quando seria mais apropriado encará-la como um continuum?* [1].

Para isso, necessitamos de intervalos de confiança, que serão considerados a seguir.

Os intervalos de confiança foram calculados e as conclusões dos autores os refletem?

Um intervalo de confiança, que um bom estatístico pode calcular com base no resultado de quase todos os testes estatísticos (teste *t*, valor de *r*, redução de risco absoluto [RRA], número necessário para tratar [NNT], sensibilidade, especificidade e outras características-chave de um teste diagnóstico), permite fazer uma estimativa tanto nos estudos "positivos" (os que mostram uma diferença estatisticamente significativa entre dois braços do ensaio clínico) como nos "negativos" (os que parecem não mostrar diferença), quer o poder da evidência seja *forte* ou *fraco* e quer o estudo seja ou não *definitivo* (i.e., elimina a necessidade de estudos similares subsequentes). O cálculo dos intervalos de confiança foi apresentado com muita clareza no clássico livro "Statistics with confidence" [15] e sua interpretação foi abordada por Guyatt e colegas [4].

Se você repetisse o mesmo ensaio clínico centenas de vezes, não conseguiria exatamente o mesmo resultado a cada vez. Porém, *em média*, você estabeleceria um nível particular de diferença (ou ausência de diferença) entre os dois braços do ensaio. Em 90% dos ensaios clínicos, a diferença entre os dois braços situa-se dentro de certos limites amplos, e em 95% dos ensaios clínicos, dentro de certos limites ainda mais amplos.

Agora, se você, como geralmente é o caso, realizou somente um ensaio clínico, como sabe quão próximo o resultado está da diferença "real" entre os grupos? A resposta é que você não sabe. Porém, calculando, digamos, o intervalo de confiança de 95% para seus resultados, você será capaz de dizer que há uma chance de 95% de que a diferença "real" esteja entre esses dois limites. A frase a procurar em um artigo deve dizer algo como:

> Em um ensaio clínico randomizado sobre tratamento da insuficiência cardíaca, 33% dos pacientes randomizados para inibidores da ECA morreram, enquanto 38% dos randomizados para hidralazina e nitratos morreram. A estimativa de ponto da diferença entre os grupos (a melhor estimativa isolada do benefício em vidas salvas pelo uso de um inibidor da ECA) é 5%. O intervalo de confiança de 95% em torno dessa diferença é –1,2% a +12%.

Mais provavelmente, os resultados seriam expressos no seguinte resumo:

> O grupo do inibidor da ECA teve uma sobrevida 5% maior (IC 95% –1,2 + 12).

Neste exemplo específico, o intervalo de confiança de 95% sobrepõe-se à diferença zero, e se estivéssemos expressando o resultado como dicotômico (i.e., a hipótese foi "provada" ou "refutada"?), seria classificado como um teste negativo. Porém, como Guyatt e colegas argumentam, *provavelmente* há uma diferença real e *provavelmente* se situa mais próxima de 5% do que de –1,2% ou +12%. Uma conclusão mais útil a partir destes resultados é que "tudo o mais permanecendo igual, um inibidor da enzima conversora da angiotensina (ECA) provavelmente é a escolha apropriada para pacientes com insuficiência cardíaca, mas o poder desta inferência é fraco" [4].

Como é discutido na seção "Dez questões a serem feitas sobre um artigo que pretende validar um teste diagnóstico ou de rastreamento", quanto maior o ensaio clínico (ou maior o número de resultados agregados de diversos estudos), mais estreito será o intervalo de confiança e, assim, maior a probabilidade de o resultado ser definitivo.

Ao interpretar estudos "negativos", algo muito importante que você precisa saber é se "um estudo muito maior provavelmente mostraria um benefício significativo?". Para responder a essa questão, examine o limite *superior* do intervalo de confiança de 95% dos resultados. Existe somente 1 chance em 40 (i.e., uma chance de 2,5%, pois os outros 2,5% dos resultados extremos se situarão abaixo do limite *inferior* do intervalo de confiança de 95%) de o resultado real ser este ou maior. Agora pergunte-se se "Este nível de diferença seria *clinicamente* significativo?" e, caso não seja, você pode classificar o ensaio não apenas como negativo, mas também como definitivo. Se, por outro lado, o limite superior do intervalo de confiança de 95% representava uma diferença clinicamente significativa entre os grupos, o estudo pode não apenas ser negativo, mas também não é definitivo.

Até recentemente, o uso de intervalos de confiança era relativamente incomum em artigos médicos. Felizmente, a maioria dos ensaios em periódicos que seguem as diretrizes CONSORT (ver seção "Ensaios clínicos randomizados") agora os inclui rotineiramente, mas, mesmo assim, muitos autores não interpretam corretamente seus intervalos de confiança. Você deve conferir cuidadosamente a seção de discussão para saber se os autores concluíram corretamente (i) se e em que extensão o resultado do ensaio apoiou sua hipótese e (ii) se estudos subsequentes precisam ser realizados.

Efeitos fundamentais

Os autores expressaram os efeitos de uma intervenção em termos de provável benefício ou dano que um paciente individual pode esperar?

É muito bom dizer que uma intervenção em particular produz uma "diferença estatisticamente significativa" sobre o desfecho, mas, se me pedissem para tomar um remédio novo, eu gostaria de saber o quanto ele melhoraria minhas chances (em termos de qualquer desfecho em particular) em relação a não ingeri-lo. Três cálculos simples (e prometo a você que eles *são* simples: se você consegue somar, subtrair, multiplicar e dividir será capaz de acompanhar esta seção) permitirão que você responda objetivamente a esta questão e de um modo que tenha sentido para os não estatísticos. Os cálculos são a redução do risco relativo (RRR), a redução do risco absoluto (RRA) e o número necessário para tratar (NNT).

Para ilustrar estes conceitos e persuadi-lo de que você precisa conhecê-los, deixe-me contar sobre uma pesquisa que Fahey e colegas conduziram há alguns anos [16]. Eles escreveram para 182 funcionários de secretarias de saúde distritais na Inglaterra (e que seriam, de algum modo, responsáveis pela tomada de importantes decisões nos serviços de saúde) e informaram os seguintes dados sobre quatro programas diferentes de reabilitação para vítimas de infarto do miocárdio. Perguntaram qual deles prefeririam financiar:

Programa A – reduziu a taxa de óbitos em 20%.
Programa B – produziu redução absoluta de 3% nas mortes.
Programa C – aumentou a taxa de sobrevida dos pacientes de 84 para 87%.
Programa D – indicou que 31 pessoas precisavam ingressar no programa para evitar uma morte.

Dos 140 funcionários que responderam, somente três disseram que todos os quatro "programas" de fato se relacionavam ao mesmo conjunto de resultados. Todos os outros 137 participantes selecionaram um dos programas como preferencial em relação aos demais, revelando, assim (além de sua própria ignorância), a necessidade de um melhor treinamento básico em epidemiologia para elaboradores de políticas em atenção à saúde. De fato, o "Programa A" é o RRR, o "Programa B" é o RRA, o "Programa C" é outra maneira de expressar o RRA e o "Programa D" é o NNT.

Prosseguiremos com este exemplo, que Fahey e colegas reproduziram de um estudo de Yusuf e colegas [17]. Apresentei os números em uma tabela 2 × 2, a seguir, fornecendo detalhes de qual tratamento os pacientes receberam no ensaio clínico randomizado e se eles estavam vivos ou mortos 10 anos depois (Tab. 5.2).

Tabela 5.2 Dados de um ensaio de tratamento clínico *versus* revascularização cirúrgica miocárdica após infarto agudo do miocárdio [16, 17]

Tratamento	Desfecho em 10 anos Mortos	Vivos	Número total de pacientes randomizados em cada grupo
Tratamento clínico	404	921	1.325
RCM (cirurgia de revascularização)	350	974	1.324

A matemática simples lhe diz que os pacientes em tratamento clínico têm chance de 404/1.325 = 0,305 ou 30,5% de estarem mortos em 10 anos. Este é o *risco absoluto* de morte para o grupo-controle (tratamento clínico): vamos chamá-lo de *x*. Os pacientes randomizados para RCM possuem chance de 350/1.324 = 0,264 ou 26,4% de estarem mortos após 10 anos. Este é o risco absoluto de morte para o grupo de intervenção (RCM): vamos chamá-lo de *y*.

O *risco relativo* (*RR*) de morte em pacientes de RCM, em comparação com o controle em intervenção clínica, é *y/x*, ou 0,264/0,305 = 0,87 (87%).

O *RRR*, que é a quantidade na qual o risco de morte é reduzido no grupo que se submeteu à RCM em comparação com o grupo-controle, é de 100 − 87% (1 − y/x) = 13%.

O *RRA* (ou diferença de risco), ou seja, a quantidade absoluta na qual a RCM reduz o risco de morte em 10 anos, é 30,5 − 26,4% = 4,1% (0,041).

O *NNT*, isto é, quantos pacientes precisam de uma RCM para prevenir, em média, uma morte a cada 10 anos, é a recíproca do RRA, 1/RRA = 1/0,041 = 24.

As fórmulas gerais para calcular estes efeitos da linha de base de uma intervenção são mostradas no Apêndice 2, e para uma discussão sobre qual desses valores é mais útil e em quais circunstâncias, consulte o artigo de Jaeschke e colegas na série "Basic statistics for clinicians" [3].

Resumo

É possível ser seriamente enganado ao tomar como certa a competência estatística (e/ou a honestidade intelectual) dos autores. A estatística pode ser uma ciência intimidadora, e compreender seus pontos mais delicados frequentemente requer a ajuda de especialistas. Porém, espero que este capítulo tenha lhe mostrado que a estatística usada na maioria dos artigos de pesquisa médica pode ser avaliada – pelo menos até certo ponto – pelos não especialistas usando uma lista simples de verificação como a do Apêndice 1. Além disso, você pode querer verificar se há erros comuns no artigo que estiver lendo (ou escrevendo), os quais são fornecidos no Quadro 5.2.

Referências

1. Guyatt G, Jaeschke R, Heddle N, et al. Basic statistics for clinicians: 1. Hypothesis testing. CMAJ: Canadian Medical Association Journal 1995;**152**(1):27.
2. Guyatt G, Walter S, Shannon H, et al. Basic statistics for clinicians: 4. Correlation and regression. CMAJ: Canadian Medical Association Journal 1995;**152**(4):497.
3. Jaeschke R, Guyatt G, Shannon H, et al. Basic statistics for clinicians: 3. Assessing the effects of treatment: measures of association. CMAJ: Canadian Medical Association Journal 1995;**152**(3):351.
4. Guyatt G, Jaeschke R, Heddle N, et al. Basic statistics for clinicians: 2. Interpreting study results: confidence intervals. CMAJ: Canadian Medical Association Journal 1995;**152**(2):169.
5. Norman GR, Streiner DL. *Biostatistics: the bare essentials*. USA: PMPH-USA, 2007.
6. Bowers D. *Medical statistics from scratch: an introduction for health professionals*. Oxford: John Wiley & Sons, 2008.
7. Bland M. *An introduction to medical statistics*. Oxford: Oxford University Press, 2000.

8 Pocock SJ. When (not) to stop a clinical trial for benefit. JAMA: The Journal of the American Medical Association 2005;**294**(17):2228–30.
9 Cuff A. Sources of Bias in Clinical Trials. 2013. http://applyingcriticality.wordpress.com/2013/06/19/sources-of-bias-in-clinical-trials/ (accessed 26th June 2013).
10 Delgado-Rodríguez M, Llorca J. Bias. Journal of Epidemiology and Community Health 2004;**58**(8):635–41 doi: 10.1136/jech.2003.008466.
11 Group CCS. A randomized trial of aspirin and sulfinpyrazone in threatened stroke. The New England Journal of Medicine 1978;**299**(2):53–9.
12 Antiplatelet Trialists' Collaboration. Secondary prevention of vascular disease by prolonged antiplatelet treatment. British Medical Journal (Clinical Research Edition) 1988;**296**(6618):320.
13 Oxman AD, Guyatt GH. A consumer's guide to subgroup analyses. Annals of Internal Medicine 1992;**116**(1):78–84.
14 Hill AB. The environment and disease: association or causation? Proceedings of the Royal Society of Medicine 1965;**58**(5):295.
15 Altman DG, Machin D, Bryant TN, et al. *Statistics with confidence: confidence intervals and statistical guidelines*. London: BMJ Books, 2000.
16 Fahey T, Griffiths S, Peters T. Evidence based purchasing: understanding results of clinical trials and systematic reviews. BMJ: British Medical Journal 1995;**311**(7012):1056–9.
17 Yusuf S, Zucker D, Passamani E, et al. Effect of coronary artery bypass graft surgery on survival: overview of 10-year results from randomised trials by the Coronary Artery Bypass Graft Surgery Trialists Collaboration. The Lancet 1994;**344**(8922):563–70.

Capítulo 6
Artigos que relatam ensaios de tratamentos medicamentosos e outras intervenções simples

"Evidências" e *marketing*

Este capítulo é sobre avaliação das evidências a partir de ensaios clínicos e a maioria das evidências está relacionada a medicamentos. Se você é médico, enfermeiro ou farmacêutico (i.e., se prescreve ou dispensa medicamentos), a indústria farmacêutica está interessada em você e despende uma proporção de seu orçamento multimilionário anual em publicidade para tentar influenciá-lo (ver Quadro 6.1) [1]. Mesmo que você seja um simples paciente, a indústria pode agora alcançá-lo diretamente por intermédio da propaganda direta ao consumidor (PDC) [2]. Quando escrevi a primeira edição deste livro, em 1995, o manejo padronizado da candidíase vaginal (infecção por *Candida*) era o médico prescrever supositórios vaginais de clotrimazol. Quando a segunda edição foi publicada em 2001, esses supositórios estavam à venda sem prescrição médica nas farmácias. Nos últimos 10 anos, o clotrimazol tem sido anunciado no horário nobre da televisão – felizmente depois das 21 horas – e mais recentemente os fabricantes deste e de outros fármacos potentes estão anunciando na internet e nas mídias sociais [3]. No caso de você estar se perguntando, a propaganda sutilmente tende a enfatizar mais os benefícios dos que os riscos [4].

O modo mais efetivo de mudar os hábitos de prescrição de um médico é por meio de um representante de laboratório que anda com uma pasta cheia de "evidências" que apoiam a sua mercadoria [5]. De fato, conforme abordo em mais detalhes nos Capítulos 14 e 15, o movimento da medicina baseada em evidências (MBE) aprendeu muito com a indústria farmacêutica nos últimos anos a respeito de mudança de comportamento dos médicos e agora usa as mesmas técnicas sofisticadas de persuasão, conhecidas como *detalhamento acadêmico*, para os profissionais de saúde [6]. Curiosamente, a PDC com frequência funciona pelo aproveitamento do poder persuasivo do paciente – que, de fato, transforma-se em um representante

---

How to Read a Paper: The Basics of Evidence-Based Medicine, Fifth Edition. Trisha Greenhalgh.
© 2014 John Wiley & Sons, Ltd. Published 2014 by John Wiley & Sons, Ltd.

> **Quadro 6.1** Dez sugestões para a indústria farmacêutica: como apresentar seu produto da melhor maneira possível
>
> 1. Pense em um mecanismo fisiológico plausível pelo qual o medicamento funcione, e seja esperto ao apresentá-lo. De preferência, encontre um desfecho substituto que seja intensamente influenciado pelo medicamento, embora possa não ser estritamente válido (ver seção "Tomando decisões sobre o tratamento").
> 2. Ao delinear ensaios clínicos, selecione uma população de pacientes, características clínicas e duração do ensaio que reflitam a máxima resposta possível ao medicamento.
> 3. Se possível, compare seu produto somente com placebos. Se tiver de compará-lo com um concorrente, certifique-se de que este seja dado em doses subterapêuticas.
> 4. Inclua os resultados de estudos-piloto nos dados de estudos definitivos, de modo que pareça que mais pacientes foram randomizados do que realmente foi feito.
> 5. Omita a menção de qualquer estudo que tenha causado algum óbito ou reação adversa grave no grupo de tratamento. Se possível, não publique tais estudos.
> 6. Faça seu departamento gráfico maximizar o impacto visual de sua mensagem. Isso melhora se você não marcar os eixos dos gráficos nem disser se as escalas são lineares ou logarítmicas. Certifique-se de não mostrar dados de pacientes individuais nem intervalos de confiança.
> 7. Torne-se um mestre no uso de comparativos ("melhor " – mas melhor do que o quê?).
> 8. Inverta a hierarquia-padrão das evidências, de modo que as histórias reais tenham precedência sobre os estudos randomizados e as metanálises.
> 9. Cite no mínimo três líderes locais de opinião que usam o medicamento e ofereça amostras grátis para o médico testar.
> 10. Apresente uma análise de "custo-efetividade" que demonstre que o seu produto, mesmo sendo ainda mais caro que o do seu concorrente, "realmente é mais barato" (ver seção "O grande debate das diretrizes").

não remunerado da indústria farmacêutica. Se você pensa que seria capaz de resistir mais facilmente a um paciente do que a um representante real, provavelmente está enganado – um ensaio clínico controlado (ECR) recente demonstrou um efeito altamente significativo do poder dos pacientes sobre a prescrição dos médicos após uma PDC de antidepressivos [7].

Antes de concordar em receber um representante (ou um paciente munido de material de um artigo do jornal ou de um *site* de PDC), lembre-s e de algumas regras básicas de delineamento de pesquisa. Conforme foi argumentado nas seções "Estudos de coorte" e "Estudos transversais", as questões sobre os benefícios do tratamento idealmente deveriam ser abordadas em ECR. Porém, questões preliminares sobre a farmacocinética (i.e., como o fármaco se comporta enquanto está chegando ao seu sítio de ação), sobretudo as relacionadas à biodisponibilidade, requerem um experimento direto de dosagem em voluntários saudáveis (e, se for ético e praticável, em doentes).

Reações adversas comuns (e, provavelmente, triviais) ao fármaco podem ser detectadas e sua incidência pode ser quantificada nos ECRs realizados para demonstrar a sua eficácia. Porém, as reações adversas raras (e, em geral, mais graves) requerem tanto pesquisas de farmacovigilância (coleta prospectiva de dados em pacientes que estejam recebendo um fármaco recentemente licenciado) como estudos de caso-controle (ver seção "Estudos de coorte") para estabelecer uma associação. Idealmente, experimentos com nova testagem individual (em que o paciente que apresentou uma reação considerada como causada pelo fármaco recebe novamente o fármaco, em circunstâncias cuidadosamente supervisionadas) devem ser realizados para estabelecer a causação [8].

Os representantes de laboratórios não contam mais tantas mentiras quanto costumavam fazer (o *marketing* de medicamentos já se tornou uma ciência mais sofisticada), mas conforme Goldacre [9] demonstrou em seu livro *Bad Pharma*, ainda fornecem informações que, na melhor das hipóteses, são seletivas e, na pior, abertamente tendenciosas. Frequentemente, por exemplo, apresentam os resultados de ensaios clínicos não controlados e os expressam em termos de diferenças antes e depois em uma determinada medida de desfecho. Retornar à seção "Estudos transversais" e à literatura sobre os efeitos-placebo [10, 11] pode lembrá-lo por que estudos não controlados do tipo antes e depois são a base das revistas para adolescentes, e não da ciência verdadeira.

O Dr. Andrew Herxheimer, que editou o periódico *Drug and Therapeutics Bulletin* por muitos anos, recentemente realizou uma pesquisa sobre as "referências" citadas em anúncios de produtos farmacêuticos nos principais periódicos médicos do Reino Unido. Ele contou-me que uma proporção elevada dessas referências cita "dados de arquivo" e que muitas mais se referem a publicações escritas, editadas e publicadas inteiramente pela indústria. As evidências oriundas destas fontes algumas vezes (de maneira alguma invariável, entretanto) demonstraram ser de menor qualidade científica do que as que aparecem em periódicos independentes, revisados por pares. Convenhamos, se você trabalhasse para uma companhia farmacêutica que tivesse feito uma grande descoberta científica, provavelmente submeteria seus achados ao *Lancet* ou ao *New England Journal of Medicine* antes de publicá-las em algum periódico da casa. Em outras palavras, você não precisa descartar artigos sobre ensaios clínicos com medicamentos *devido* ao local em que foram publicados, mas deve examinar cuidadosamente os métodos e as análises estatísticas de tais ensaios.

Tomando decisões sobre o tratamento

Sackett e colegas [8], em seu livro *Clinical epidemiology: a basic science for clinical medicine*, defendem que, antes de colocar um paciente sob tratamento com um medicamento, o médico deve:

(a) Identificar o objetivo final do tratamento *para este paciente* (cura, prevenção de recidiva, limitação da incapacidade funcional, prevenção de complicações tardias, tranquilidade, efeito paliativo, alívio sintomático, etc.).

(b) Selecionar o tratamento *mais apropriado* utilizando todas as evidências disponíveis (isso inclui avaliar se o paciente necessita mesmo tomar algum medicamento).
(c) Especificar o *alvo do tratamento* (como você saberá quando interromper o tratamento, modificar sua intensidade ou trocar para outro tratamento?).

Por exemplo, no tratamento da hipertensão arterial elevada, o médico pode decidir que:

(a) O *objetivo final do tratamento* é prevenir (maiores) danos em órgãos-alvo como cérebro, olhos, coração, rins, etc. (e, assim, prevenir a morte).
(b) A *escolha do tratamento específico* é feita entre as várias classes de medicamentos anti-hipertensivos selecionados com base em ensaios clínicos randomizados, controlados por placebo e comparativos, bem como entre tratamentos não medicamentosos, como a restrição de sal.
(c) O *alvo do tratamento* pode ser alcançar a fase V da pressão diastólica (braço direito, sentado) menor do que 90 mmHg ou o valor mais próximo tolerável, face aos efeitos adversos do medicamento.

Se essas três etapas não forem seguidas (como frequentemente é o caso, p. ex., no cuidado de pacientes terminais), o resultado pode ser um caos terapêutico. Em um comentário velado sobre desfechos clínicos substitutos, Sackett e sua equipe lembram-nos de que a escolha da terapia específica deve ser determinada pela evidência do que *funciona* e não pelo que *parece* funcionar ou *deveria* funcionar. "A terapia de hoje", alertam, "quando derivada de fatos biológicos ou de experiência clínica não controlada, pode tornar-se a piada sem graça de amanhã" [8].

Desfechos clínicos substitutos

Não incluí esta seção unicamente por ser uma das minhas preocupações particulares. Se você atua como médico (e não é professor ou pesquisador), seu principal contato com artigos publicados pode ser o material entregue por um representante de laboratório. A indústria farmacêutica é uma jogadora esperta no jogo dos desfechos clínicos substitutos, e não canso de insistir que tais medidas de desfecho clínico devem ser cuidadosamente avaliadas.

Definirei um desfecho clínico substituto como *uma variável que é medida de modo relativamente fácil e que prevê um desfecho raro ou distante de um estímulo tóxico (p. ex., um poluente) ou uma intervenção terapêutica (p. ex., medicamento, procedimento cirúrgico, aconselhamento), mas que não é, em si, uma medida direta de dano ou de benefício clínico*. O interesse crescente por desfechos clínicos substitutos na pesquisa médica reflete duas características importantes de seu uso:

- Podem reduzir consideravelmente o *tamanho da amostra*, a *duração* e, assim, o *custo* dos ensaios clínicos randomizados.

- Podem permitir que os tratamentos sejam avaliados em situações em que o uso de desfechos primários seria excessivamente *invasivo* ou *antiético*.

Na avaliação de produtos farmacêuticos, os desfechos clínicos substitutos comumente usados incluem:

- Medidas farmacocinéticas (p. ex., curvas de concentração/tempo de um fármaco ou de seu metabólito ativo na corrente sanguínea).
- Medidas *in vitro* (laboratoriais), como a concentração inibidora média (CIM) de um antimicrobiano em uma cultura bacteriana em ágar.
- Aspecto macroscópico dos tecidos (p. ex., erosão gástrica observada por uma endoscopia).
- Alteração nos níveis de (supostos) "marcadores biológicos da doença" (p. ex., microalbuminúria na medida da doença renal em pacientes diabéticos).
- Aspecto radiológico (p. ex., mancha em uma radiografia de tórax ou, em um estabelecimento mais contemporâneo, imagem por ressonância magnética funcional).

Os desfechos clínicos substitutos possuem uma série de problemas. Primeiro, uma mudança nos desfechos clínicos substitutos em si não responde às questões preliminares essenciais: "qual é o objetivo do tratamento para este paciente?" e "qual é o melhor tratamento disponível para este problema, de acordo com pesquisas válidas e confiáveis?". Segundo, o desfecho clínico substituto pode não refletir bem o alvo do tratamento; em outras palavras, pode não ser válido ou confiável. Terceiro, o uso de um desfecho clínico substituto tem as mesmas limitações que o uso de qualquer outra medida *isolada* de sucesso ou falha do tratamento – ignora todas as outras medidas. A confiança excessiva em um único desfecho clínico substituto como medida do sucesso terapêutico geralmente reflete uma perspectiva clínica estreita ou ingênua.

Finalmente, os desfechos clínicos substitutos comumente são desenvolvidos em um modelo animal da doença, pois alterações em uma variável específica podem ser medidas sob condições controladas em uma população bem-definida. Porém, a extrapolação de tais achados para a doença em seres humanos está sujeita a não ter validade [12]:

- Em estudos com animais, a população estudada possui características biológicas bastante uniformes e pode ser, geneticamente, fruto de entrecruzamentos.
- Tanto o tecido como a doença que estão sendo estudados podem variar em características importantes (p. ex., a suscetibilidade ao patógeno, a taxa de replicação celular) em relação à condição paralela em seres humanos.
- Os animais são mantidos em um ambiente controlado que minimiza a influência das variáveis do estilo de vida (p. ex., dieta, exercício, estresse) e de medicação concomitante.

- A administração de altas doses de substâncias químicas a animais em experimentos pode distorcer as rotas metabólicas usuais e, assim, fornecer resultados enganosos. As espécies animais mais adequadas para servir como substitutas aos seres humanos variam para as diferentes substâncias químicas.

As características ideais de um desfecho clínico substituto são mostradas no Quadro 6.2. Se o representante de laboratório que está tentando persuadi-lo do valor do medicamento não conseguir justificar os desfechos clínicos usados, você deve desafiá-lo a produzir evidências adicionais.

Se estiver interessado em acompanhar alguns exemplos reais de desfechos substitutos que levaram a práticas e recomendações enganosas, tente estes:

- O uso de achados de ECG em vez de desfechos clínicos (síncope, morte) ao decidir a eficácia e a segurança de fármacos antiarrítmicos [13].
- O uso de achados radiográficos em vez de desfechos clínicos (dor, perda de função) para monitorar a progressão de osteoartrite e a eficácia de medicamentos que modificam a doença [14].

Quadro 6.2 Características ideais de um desfecho clínico substituto

1. Deve ser confiável, reprodutível, clinicamente disponível, facilmente quantificável, economicamente acessível e exibir um efeito "dose-resposta" (i.e., quanto maior o nível do desfecho clínico substituto, maior a probabilidade de doença).
2. Deve ser um preditor verdadeiro da doença (ou do risco de doença) e não meramente expressar a exposição a uma covariável. A relação entre o desfecho clínico substituto e a doença deve ter uma explicação biologicamente plausível.
3. Deve ser sensível, ou seja, um resultado "positivo" para o desfecho clínico substituto deve abranger todos ou a maioria dos pacientes com risco aumentado de desfecho clínico adverso.
4. Deve ser específico, ou seja, um resultado "negativo" deve excluir todos ou a maioria dos sem risco aumentado de desfecho clínico adverso.
5. Deve haver um ponto de corte preciso entre os valores normais e anormais.
6. Deve ter um valor preditivo positivo aceitável, ou seja, um resultado "positivo" deve sempre, ou geralmente, significar que o paciente assim identificado está em risco aumentado de desfecho clínico adverso (ver seção "Dez questões a fazer sobre um artigo que descreve uma intervenção complexa").
7. Deve ter um valor preditivo negativo aceitável, ou seja, um resultado "negativo" deve sempre, ou geralmente, significar que o paciente assim identificado não apresenta risco aumentado de desfecho clínico adverso (ver seção "Dez questões a fazer sobre um artigo que descreve uma intervenção complexa").
8. Deve ser suscetível ao monitoramento para controle de qualidade.
9. Alterações no desfecho clínico substituto devem refletir rápida e acuradamente a resposta ao tratamento – em particular, os níveis devem normalizar-se em estados de remissão ou de cura.

- O uso de albuminúria em vez de equilíbrio entre dano e benefício clínico geral para avaliar a utilidade do bloqueio do sistema renina-angiotensina em hipertensão [15, 16]. Neste exemplo, a intervenção foi baseada em um argumento hipotético de que bloquear a rota renina-angiotensina em dois estágios separados seria duplamente efetivo e o marcador substituto conformou que parecia ser esse o caso – mas a combinação também foi duplamente efetiva ao produzir o efeito colateral potencialmente fatal da hipocalemia.

Seria injusto sugerir que a indústria farmacêutica sempre desenvolve desfechos substitutos com a intenção deliberada de enganar as autoridades de licenciamento e os profissionais de saúde. Os desfechos substitutos, conforme discuti na seção "Evidências e *marketing*", possuem tanto imperativos éticos como econômicos. Entretanto, a indústria tem um interesse velado em destacar a potência destes desfechos clínicos [9], então tenha cautela quando ler um artigo cujos achados não estão embasados em "desfechos clínicos sólidos com relevância para o paciente".

Os desfechos substitutos constituem apenas uma das muitas maneiras pelas quais os ensaios patrocinados pela indústria podem dar uma impressão enganosa da eficácia de um medicamento. Outras influências sutis (e não tão sutis) sobre o delineamento da pesquisa, como elaborar a pergunta de determinada maneira ou relatar os achados seletivamente, foram descritas em uma revisão Cochrane recente sobre como os ensaios patrocinados pela indústria tendem a favorecer os produtos da indústria [17].

Que informações esperar de um artigo que descreve um ensaio clínico randomizado: a declaração CONSORT

Os ensaios com fármacos são um exemplo de uma "intervenção simples", isto é, uma intervenção que é bem demarcada (i.e., é fácil dizer o que está incluído na intervenção) e que leva a um delineamento de pesquisa do tipo "com intervenção" *versus* "sem intervenção". Nos Capítulos 3 e 4, orientei preliminarmente sobre a avaliação da qualidade metodológica de estudos de pesquisa. Aqui estão mais alguns detalhes. Em 1996, um grupo de trabalho internacional produziu uma lista de verificação padronizada, conhecida como *Consolidated Standards of Reporting Trials* (CONSORT), para relatar ECRs em periódicos médicos e que já foi atualizada diversas vezes, a última delas em 2010 [18]. Sem dúvida, o uso destas listas de verificação aumentou a qualidade e a consistência do relato de ensaios na literatura médica [19]. Uma lista de verificação baseada na declaração CONSORT é reproduzida na Tabela 6.1. Por favor, não tente decorar esta tabela (certamente eu não poderia reproduzi-la de memória), mas consulte-a se for solicitado a analisar criticamente um artigo ao qual se aplique, ou se estiver planejando realizar um ensaio clínico randomizado.

A propósito, uma importante maneira de reduzir o viés na propaganda de medicamentos é garantir que todo ensaio que *começou* também seja redigido e *publicado* [20]. Se for diferente, a indústria farmacêutica (ou qualquer um com interesse velado) poderia impedir a publicação de qualquer ensaio que não apoiasse sua própria crença na eficácia e/ou custo-efetividade de determinado produto. Goldacre [9] aborda o tópico do registro compulsório de ensaios na sua concepção (e a relutância de algumas empresas farmacêuticas em se comprometerem com isso) em seu livro.

Tabela 6.1 Lista de verificação para um ECR embasada na declaração CONSORT (consultar Referência [17])

Título/Resumo	O título e o resumo dizem como os participantes foram alocados para as intervenções (como "alocação aleatória", "randomizada" ou "aleatoriamente designados")?
Introdução	A revisão e a justificativa do estudo estão adequadamente explicadas?
Metodologia Objetivos	Os objetivos específicos e/ou hipótese a serem testados foram explicitamente definidos?
Participantes e circunstâncias	O artigo define os critérios de elegibilidade para os participantes e as circunstâncias e locais onde os dados foram coletados?
Intervenções	O artigo fornece detalhes precisos da(s) intervenção(ões) e da(s) intervenção(ões)-controle, como e quando foram aplicadas?
Desfechos	As medidas de desfecho primário e secundário foram claramente definidas? Quando se aplicar, os métodos usados para melhorar a qualidade das medidas (como observações múltiplas, treinamento de auxiliares) foram apresentados?
Tamanho de amostra	Como o tamanho da amostra foi determinado? Quando aplicável, alguma análise intermediária e/ou regras para interrupção precoce do estudo foi explicada e justificada?
Mascaramento	O artigo define se os participantes, os aplicadores das intervenções e os que avaliam os desfechos foram submetidos a mascaramento para a designação de grupo? Como o sucesso do mascaramento foi avaliado?
Métodos estatísticos	Foram utilizados métodos estatísticos para comparar grupos para desfecho(s) primário(s) ou secundário(s) e a análise de subgrupo foi apropriada?
Detalhes da randomização Geração de sequenciamento	O método usado para gerar a sequência de alocação aleatória, inclusive detalhes de qualquer restrição (como definição de blocos, estratificação) foi claramente descrito?
Ocultamento da alocação	O método usado para implementar a sequência de alocação aleatória (como recipientes numerados ou telefone central) foi informado e foi deixado claro se a sequência foi oculta até que as intervenções fossem atribuídas?
Implementação	O artigo diz quem gerou a sequência de alocação, quem inscreveu os participantes e quem designou os participantes aos seus grupos?

(continua)

Tabela 6.1 *(Continuação)*

Resultados	
Fluxograma	Foi incluído um fluxograma claro mostrando o fluxo dos participantes ao longo do ensaio? Este deveria relatar, para cada grupo, o número de participantes designados aleatoriamente, recebendo o tratamento pretendido, completando o protocolo do estudo e analisado em relação ao desfecho primário.
Desvios do protocolo	Todos os desvios do protocolo original do estudo são explicados e justificados?
Datas de recrutamento	Os autores forneceram a variação de data durante a qual os participantes foram recrutados para o estudo?
Dados da linha de base	As características demográficas e clínicas na linha de base de cada grupo são descritas?
Números analisados	O número de participantes (denominador) em cada grupo está incluído em cada análise e a análise é por "intenção de tratar"?
Desfechos e estimativa	Para cada desfecho primário e secundário existe um resumo de resultados para cada grupo e o efeito estimado do tamanho e sua precisão (como intervalo de confiança de 95%)?
Análises auxiliares	Todas as análises adicionais são descritas e justificadas, inclusive análises de subgrupo, tanto pré-especificadas como exploratórias?
Eventos adversos	Os autores relataram e discutiram todos os eventos adversos importantes?
Discussão	
Interpretação	A interpretação dos resultados está justificada, levando em conta as hipóteses do estudo, as fontes potenciais de viés ou imprecisão e os perigos das comparações múltiplas?
Generabilidade	Os autores defenderam estimativas da generabilidade (validade externa) dos achados do ensaio?

Obtendo evidências valiosas de um representante farmacêutico

Qualquer médico que já recebeu um representante de laboratório que está vendendo um medicamento anti-inflamatório não esteroide irá reconhecer o exemplo da erosão gástrica. A pergunta a fazer não é "qual é a incidência de erosão gástrica com seu medicamento?", mas sim "qual é a incidência de sangramento gástrico com risco de vida potencial?". Outras questões a fazer aos representantes de laboratórios, com base em um artigo antigo do *Drug and Therapeutics Bulle-*

tin [21], estão listadas a seguir. Para uma orientação mais sofisticada sobre como desbancar relatos de ensaios clínicos patrocinados que tentam cegá-lo com estatísticas, consulte o útil "Users' Guide" de Montori e colegas [22] e (mais tangencialmente mas valendo a pena) o sucesso de Goldacre sobre os truques corporativos da "Big Pharma" [9].

1. Receba os representantes de laboratórios somente com hora marcada. Opte por receber somente aqueles cujo produto lhe interesse e limite a entrevista àquele produto.
2. Assuma o controle da entrevista. Não ouça uma rotina de vendas ensaiada, mas peça diretamente as informações.
3. Solicite evidências publicadas de modo independente por periódicos respeitáveis revisados por pares.
4. Não examine brochuras promocionais, as quais frequentemente contêm material não publicado, gráficos enganosos e citações tendenciosas.
5. Ignore "evidências" baseadas em histórias reais, como o fato de uma celebridade médica estar prescrevendo o produto.
6. Usando o acrônimo "STEP", peça evidências em quatro áreas específicas:
   - Segurança, ou seja, a probabilidade de ocorrerem efeitos adversos em longo prazo ou graves causados pelo medicamento (lembre-s e de que as reações adversas raras, porém, graves, a novos medicamentos podem estar mal documentadas).
   - Tolerabilidade, que é mais bem avaliada quando são comparadas as taxas acumuladas de interrupção do medicamento e de seu concorrente mais importante.
   - Eficácia, em que a dimensão mais relevante é qual é o efeito do medicamento comparativamente ao seu concorrente principal.
   - Preço, que deve levar em conta os custos indiretos e diretos (ver seção "Dez questões a serem feitas sobre uma análise econômica").
7. Avalie as evidências de forma rigorosa, prestando atenção especial ao poder (tamanho da amostra) e à qualidade metodológica dos ensaios clínicos randomizados e ao uso de desfechos clínicos substitutos. Aplique a lista de verificação CONSORT (Tab. 6.1). Não aceite argumentos teóricos em favor do medicamento (p. ex., "meia-vida mais longa") sem evidências diretas de que isso se traduz em benefício clínico.
8. Não aceite a novidade de um produto como argumento para passar a indicá-lo. Na verdade, existem bons argumentos científicos para fazer o oposto.
9. Recuse-se a testar o produto por meio de amostras grátis ou de participação em "pesquisas" não controladas realizadas em pequena escala.
10. Registre por escrito o conteúdo da visita e retorne a essas anotações se o representante de laboratório solicitar outro encontro.

Referências

1. Godlee F. Doctors and the drug industry. BMJ 2008; 336 doi: http://dx.doi.org/10.1136/bmj.39444.472708.47.
2. Hollon MF. Direct-to-consumer advertising. JAMA: The Journal of the American Medical Association 2005;**293**(16):2030–3.
3. Liang BA, Mackey T. Direct-to-consumer advertising with interactive internet media global regulation and public health issues. JAMA: The Journal of the American Medical Association 2011;**305**(8):824–5.
4. Kaphingst KA, Dejong W, Rudd RE, et al. *A content analysis of direct-to-consumer television prescription drug advertisements. Journal of Health Communication: International Perspectives.* 2004;**9**(6):515–528.
5. Brody H. The company we keep: why physicians should refuse to see pharmaceutical representatives. The Annals of Family Medicine 2005;**3**(1):82–5.
6. O'brien M, Rogers S, Jamtvedt G, et al. Educational outreach visits: effects on professional practice and health care outcomes. Cochrane Database of Systematic Reviews (Online) 2007;**4**(4):1–6.
7. Kravitz RL, Epstein RM, Feldman MD, et al. Influence of patients' requests for direct-to-consumer advertised antidepressants. JAMA: The Journal of the American Medical Association 2005;**293**(16):1995–2002.
8. Sackett DL, Haynes RB, Tugwell P. *Clinical epidemiology: a basic science for clinical medicine.* Boston, USA: Little, Brown and Company, 1985.
9. Goldacre B. *Bad pharma: how drug companies mislead doctors and harm patients.* London, Fourth Estate: Random House Digital Inc., 2013.
10. Rajagopal S. The placebo effect. Psychiatric Bulletin 2006;**30**(5):185–8.
11. Price DD, Finniss DG, Benedetti F. A comprehensive review of the placebo effect: recent advances and current thought. Annual Review of Psychology 2008;**59**:565–90.
12. Gøtzsche PC, Liberati A, Torri V, et al. Beware of surrogate outcome measures. International Journal of Technology Assessment in Health Care 1996;**12**(02):238–46.
13. Connolly SJ. Use and misuse of surrogate outcomes in arrhythmia trials. Circulation 2006;**113**(6):764–6.
14. Guermazi A, Hayashi D, Roemer FW, et al. Osteoarthritis: a review of strengths and weaknesses of different imaging options. Rheumatic Diseases Clinics of North America 2013;**39**(3):567–91.
15. Messerli FH, Staessen JA, Zannad F. Of fads, fashion, surrogate endpoints and dual RAS blockade. European Heart Journal 2010;**31**(18):2205–8.
16. Harel Z, Gilbert C, Wald R, et al. The effect of combination treatment with aliskiren and blockers of the renin–angiotensin system on hyperkalaemia and acute kidney injury: systematic review and meta-analysis. BMJ: British Medical Journal 2012;**344**:e42.
17. Bero L. Industry sponsorship and research outcome: a Cochrane review. JAMA Internal Medicine 2013;**173**(7):580–1.

18 Schulz KF, Altman DG, Moher D. CONSORT 2010 statement: updated guidelines for reporting parallel group randomized trials. Annals of Internal Medicine 2010;**152**(11):726-32.
19 Turner L, Shamseer L, Altman DG, et al. Does use of the CONSORT Statement impact the completeness of reporting of randomised controlled trials published in medical journals? A Cochrane review. Systematic Reviews 2012;**1**:60.
20 Chalmers I, Glasziou P, Godlee F. All trials must be registered and the results published. BMJ: British Medical Journal 2013;**346**(7890):f105.
21 Herxheimer A. Getting good value from drug reps. Drug and Therapeutics Bulletin 1983;**21**:13-5.
22 Montori VM, Jaeschke R, Schünemann HJ, et al. Users' guide to detecting misleading claims in clinical research reports. BMJ: British Medical Journal 2004;**329**(7474):1093.

Capítulo 7
Artigos que relatam ensaios de intervenções complexas

Intervenções complexas

Na seção "Que informações esperar de um artigo que descreve um ensaio clínico randomizado: a declaração CONSORT" defini uma intervenção simples (como um medicamento) como a que está bem demarcada (i.e., é fácil dizer o que é abrangido pela intervenção) e leva a um delineamento de pesquisa do tipo "com intervenção" *versus* "sem intervenção". Uma intervenção complexa é aquela que não está bem demarcada (i.e., é difícil dizer com precisão qual *é* a intervenção) e que impõe desafios à implementação para os pesquisadores. Geralmente, as intervenções complexas envolvem múltiplos componentes que interagem e podem operar em mais de um nível (p. ex., tanto individual como organizacional). Elas incluem:

- Orientação ou educação para pacientes.
- Educação ou treinamento para o pessoal de atenção à saúde.
- Intervenções que buscam contribuições ativas e continuadas do participante (p. ex., atividade física, intervenções dietéticas, grupos leigos de apoio ou terapia psicológica realizada pessoalmente ou via internet).
- Intervenções organizacionais com o objetivo de aumentar a utilização de prática baseada em evidências (p. ex., auditoria e *feedback*), abordadas em mais detalhes no Capítulo 15.

A professora Penny Hawe e colegas [1] afirmaram que uma intervenção complexa pode ser pensada como um "núcleo teórico" (os componentes que fazem dela o que é e que os pesquisadores devem, portanto, implementar fielmente) e aspectos adicionais não fundamentais que podem (na verdade, devem) ser flexivelmente adaptados às necessidades ou circunstâncias locais. Por exemplo, se a intervenção está oferecendo *feedback* a médicos sobre o quanto sua prática se alinha com uma diretriz para hipertensão baseada em evidências, o *núcleo* da intervenção pode ser a informação sobre qual proporção de pacientes em determinado período de tempo

---

How to Read a Paper: The Basics of Evidence-Based Medicine, Fifth Edition. Trisha Greenhalgh.
© 2014 John Wiley & Sons, Ltd. Published 2014 by John Wiley & Sons, Ltd.

alcançaram o nível de pressão sanguínea recomendado pela diretriz. Os elementos não fundamentais podem incluir como a informação é oferecida (verbalmente, por carta, por mensagem eletrônica), se o *feedback* é feito em números, em diagrama ou em gráfico em formato de *pizza*, se é fornecido confidencialmente ou em uma situação de aprendizagem em grupo, entre outros.

Em geral, as intervenções complexas precisam passar por uma fase de desenvolvimento para que os diferentes componentes possam ser otimizados antes de serem testados em um ECR de grande escala. Em geral, existe uma fase de *desenvolvimento* inicial de entrevistas ou observações qualitativas e talvez um pequeno levantamento para descobrir o que as pessoas achariam aceitável, que é incluído ao delineamento da intervenção. Isso é seguido por um *ensaio-piloto* de pequena escala (efetivamente, um "ensaio geral" para um ensaio de grande escala, no qual um pequeno número de participantes é randomizado para saber quais aspectos práticos e operacionais apareçam) e, finalmente, pelo ensaio completo e definitivo [2].

Eis um exemplo. Uma de minhas alunas de doutorado queria estudar o impacto de aulas de ioga sobre o controle do diabetes. Inicialmente, ela passou algum tempo entrevistando tanto pessoas com diabetes como professores de ioga que trabalhavam com clientes que tinham a doença. Ela criou um pequeno questionário para perguntar às pessoas com diabetes se estavam interessadas em ioga e descobriu que algumas estavam, mas não todas. Tudo isso fazia parte da sua *fase de desenvolvimento*. A pesquisa de literatura prévia sobre o uso terapêutico da ioga lhe forneceu algumas orientações sobre elementos fundamentais da intervenção – por exemplo, parecia haver boas razões teóricas para que o foco fosse sobre exercícios do tipo relaxamento em vez das posturas fisicamente mais exigentes em termos de força ou flexibilidade.

As entrevistas e questionários iniciais da minha aluna lhe forneceram muitas informações úteis que ela usou para delinear os elementos não fundamentais da intervenção com ioga. Ela sabia, por exemplo, que seus participantes em potencial relutavam em se deslocar para muito longe de casa, que não queriam frequentar as aulas mais de duas vezes por semana, que o subgrupo que era o mais interessado em experimentar a ioga eram os recentemente aposentados (idades entre 60 e 69 anos) e que muitos participantes em potencial se descreviam como "não muito flexíveis" e estavam preocupados em não se alongar demais. Todas essas informações a ajudaram a delinear os detalhes da intervenção – como quem faria o que, onde, com que frequência, com quem, por quanto tempo e utilizando quais materiais ou instrumentos.

Para nosso desapontamento, quando testamos a intervenção complexa cuidadosamente delineada em um ECR, não houve nenhum impacto sobre o controle do diabetes comparado com controles de lista de espera [3]. Na seção de discussão do artigo relatando os achados do ensaio de ioga, oferecemos duas interpretações alternativas. A primeira interpretação foi que, ao contrário do que estudos não randomizados anteriores descobriram, a ioga não possui nenhum efeito sobre o controle do diabetes. A segunda interpretação foi que a ioga pode ter um impacto, mas, apesar de nossos esforços na fase de desenvolvimento, a intervenção complexa foi *inadequadamente otimizada*. Por exemplo, muitas pessoas achavam difícil chegar ao grupo e várias pessoas de cada aula não faziam os exercícios porque achavam que eram "difíceis demais". Além disso, embora os professores de ioga se esforçassem nas aulas duas vezes por semana e fornecessem às pessoas uma fita cassete e um tapete de ioga para levar para casa, não enfatizavam aos participantes que deveriam praticar seus exercícios todos os dias. Como se descobriu, quase nenhum dos participantes fazia qualquer exercício em casa.

Para *otimizar* a ioga como uma intervenção complexa em diabetes, portanto, podemos levar em consideração medidas como (i) conseguir que um médico ou enfermeiro a "prescreva", de modo que o paciente fique mais motivado a frequentar cada aula; (ii) trabalhar com os professores de ioga para que planejem exercícios especiais para pessoas mais velhas e menos confiantes que não consigam acompanhar os exercícios-padrão da ioga; e (iii) estipular com mais precisão o que é esperado como "tema de casa".

Este exemplo mostra que quando um ensaio de uma intervenção complexa produz resultados negativos isso não necessariamente prova que todas as adaptações desta intervenção não serão efetivas em todos os cenários. Ao contrário, tende a alertar os pesquisadores a retornarem à prancheta e perguntarem como a intervenção pode ser mais refinada e adaptada para torná-la mais provável de funcionar. Observe que como nossa intervenção com ioga requer mais trabalho, não fomos direto para o ECR em grande escala, mas retornamos à fase de desenvolvimento para tentar refinar a intervenção.

Dez questões a serem feitas sobre um artigo que descreve uma intervenção complexa

Em 2008, o Medical Research Council produziu orientações atualizadas para avaliar intervenções complexas, e elas foram resumidas no *British Medical Journal* [2]. As questões a seguir, sobre como analisar um artigo que descreve uma intervenção complexa, estão baseadas nestas orientações.

Questão 1: Qual é o problema para o qual esta intervenção complexa seria uma possível solução?

É muito fácil embasar um estudo de intervenção complexa em uma série de suposições não questionadas. Adolescentes consomem álcool demais e praticam muito sexo desprotegido, então certamente são necessários programas educativos para orientá-los sobre os perigos deste comportamento? Isso nem sempre é assim, é claro! O problema pode ser ingerir álcool na adolescência ou arriscar-se no sexo, mas a causa subjacente desse problema pode não ser a ignorância, mas, por exemplo, pressão dos amigos e mensagens da mídia. Ao considerar com precisão qual é o problema, você conseguirá ver criticamente se a intervenção foi (explícita ou inadvertidamente) delineada em torno de uma teoria de ação apropriada (ver Questão 4).

Questão 2: O que foi feito na fase de desenvolvimento da pesquisa para informar o delineamento da intervenção complexa?

Não existem regras fixas sobe o que deve ser feito em uma fase de desenvolvimento, porém, os autores devem definir claramente o que fizeram e justificar. Se a fase de desenvolvimento incluiu uma pesquisa qualitativa (em geral, este é o caso), consulte o Capítulo 12 para uma orientação detalhada sobre como analisar esses artigos. Se foi usado um questionário, consulte o Capítulo 14. Quando tiver analisado o trabalho empírico usando as listas de verificação apropriadas para o(s) delineamento(s) do estudo, leve em consideração como estes achados foram usados para informar o delineamento da intervenção. Um aspecto da fase de desenvolvimento será identificar uma população-alvo e talvez dividi-la em subpopulações (p. ex., por idade, gênero, etnia, nível educacional ou estágio de doença), sendo que cada uma delas pode precisar da intervenção a ser formatada de maneira específica.

Questão 3: Quais eram os componentes fundamentais e os não fundamentais da intervenção?

Para colocar esta questão de outra maneira, (i) quais são as coisas que devem ser padronizadas para permanecerem iguais onde quer que a intervenção seja implementada, e (ii) quais são as coisas que devem ser adaptadas ao contexto e ao ambiente? Os autores devem declarar claramente quais aspectos da intervenção devem ser padronizados e quais devem ser adaptados a contingências e prioridades locais. Uma intervenção complexa subpadronizada pode levar à escassez de achados generalizáveis; uma intervenção complexa superpadronizada pode não ser operacionável em alguns ambientes e, assim, no geral, subestimar a efetividade potencial dos elementos fundamentais. A decisão do que é "fundamental" e do que é "não fundamental" deve ser tomada com base nos achados da fase de desenvolvimento.

Não esqueça de desdobrar a intervenção-controle em tantos detalhes quanto você desdobra a fase experimental. Se o controle era "nada" (ou lista de espera), descreva o que os participantes do braço-controle do ensaio *não* vão receber em comparação com os do braço da intervenção. Mais provavelmente, o grupo--controle receberá um pacote que inclui, por exemplo, uma avaliação inicial, algumas consultas de revisão, alguma orientação básica e talvez um folheto ou número telefônico de ajuda.

Definir o que era oferecido ao grupo-controle será particularmente importante se o ensaio aborda um novo pacote de cuidados controverso e dispendioso. Em um ensaio recente sobre telessaúde conhecido como *Whole Systems Demonstrator*, os achados foram interpretados por alguns avaliadores como mostrando que o telessaúde instalado na residência das pessoas leva a significativamente menos uso de serviços hospitalares e melhoria nas taxas de sobrevivência (embora a um alto custo por caso) [4]. No entanto, o grupo da intervenção realmente recebia uma combinação de duas intervenções: o equipamento de telessaúde *e* telefonemas regulares de uma enfermeira. O grupo-controle não recebia nenhum equipamento de telessaúde – tampouco telefonema da enfermeira. Talvez fosse o contato humano, não a tecnologia, que tenha feito a diferença. Infelizmente, não podemos saber. Na minha visão, o delineamento do estudo foi falho, pois não nos diz se o telessaúde "funciona" ou não.

Questão 4: Qual era o mecanismo teórico de ação da intervenção?

Os autores de um estudo sobre uma intervenção complexa devem declarar explicitamente como pensam que a intervenção deva funcionar e isso inclui uma declaração de como os diferentes componentes se encaixam. Esta afirmativa provavelmente mude quando os resultados da fase de desenvolvimento forem analisados e incorporados ao refinamento da intervenção.

Nem sempre é óbvio por que uma intervenção funciona (ou por que não funciona), sobretudo se envolve componentes múltiplos voltados para níveis diferentes (p. ex., indivíduo, família e organização). Há alguns anos, revisei a seção qualitativa de ensaios de pesquisa sobre programas de alimentação escolar para crianças em situação de vulnerabilidade socioeconômica [5]. Em 19 estudos – todos tinham testado esta intervenção complexa em um ECR (consultar o *link* da revisão e da metanálise Cochrane [6]) –, encontrei um total de seis mecanismos diferentes pelos quais esta intervenção pode ter melhorado o estado nutricional, o desempenho escolar ou ambos: a correção de deficiências nutricionais em longo prazo; o alívio da fome em curto prazo; as crianças se sentindo valorizadas e cuidadas; o absenteísmo reduzido; a dieta escolar melhorada inspirou uma dieta melhorada em casa; e a melhoria da alfabetização em uma geração aumentou o poder aquisitivo, reduzindo o risco de pobreza na próxima geração.

Quando analisar criticamente um artigo sobre uma intervenção complexa, você precisa julgar se os mecanismos oferecidos pelos autores são adequados. O bom senso é um bom ponto de partida aqui, assim como a discussão entre um grupo de médicos experientes e de usuários do serviço. Você pode ter que deduzir o mecanismo de ação indiretamente se os autores não o declararam de forma explícita. Na seção "Avaliando revisões sistemáticas", descrevo uma revisão feita por Grol e Grimshaw [7] que demonstrou que somente 27% dos estudos de implementação de evidências incluíam uma teoria de mudança explícita.

Questão 5: Quais medidas de desfecho foram usadas? Elas eram razoáveis?

Com uma intervenção complexa, uma única medida de desfecho pode não refletir todos os efeitos importantes que a intervenção pode ter. Enquanto um ensaio de um medicamento contra um placebo em diabetes normalmente teria uma única medida de desfecho primário (o teste sanguíneo HbA1c) e talvez um punhado de medidas de desfecho secundário (índice de massa corporal, risco cardíaco geral e qualidade de vida), um ensaio de uma intervenção educativa pode ter desfechos múltiplos, todos eles importantes de alguma maneira. Além dos marcadores de controle do diabetes, risco vascular e qualidade de vida, seria importante saber se a equipe achou a intervenção educativa aceitável e prática para administrar, se as pessoas estavam presentes nas sessões, se o conhecimento dos participantes mudou, se modificaram seu comportamento de autocuidado, se a organização se tornou mais centrada no paciente, se as ligações para um número de telefone de informações aumentaram ou diminuíram, entre outros.

Quando você tiver respondido às questões de 1 a 5, deve conseguir fazer um resumo em termos de população, intervenção, comparação e desfecho, embora provavelmente seja menos sucinto do que um resumo equivalente para uma intervenção simples.

Questão 6: Quais foram os achados?

Esta é, superficialmente, uma pergunta simples. Porém observe, a partir da Questão 5, que uma intervenção complexa pode ter impacto significativo sobre um conjunto de medidas de desfecho, mas nenhum impacto significativo sobre outras medidas. Achados como estes precisam de cuidadosa interpretação. Ensaios de intervenções de automanejo (nas quais pessoas com condições crônicas são ensinadas a administrar seu problema pela alteração de seu estilo de vida e preparo de sua medicação contra os sintomas ou exames caseiros de *status* de doença) são amplamente considerados como efetivos. Porém, de fato, esses programas raramente modificam o curso subjacente da doença ou fazem as pessoas viverem mais tempo – apenas fazem as pessoas se sentirem mais confiantes para manejar sua doença [8, 9]. Sentir-se melhor com a doença crônica pode ser um desfecho importante em si, mas precisamos ser muito precisos acerca do que as intervenções complexas alcançam – e do que não alcançam – ao avaliar os achados de ensaios.

Questão 7: Que processo de avaliação foi feito? Quais foram os achados-chave disso?

Uma avaliação de processo é (majoritariamente) um estudo qualitativo feito paralelamente a um ECR que coleta informações sobre os desafios práticos enfrentados pela equipe da linha de frente que está tentando implementar a intervenção [10]. No estudo de ioga em diabetes, por exemplo, os pesquisadores (um deles era um estudante de medicina fazendo um projeto de bacharelado) sentaram-se nas aulas de ioga, entrevistaram pacientes e equipe, coletaram as atas das reuniões de planejamento e perguntaram "Como está indo?". Um achado-chave disso foi a inadequação de alguns dos locais. Somente ao realmente verem onde a aula de ioga estava acontecendo poderíamos ter descoberto que era impossível relaxar e meditar em um centro público de lazer com anúncios regulares provindos de um aparelho de intercomunicação com som muito alto. No sentido mais geral, as avaliações de processo captam as visões dos participantes e da equipe sobre como aperfeiçoar a intervenção e/ou por que pode não estar funcionando conforme o planejado.

Questão 8: Se os achados foram negativos, o quanto isso pode ser explicado por falha na implementação e/ou otimização inadequada da intervenção?

Esta questão provém da avaliação de processo. Em minha revisão dos programas de alimentação escolar (ver Questão 4), muitos estudos tinham resultados negativos e, ao ler os diversos artigos, minha equipe deparou-se com diversas explicações sobre por que a alimentação escolar pode *não* melhorar o crescimento ou o desempenho escolar [5]. Por exemplo, o alimento oferecido pode não ter sido consumido ou oferecer pouquíssimos nutrientes-chave; o alimento consumido pode ter baixa biodisponibilidade em crianças subnutridas (p. ex., não ser absorvido porque seus intestinos estavam edemaciados); pode ocorrer uma redução compensatória na ingestão alimentar fora da escola (p. ex., a refeição da noite foi dada a outro membro da família por saber-se que a criança tinha se alimentado na escola); a suplementação pode ter ocorrido tarde demais no desenvolvimento da criança; ou o programa talvez não tenha sido implementado conforme foi planejado (p. ex., em um estudo, alguns dos grupos-controle recebiam suplemento alimentar porque a equipe da linha de frente sentia, provavelmente corretamente, que não era ético oferecer alimento para metade das crianças famintas em uma sala de aula, e não oferecer para a outra metade).

Questão 9: Se os achados variaram entre diferentes subgrupos, quanto os autores explicaram isso refinando sua teoria de mudança?

A intervenção melhorou os desfechos em mulheres, mas não em homens? Em pessoas escolarizadas com alta renda, mas não em pessoas não escolarizadas ou de baixa renda? Em estabelecimentos de atenção primária, mas não em atenção de nível secundário? Ou em Manchester, mas não em Nova Délhi? Se for assim, pergunte por quê. Esta pergunta "por quê" é outro julgamento, pois se trata de interpretar achados em contexto, não pode ser respondida pela aplicação de um algoritmo técnico ou uma lista de verificação. Leia a seção de discussão do artigo e você deve encontrar a explicação dos autores de por que o subgrupo X se beneficiou, mas o subgrupo Y não. Também devem ter oferecido um refinamento de sua teoria de mudança que leve em conta essas diferenças. Por exemplo, os estudos de programas de alimentação escolar demonstraram um benefício estatisticamente maior em crianças menores (no geral), o que levou os autores destes estudos a sugerirem que existe uma janela crítica de desenvolvimento depois da qual mesmo suplementos nutricionalmente ricos apresentam impacto limitado sobre o crescimento ou o desempenho [5, 6]. Para destacar outra área de meu interesse, prevejo que uma das áreas de maior crescimento em pesquisa secundária ao longo do próximos anos será compreender o que funciona para quem em educação e apoiar o automanejo em diferentes condições crônicas.

Questão 10: Que pesquisas adicionais os autores acreditam ser necessárias? Isto está justificado?

Como você já deve saber agora, se leu o capítulo até este ponto, as intervenções complexas são multifacetadas, possuem nuances e impactam diversos desfechos múltiplos. Os autores que apresentam estudos de tais intervenções têm a responsabilidade de nos dizer como seu estudo formatou o campo de pesquisa geral. Não devem concluir simplesmente que "são necessárias mais pesquisas" (um desdobramento inevitável de qualquer estudo científico), porém, devem indicar *onde* os esforços de pesquisa devem ser mais bem focados. Na verdade, uma das conclusões mais úteis pode ser uma declaração das áreas em que *não* são necessárias mais pesquisas. Os autores deveriam declarar, por exemplo, se o próximo estágio deve ser uma nova pesquisa qualitativa, um ensaio novo e maior ou até mesmo análises adicionais de dados já coletados.

Referências

1 Hawe P, Shiell A, Riley T. Complex interventions: how "out of control" can a randomised controlled trial be? BMJ: British Medical Journal 2004;**328**(7455):1561–3.

2 Craig P, Dieppe P, Macintyre S, et al. Developing and evaluating complex interventions: the new Medical Research Council guidance. BMJ: British Medical Journal 2008;**337**:a1655.

3 Skoro-Kondza L, Tai SS, Gadelrab R, et al. Community based yoga classes for type 2 diabetes: an exploratory randomised controlled trial. BMC Health Services Research 2009;**9**(1):33.

4 Steventon A, Bardsley M, Billings J, et al. Effect of telehealth on use of secondary care and mortality: findings from the Whole System Demonstrator cluster randomised trial. BMJ: British Medical Journal 2012;**344**:e3874 doi: 10.1136/bmj.e3874.

5 Greenhalgh T, Kristjansson E, Robinson V. Realist review to understand the efficacy of school feeding programmes. BMJ: British Medical Journal 2007;**335**(7625):858–61 doi: 10.1136/bmj.39359.525174.AD.

6 Kristjansson EA, Robinson V, Petticrew M, et al. School feeding for improving the physical and psychosocial health of disadvantaged elementary school children. Cochrane Database of Systematic Reviews (Online) 2007;(1):CD004676 doi:10.1002/14651858. CD004676.pub2.

7 Grol R, Grimshaw J. From best evidence to best practice: effective implementation of change in patients' care. The Lancet 2003;**362**(9391):1225–30.

8 Foster G, Taylor S, Eldridge S, et al. Self-management education programmes by lay leaders for people with chronic conditions. Cochrane Database of Systematic Reviews (Online) 2007;**4**(4):1–78.

9 Nolte S, Osborne RH: A systematic review of outcomes of chronic disease self-management interventions. Quality of life research 2013, **22**:1805–1816.

10 Lewin S, Glenton C, Oxman AD. Use of qualitative methods alongside randomized controlled trials of complex healthcare interventions: methodological study. BMJ: British Medical Journal 2009;**339**:b3496.

Capítulo 8

Artigos que relatam testes diagnósticos ou de rastreamento

Dez homens no banco dos réus

Se você foi recém-apresentado ao conceito de validação de testes diagnósticos e se as explicações algébricas ("Vamos chamar este valor de *x*...") lhe dão arrepios, o seguinte exemplo pode ajudá-lo. Dez homens (para os puristas da questão do gênero, suponha que "homens" significa "homens ou mulheres") estão aguardando julgamento por assassinato. Somente três deles realmente cometeram um assassinato; os outros sete são inocentes de qualquer crime. Um júri ouve cada caso e acha que seis dos homens são culpados de assassinato. Dois dos condenados são assassinos verdadeiros. Quatro homens são presos injustamente. Um assassino é libertado.

Esta informação pode ser expressa pelo que é conhecido como *tabela 2 × 2* (Fig. 8.1). Note que a "verdade" (se os homens *realmente* cometeram um homicídio ou não) é expressa na linha horizontal, e o veredito do júri (que pode ou não refletir a verdade) é expresso na coluna vertical.

Você deve conseguir enxergar que esses números, se forem típicos, refletem uma série de características desse júri em particular.

(a) Esse júri identifica corretamente dois em cada três assassinos verdadeiros.
(b) Liberta corretamente três em cada sete pessoas inocentes.
(c) Se esse júri achou que uma pessoa era culpada, ainda assim existe somente uma chance em três de que ela realmente fosse uma assassina.
(d) Se esse júri achou que uma pessoa era inocente, ela teria três chances em quatro de realmente ser inocente.
(e) O júri chega ao veredito correto em cinco de cada dez casos.

How to Read a Paper: The Basics of Evidence-Based Medicine, Fifth Edition. Trisha Greenhalgh.
© 2014 John Wiley & Sons, Ltd. Published 2014 by John Wiley & Sons, Ltd.

		Status verdadeiro do criminoso	
		Assassino	Não assassino
Veredito do júri	"Culpado"	Corretamente condenados 2 homens	Equivocadamente condenados 4 homens
	"Inocente"	1 homem Equivocadamente libertado	3 homens Corretamente libertados

Figura 8.1 Tabela 2 × 2 mostrando o resultado do julgamento de 10 homens acusados de assassinato.

Essas cinco características constituem, respectivamente, a sensibilidade, a especificidade, o valor preditivo positivo, o valor preditivo negativo e a precisão do desempenho desse júri. O restante deste capítulo considera esses cinco aspectos aplicados a testes diagnósticos (ou de rastreamento) quando comparados a um diagnóstico "verdadeiro" ou padrão-ouro. A seção "Razões de verossimilhança" também introduz um sexto aspecto, um pouco mais complicado (mas muito útil), de um teste diagnóstico – a razão de verossimilhança. (Após ter lido o restante deste capítulo, retorne a esta seção. Então você deverá ser capaz de calcular que a razão de verossimilhança de um veredito positivo do júri no exemplo anterior é de 1,17, e a de um veredito negativo é de 0,78. Se não conseguir, não se preocupe – muitos médicos eminentes não têm ideia do que seja uma razão de verossimilhança.)

Validando testes diagnósticos em relação a um padrão-ouro

Nosso lavador de janelas disse-me uma vez que vinha sentindo mais sede e pediu ao seu clínico geral para ser testado para diabetes, que é frequente em sua família. A enfermeira do consultório de seu médico lhe pediu uma amostra de urina e mergulhou uma fita especial nela. A fita ficou verde, o que significava, aparentemente, que não havia açúcar (glicose) em sua urina. Isso – disse a enfermeira – significava que ele não tinha diabetes.

Tive dificuldade em explicar ao lavador de janelas que o resultado do teste não significava necessariamente isso, assim como um veredito de culpado *não necessariamente* torna alguém um assassino. A definição de diabetes, de acordo com a Organização Mundial da Saúde (OMS), é um nível de glicose no sangue acima de 7 mmol/L em estado de jejum ou acima de 11,1 mmol/L 2 horas após uma carga de 100 g de glicose oral (o muito temido "teste de tolerância à glicose", em que o participante deve engolir até a última gota de uma bebida nauseante de glicose e aguardar 2 horas para fazer um exame de sangue) [1]. Esses valores devem ser obtidos em duas ocasiões separadas se a pessoa não tiver sintomas, mas somente em uma ocasião se ela tiver sintomas típicos de diabetes (sede, eliminação de grandes quantidades de urina, entre outros).

Esses critérios rigorosos podem ser chamados de *padrão-ouro* para o diagnóstico de diabetes. Em outras palavras, se você preenche os critérios da OMS pode se denominar diabético; se não, não pode (observe, porém, que as definições oficiais do que é e o que não é uma doença muda regularmente e, na verdade, cada vez que produzo uma nova edição deste livro, tenho que examinar se as definições que citei mudaram à luz de novas evidências). O mesmo não pode ser dito em relação a mergulhar uma fita em uma amostra aleatória de urina. Primeiro, você pode ser um diabético verdadeiro, mas ter um limiar renal elevado; isto é, seus rins conservam a glicose muito melhor que a maioria das pessoas, de modo que seu nível de glicose no sangue teria de ser muito mais elevado do que o da maioria das pessoas para que qualquer glicose aparecesse em sua urina. Alternativamente, você pode ser um indivíduo normal sob outros aspectos com um limiar renal *baixo*, de modo que a glicose passa para sua urina mesmo quando não existe excesso algum no sangue. De fato, como qualquer pessoa com diabetes irá lhe dizer, muito frequentemente essa doença está associada a um teste negativo para glicose na urina.

Porém, há muitas vantagens em usar uma fita para urina em vez do teste de tolerância à glicose completo para "rastrear" uma pessoa com diabetes. O teste é barato, conveniente, fácil de realizar e interpretar, aceitável para os pacientes e produz um resultado positivo/negativo instantâneo. Na vida real, pessoas como o meu lavador de janelas podem se recusar a realizar um teste de tolerância à glicose, sobretudo se forem autônomos e for solicitado que percam um dia de trabalho para realizar o exame. Mesmo que estivesse preparado para realizá-lo, seu clínico geral poderia decidir (certo ou errado) que os sintomas do lavador de janelas não mereciam o custo desta investigação relativamente sofisticada. Espero que você consiga ver que, mesmo que o teste de urina não possa dizer com certeza se alguém é diabético, tem uma vantagem prática definida sobre o padrão-ouro. Portanto, é por isso que as pessoas o usam.

Para avaliar objetivamente qual a utilidade do teste de glicose na urina para diabetes, necessitamos selecionar uma amostra de pessoas (p. ex., 100) e fazer dois testes em cada uma delas: o teste de urina (de rastreamento) e um teste-padrão de tolerância à glicose (o padrão-ouro). Poderíamos saber, então, para cada pessoa, se o resultado do teste de rastreamento combinou com o teste-padrão. Esse exercício é conhecido como *estudo de validação*. Podemos expressar os resultados do estudo de validação em uma tabela 2 × 2 (também conhecida como *matriz 2 × 2*), como na Figura 8.2, e calcular diversas propriedades do teste, como na Tabela 8.1, assim como fizemos para as características do júri na seção "Intervenções complexas".

		Resultado de um teste de padrão-ouro	
		Positivo para a doença **a + c**	Negativo para a doença **b + d**
Resultado de teste de rastreamento	Teste positivo **a + b**	Verdadeiro-positivo *a*	Falso-positivo *b*
	c + d Teste negativo	*c* Falso-negativo	*d* Verdadeiro-negativo

Figura 8.2 Notação da tabela 2 × 2 para expressar os resultados de um estudo de validação para um teste diagnóstico ou de rastreamento.

Se os valores das várias propriedades de um teste (como a sensibilidade e a especificidade) se situaram dentro de limites razoáveis, poderíamos dizer que o teste foi *válido* (ver Questão 7). A validade do teste da glicose na urina para diagnóstico do diabetes foi examinada há muitos anos por Andersson e colegas [2], cujos dados usei no exemplo da Figura 8.3. De fato, o estudo original foi realizado em 3.268 participantes, dos quais 67 ou se recusaram a fornecer uma amostra ou, por alguma outra razão, não foram testados adequadamente. Para fins de simplicidade, ignorei tais irregularidades e expressei os resultados em termos de um denominador (número total testado) de 1.000 participantes.

Na verdade, esses dados vieram de um levantamento epidemiológico para detectar a prevalência de diabetes em uma população; a validação do teste de urina foi um aspecto secundário do estudo principal. Se a validação tivesse sido o objetivo principal do estudo, teriam sido incluídos mais indivíduos diabéticos, como mostra a Questão 2 [2]. Se você examinar o artigo original, também descobrirá que o teste-padrão para diagnosticar o diabetes verdadeiro não era o teste de tolerância à glicose oral, mas uma série menos convencional de observações. Contudo, o exemplo serve a seu propósito, pois nos fornece alguns números para inserir nas equações listadas na última coluna da Tabela 8.1. Podemos calcular as características importantes do teste de urina para o diabetes, como segue:

(a) Sensibilidade = $a/(a + c)$ = 6/27 = 22,2%.
(b) Especificidade = $d/(b + d)$ = 966/973 = 99,3%.
(c) Valor preditivo positivo = $a/(a + b)$ = 6/13 = 46,2%.
(d) Valor preditivo negativo = $d/(c + d)$ = 966/987 = 97,9%.
(e) Acurácia = $(a + d)/(a + b + c + d)$ = 972/1.000 = 97,2%.
(f) Razão de verossimilhança de um teste positivo = sensibilidade/(1 − especificidade) = 22,2/0,7 = 32.
(g) Razão de verossimilhança de um teste negativo = (1 − sensibilidade)/especificidade = 77,8/99,3 = 0,78.

Tabela 8.1 Propriedades de um teste diagnóstico que podem ser calculadas comparando-o com o padrão-ouro em um estudo de validação

Característica do teste	Nome alternativo	Questão que a característica avalia	Fórmula (ver Fig. 8.1)
Sensibilidade	Taxa de verdadeiros-positivos (teste positivo entre os doentes)	Qual é a capacidade do teste para detectar pessoas com o problema?	$a/a+c$
Especificidade	Taxa de verdadeiros-negativos (teste negativo entre os saudáveis)	Qual é a capacidade do teste para excluir corretamente as pessoas sem o problema?	$d/b+d$
Valor preditivo positivo (VPP)	Probabilidade pós-teste de um teste positivo	Se uma pessoa apresentar um resultado positivo, qual é a probabilidade de que ela tenha o problema?	$a/a+b$
Valor preditivo negativo (VPN)	Indica a probabilidade pós-teste de um teste negativo[a]	Se uma pessoa apresentar um resultado negativo, qual é a probabilidade de que ela não tenha o problema?	$d/c+d$
Acurácia	—	Qual proporção de todos os testes produziu resultados corretos (i.e., verdadeiros-positivos e verdadeiros-negativos como uma proporção de todos os resultados)?	$a+d/a+b+c+d$
Razão de verossimilhança de um teste positivo	—	Qual é a probabilidade de encontrar um teste positivo em uma pessoa com o problema, comparando com uma pessoa que não o apresenta?	Sensibilidade/(1 − especificidade)

[a] A probabilidade pós-teste de um teste negativo é (1 − VPN).

| | | Resultado de teste padrão-ouro de tolerância à glicose ||
		Positivo para diabetes 27 pessoas	Negativo para diabetes 973 pessoas
Resultado do teste de glicose na urina	Glicose presente 13 pessoas	Verdadeiro-positivo 6	Falso-positivo 7
	987 pessoas Glicose ausente	21 Falso-negativo	966 Verdadeiro-negativo

Figura 8.3 Tabela 2 × 2 mostrando os resultados de um estudo de validação de teste de glicose na urina para diabetes contra o padrão-ouro de tolerância à glicose (com base em Andersson e colegas [2]).

A partir dessas características, você provavelmente pode ver por que não compartilhei da certeza do lavador de janelas de que ele não tinha diabetes. Um teste positivo de glicose na urina tem apenas 22% de sensibilidade, o que significa que o teste não detecta quase quatro quintos dos diabéticos verdadeiros. Em presença de sintomas clássicos e de uma história familiar, as chances basais de o lavador de janelas (probabilidade pré-teste) ter o problema são bastante altas e reduzidas em apenas cerca de quatro quintos disso (razão de verossimilhança negativa, 0,78; ver seção "Razões de verossimilhança") após um único teste de urina negativo. Em vista de seus sintomas, este homem claramente necessita realizar um teste mais definitivo para o diabetes [3]. Note que, como mostram as definições da Tabela 8.1, se o teste tivesse sido positivo, o lavador de janelas teria boas razões para ficar preocupado, pois, mesmo que o teste não seja muito *sensível* (i.e., não seja bom em detectar pessoas com a doença), é bastante *específico* (i.e., é bom para excluir pessoas sem a doença).

Apesar dos achados destes estudos de quase 20 anos atrás, o exame de urina para "excluir diabetes" ainda é chocantemente comum em alguns locais. Mas o argumento acadêmico mudou para a questão de se o exame de sangue para HbA1c é suficientemente sensível e específico para servir como teste de rastreamento para diabetes [4, 5]. Os argumentos ficaram muito mais complexos quando os epidemiologistas compararam com evidências sobre dano microvascular precoce (subclínico), mas os princípios essenciais da matriz 2 × 2 e as perguntas sobre falsos-positivos e falsos-negativos ainda se aplicam. Resumindo, o teste funciona muito bem, mas requer um exame de sangue e os custos não são insignificantes.

Frequentemente, os estudantes ficam confusos com a dimensão de sensibilidade/especificidade de um teste e a dimensão do valor preditivo positivo/negativo.

Como regra, a sensibilidade ou a especificidade dizem sobre o *teste em geral*, e o valor preditivo diz *o que o resultado de um determinado teste significa para o paciente a sua frente*. Assim, a sensibilidade e a especificidade geralmente são usadas mais por epidemiologistas e especialistas em saúde pública, cujo trabalho no dia a dia envolve a tomada de decisões sobre *populações*.

Um rastreamento por meio de mamografia (radiografia da mama) pode ter sensibilidade de 80% e especificidade de 90% para detectar câncer de mama, o que significa que o teste detectará 80% dos cânceres e excluirá 90% das mulheres sem câncer. Porém, imagine que você seja um clínico geral ou um enfermeiro e uma paciente vem para receber o resultado de sua mamografia. A pergunta que ela quer ver respondida é (se o resultado do exame for positivo) "Qual é a chance de eu ter câncer?" ou (se o resultado for negativo) "Qual é a chance de agora eu poder me despreocupar sobre a possibilidade de ter câncer?". Muitas pacientes (e um grande número de profissionais da saúde) assumem que o valor preditivo negativo de um teste é 100%, ou seja, se o teste for "normal" ou "limpo" pensam que não existe chance de a doença estar presente – e você precisa apenas ler as histórias de mulheres contadas em revistas femininas ("Foi dito que eu tinha câncer, mas depois os exames provaram que os médicos estavam errados") para encontrar exemplos de mulheres cujo valor preditivo positivo de um exame foi assumido como 100%.

Dez questões a serem feitas sobre um artigo que pretende validar um teste diagnóstico ou de rastreamento

Ao preparar as sugestões a seguir, baseei-me em três principais fontes publicadas: os "Users' guides to the medical literature" [6, 7], um artigo mais recente de alguns dos mesmos autores [8], e as diretrizes simples e práticas de Mant [9] para "testar um teste". Como as listas de verificação deste livro, estas não são mais do que regras práticas para o analisador crítico novato: para um conjunto de critérios mais abrangente e rigorosamente desenvolvido (que totaliza 234 páginas) conhecido como *QADAS* (Quality in Diagnostic and Screening Tests [qualidade em exames diagnósticos e de rastreamento]), consulte uma recente revisão elaborada pelo UK Health Technology Assesment Programme [8]. Lucas e colegas [10] produziram uma lista de verificação que é semelhante, mas não idêntica às questões listadas aqui.

Questão 1: Este teste é potencialmente relevante para minha prática?
Essa é a questão "E daí?", que os especialistas chamam de *utilidade* do teste. Mesmo que o teste fosse 100% válido, preciso e confiável, me ajudaria? Identificaria um transtorno tratável? Em caso positivo, poderia usá-lo no lugar do teste que uso atualmente? Eu (ou meus pacientes ou os contribuintes) poderia pagar por ele? Meus pacientes consentiriam em realizá-lo? Esse teste mudaria as pro-

babilidades de diagnósticos concorrentes o suficiente para que eu alterasse meu plano de tratamento? Se todas as respostas a essas questões forem "não", você pode rejeitar o artigo sem ler mais do que o resumo ou a introdução.

Questão 2: O teste foi comparado com um verdadeiro padrão-ouro?

Você deve perguntar, em primeiro lugar, se o teste foi comparado com alguma coisa. Ocasionalmente, são escritos artigos (e, no passado, eram publicados) em que nada foi feito, exceto realizar o teste novo em alguns participantes. Este exercício pode produzir uma variedade de resultados possíveis para o teste, mas certamente não confirma que os "altos" resultados indiquem que o transtorno-alvo (a doença ou o estado de risco de seu interesse) esteja presente, ou que os resultados "baixos" indiquem que não esteja.

A seguir, você deve verificar se o "padrão-ouro" usado na pesquisa merece este nome. Um bom modo de avaliar um padrão-ouro é usar a pergunta "E daí?" mencionada anteriormente. Para muitos problemas, não há um teste diagnóstico padrão-ouro absoluto que diga com certeza se eles estão presentes ou não. Não surpreende que estes tendam a ser as doenças para as quais testes novos são mais ativamente buscados! Assim, os autores desses artigos podem necessitar desenvolver e justificar uma combinação de critérios em relação aos quais o novo teste será avaliado. Um ponto específico a verificar é que o teste que está sendo validado aqui (ou uma variante dele) não esteja sendo usado também na definição do padrão-ouro.

Questão 3: Este estudo de validação incluiu um espectro apropriado de participantes?

Se você validou um novo teste para o colesterol em 100 homens estudantes de medicina saudáveis, não seria capaz de dizer como o teste se comportaria em mulheres, crianças, pessoas idosas, com doenças que elevam acentuadamente o nível de colesterol ou que nunca foram à escola de medicina. Embora poucas pessoas sejam ingênuas o suficiente para selecionar uma amostra tão tendenciosa para seu estudo de validação, é surpreendentemente comum que estudos publicados se omitam de definir o espectro de participantes testados em termos de idade, gênero, sintomas e/ou gravidade da doença e de critérios específicos de elegibilidade.

Definir tanto a variedade de participantes quanto o espectro da doença a ser incluído é essencial para que os valores das diferentes características do teste mereçam ser citados, ou seja, para que possam ser aplicáveis em outras situações. É possível que um teste diagnóstico em particular possa ser mais sensível em participantes mulheres do que em homens ou em participantes mais jovens que em idosos. Pelas mesmas razões, os participantes de qualquer verificação de teste devem incluir os com doença leve e grave, tratados e não tratados e os com condições diferentes, porém, frequentemente confundidas com o problema em questão.

Enquanto a sensibilidade e a especificidade de um teste são praticamente constantes, qualquer que seja a prevalência do problema, o valor preditivo positivo e negativo depende, de forma decisiva, da prevalência. É por isso que os clínicos gerais são céticos, muitas vezes, com razão, sobre a utilidade dos testes desenvolvidos exclusivamente em uma população sob cuidados em nível secundário, em que a gravidade da doença tende a ser maior (ver seção "O estudo é sobre quem?"), e porque um bom teste *diagnóstico* (geralmente usado quando o paciente tem alguns sintomas sugestivos da doença em questão) não é necessariamente um bom teste de *rastreamento* (em geral usado em pessoas sem sintomas que são retiradas de uma população com prevalência muito menor da doença).

Questão 4: O viés de investigação foi evitado?

Isto é fácil de verificar. Simplesmente significa "todos os que realizaram o novo teste diagnóstico também realizaram o padrão-ouro e vice-versa?". Espero que você não tenha problemas em detectar o viés potencial em estudos em que o padrão-ouro somente é realizado em pessoas que já obtiveram resultado positivo no teste que está sendo validado. Além disso, há uma série de aspectos mais sutis do viés de investigação que estão além do âmbito deste livro, mas que são abordados em livros-texto especializados em estatística [11].

Questão 5: O viés de expectativa foi evitado?

O viés de expectativa ocorre quando patologistas e outros que interpretam amostras para fins diagnósticos são inconscientemente influenciados pelo conhecimento das características particulares do caso; por exemplo, a presença de dor torácica ao interpretar um eletrocardiograma (ECG). No contexto de validação de testes diagnósticos em relação a um padrão-ouro, a questão significa "As pessoas que interpretaram um dos testes conheciam o resultado que o outro teste de cada participante em particular tinha mostrado?". Como expliquei na seção "A avaliação foi submetida a mascaramento?", todas as avaliações deveriam ser submetidas a mascaramento – isto é, a pessoa que interpreta o teste não deveria receber nenhuma pista sobre o resultado esperado em nenhum dos casos.

Questão 6: O teste mostrou ser reprodutível tanto intra quanto entre observadores?

Se o mesmo observador realiza o mesmo teste em duas ocasiões em um participante cujas características não tenham mudado, obterá resultados diferentes em uma proporção de casos. Todos os testes apresentam esta característica em alguma medida, mas um teste com reprodutibilidade de 99% está claramente em um nível diferente de um com reprodutibilidade de 50%. Alguns fatores que podem contribuir para a baixa reprodutibilidade de um teste diagnóstico são a precisão técnica do equipamento, a variabilidade do observador (p. ex., ao comparar uma cor com uma cartela de referência) e erros aritméticos, entre outros.

Retorne à seção "A avaliação foi submetida a mascaramento?" para lembrar-se do problema da concordância entre observadores. Frente ao mesmo resultado de um exame para interpretar, duas pessoas concordarão somente em uma proporção dos casos, geralmente expressa como o escore Kappa. Se o teste em questão fornecer resultados numéricos (como o nível de colesterol no sangue em mmol/L), a concordância entre observadores dificilmente será um problema. Porém, se o teste envolver a interpretação de radiografias (como o exemplo da mamografia na seção "A avaliação foi submetida a mascaramento?") ou perguntar a uma pessoa sobre o seu hábito de beber [10], é importante confirmar que a reprodutibilidade entre os observadores esteja em um nível aceitável.

Questão 7: Quais são as propriedades do teste determinadas a partir deste estudo de validação?

Todos os padrões anteriores podem ter sido alcançados, mas o teste ainda pode não ter valor, pois ele em si não é válido (i.e., sua sensibilidade, especificidade e outras propriedades importantes são muito baixas). Este é o caso ao usar a glicose na urina como teste de rastreamento para o diabetes (ver seção "Dez questões a serem feitas sobre um artigo que descreve uma intervenção complexa"). Afinal, se um teste tem uma taxa de falso-negativo de quase 80%, é mais provável que induza o médico ao erro do que auxilie no diagnóstico, se a doença estiver realmente presente.

Não há valores absolutos para determinar a validade de um teste de rastreamento, pois o que conta como aceitável depende do problema que está sendo rastreado. Poucas pessoas questionariam um teste de daltonismo cuja sensibilidade fosse de 95% e especificidade de 80%, mas nunca ninguém morreu por ser daltônico. O teste de rastreamento para hipotireoidismo congênito realizado em todos os recém-nascidos do Reino Unido logo após o nascimento, por meio do teste de Guthrie, apresenta sensibilidade superior a 99%, mas seu valor preditivo positivo é de apenas 6% (em outras palavras, detecta quase todos os bebês com a doença à custa de uma alta taxa de resultado falso-positivo) [11], e o faz corretamente. É muito mais importante detectar todos os bebês com essa doença tratável, que de outro modo desenvolveriam retardo mental grave, do que poupar centenas de pais do estresse relativamente leve de repetir um exame de sangue em seu bebê.

Questão 8: Os intervalos de confiança para sensibilidade, especificidade e outras propriedades do teste foram fornecidos?

Como foi explicado na seção "Probabilidade e confiança", o intervalo de confiança, que pode ser calculado para praticamente todos os valores numéricos de um conjunto de resultados, expressa a possível variação de resultados dentro dos quais se situa o valor verdadeiro. Retorne ao exemplo do júri na seção "Intervenções complexas". Se o júri tivesse achado que apenas mais um dos assassinos era inocente, a sensibilidade de seu veredito cairia de 67 para 33% e o valor preditivo positivo do veredito cairia de 33 para 20%. Esta enorme (e quase inaceitável) sensibilidade para decidir um único caso ocorreu, obviamente, porque somente validamos o desempenho do júri com 10 casos. Os intervalos de confiança para as decisões desse júri são tão grandes que meu programa de computador se recusa a calculá-los. Lembre-s e de que quanto maior o tamanho da amostra, menor o intervalo de confiança, de modo que é particularmente importante verificar os intervalos de confiança se o artigo que você estiver lendo descrever um estudo realizado em uma amostra relativamente pequena. Se você quiser usar a fórmula para calcular intervalos de confiança para propriedades de testes diagnósticos, consulte o excelente livro-texto *Statistics with confidence* [12].

Questão 9: Foi obtida uma "variação normal" sensível com estes resultados?

Se o teste fornece resultados não dicotômicos (contínuos) – ou seja, se ele fornece um valor numérico e não um resultado sim/não –, alguém terá de dizer que valores do resultado do teste serão considerados anormais. Muitos de nós já passamos por isso com a aferição de nossa pressão arterial. Queremos saber se nosso resultado está "bom" ou não, mas o médico insiste em nos dar um valor como "142/92". Se 140/90 fosse escolhido como o ponto de corte para a pressão arterial elevada, seríamos alocados na categoria de resultado "anormal", embora nosso risco de ter problemas devido à pressão arterial seja pouco diferente do de uma pessoa com pressão arterial de 138/88. De forma sensata, muitos médicos e enfermeiros orientam seus pacientes: "Sua pressão não está perfeita, mas não está na faixa de risco. Volte em três meses para aferir novamente". Contudo, em algum momento, o clínico deve tomar a decisão de que *esta* pressão arterial requer tratamento com medicamentos, mas *aquela* não. Quando e com que frequência repetir um exame-limite muitas vezes é respondido em diretrizes; você pode, por exemplo, querer examinar a orientação detalhada e as controvérsias prevalentes sobre como medir a pressão arterial [13].

Definir as zonas de perigo relativo e absoluto para uma variável fisiológica ou patológica contínua é uma ciência complexa, que deve levar em conta a probabilidade real do desfecho adverso que o tratamento proposto tem como objetivo prevenir. Esse processo torna-se consideravelmente mais objetivo com o emprego de razões de verossimilhança (ver seção "Razões de verossimilhança"). Consulte o livro-texto de Sackett e colegas [14] (p. 59) para uma discussão interessante sobre os diferentes significados possíveis da palavra "normal" nas investigações diagnósticas.

Questão 10: Este teste foi colocado no contexto de outros testes potenciais na sequência de investigação diagnóstica para o problema?

Em geral, tratamos a pressão arterial elevada simplesmente com base na leitura isolada da pressão (embora, como já foi mencionado, as diretrizes recomendem embasar o manejo em uma série de aferições em vez de em um valor isolado). Compare isso com a sequência que usamos para diagnosticar a estenose ("endurecimento") das artérias coronárias. Primeiro, selecionamos pacientes com uma história típica de angina de esforço (dor torácica ao exercício). A seguir, geralmente fazemos um ECG em repouso, um ECG em exercício e, em alguns casos, uma cintilografia cardíaca com radioisótopos para procurar áreas hipocaptantes. A maioria dos pacientes somente chega a uma cineangiocoronariografia (a investigação definitiva da estenose das artérias coronárias) *após* ter produzido um resultado anormal nos testes preliminares.

Se você escolhesse 100 pessoas na rua e as submetesse a uma cineangiocoronariografia, o exame poderia exibir valores preditivos positivo e negativo muito diferentes (e até sensibilidade e especificidade diferentes) do que ele apresentou na população mais doente em que foi originalmente validado. Isso significa que os diversos aspectos de validade da cineangiocoronariografia como teste diagnóstico são quase sem sentido, a menos que os resultados sejam expressos em termos do que eles contribuem para o processo global de diagnóstico.

Razões de verossimilhança

A Questão 9 descreveu o problema de definir uma faixa de normalidade para uma variável contínua. Nessas circunstâncias, pode ser preferível expressar o resultado do exame não como "normal" ou "anormal", mas em termos das chances reais de um paciente ter a doença-alvo se o resultado do teste atingir um determinado nível. Tome, por exemplo, o uso do teste do antígeno prostático específico (PSA, do inglês *prostate-specific antigen*) para o rastreamento do câncer de próstata. A maioria dos homens terá um PSA detectável em seu sangue (como 0,5 ng/mL) e a maioria dos homens com câncer de próstata avançado terá níveis muito altos de PSA (acima de 20 ng/mL). Porém, um nível de PSA de, digamos, 7,4 ng/mL pode ser encontrado tanto em um homem perfeitamente normal como em alguém com câncer em estágio inicial. Simplesmente não há um ponto de corte preciso entre o normal e o anormal [15].

Podemos, no entanto, usar os resultados de um estudo de validação do teste do PSA contra um padrão-ouro para o câncer de próstata (digamos, biópsia) para desenhar uma série completa de tabelas 2 × 2. Cada tabela usaria uma definição diferente de resultado anormal do PSA para classificar os pacientes como "normais" ou "anormais". A partir dessas tabelas, poderíamos gerar diferentes razões de verossimilhança associadas a um nível de PSA acima de cada ponto de corte diferente. Então, quando confrontados com um resultado de PSA na "zona cinzenta", ao menos seríamos capazes de dizer que "este teste não provou que o paciente tem câncer de próstata, mas aumentou (ou diminuiu) as chances deste diagnóstico por um fator de *x*". De fato, como mencionei anteriormente, o teste do PSA não é um discriminador muito bom entre a presença ou a ausência de câncer, qualquer que seja o valor do ponto de corte usado. Em outras palavras, não há valor para o PSA que forneça uma razão de verossimilhança particularmente alta na detecção do câncer. A orientação mais recente é compartilhar estas incertezas com o paciente e deixá-lo decidir se quer realizar o teste [16].

Embora a razão de verossimilhança seja uma das propriedades do teste diagnóstico mais complicadas para calcular, possui enorme valor prático e está se tornando o modo preferido de expressar e comparar a utilidade de diferentes testes. A razão de verossimilhança é um teste particularmente útil para incluir ou excluir determinado diagnóstico. Por exemplo, se uma pessoa entra em meu consultório sem sintoma nenhum, sei (com base em alguns estudos epidemiológicos bem antigos) que tem 5% de chance de ter anemia por deficiência de ferro, pois sei que em torno de 1 pessoa em cada 20 tem esse problema na população do Reino Unido. Na linguagem dos testes diagnósticos, isso significa que a probabilidade pré-teste de anemia, equivalente à prevalência do problema, é de 0,05.

No entanto, se eu fizer um teste para diagnóstico de anemia, o nível de ferritina sérica, em geral o resultado tornará o diagnóstico de anemia mais ou menos provável. Um nível de ferritina sérica moderadamente reduzido (entre 18 e 45 µg/L) tem uma razão de verossimilhança de 3, de modo que a chance de um paciente com este resultado ter anemia por deficiência de ferro em geral é calculada como 0,05 × 3, ou 0,15 (15%). Esse valor é conhecido como *probabilidade pós-teste do exame de ferritina sérica*. (Estritamente falando, as razões de verossimilhança devem ser usadas como chances mais do que como probabilidades, mas o método mais simples mostrado aqui fornece uma boa aproximação quando a probabilidade pré-teste é baixa. Neste exemplo, uma probabilidade pré-teste de 5% é igual a uma chance pré-teste de 0,05/0,95, ou 0,053; um teste positivo com uma razão de verossimilhança de 3 fornece uma chance pós-teste de 0,158, que é igual a uma probabilidade pós-teste de 14% [17].)

A Figura 8.4 mostra um nomograma, adaptado por Sackett e colegas de um artigo original de Fagan [18], para calcular as probabilidades pós-teste quando a probabilidade pré-teste (prevalência) e a razão de verossimilhança para o teste são conhecidas. As linhas A, B e C, desenhadas a partir de uma probabilidade pré-teste de 25% (a prevalência do tabagismo entre adultos britânicos), são, respectivamente, as trajetórias das razões de verossimilhança de 15, 100 e 0,015 – três testes diferentes (e um pouco antigos) para detectar se alguém é fumante ou não [19]. Na verdade, o teste C detecta se uma pessoa é *não fumante*, pois um resultado positivo nesse teste leva a uma probabilidade pós-teste de apenas 0,5%.

Resumindo, como disse no início deste capítulo, você pode ir muito longe com testes diagnósticos sem se referir a razões de verossimilhança. Eu mesma as evitei durante anos. Porém, se você dedicar uma tarde a compreender este aspecto da epidemiologia clínica, prevejo que seu tempo terá sido bem utilizado.

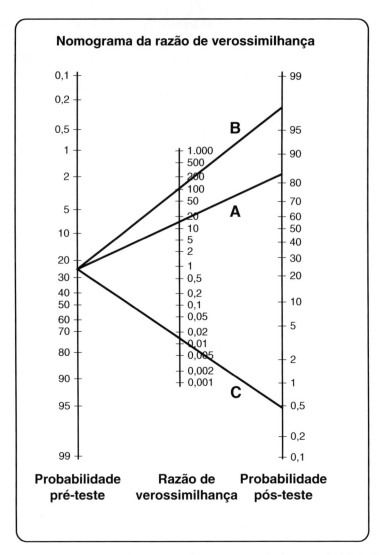

Figura 8.4 Usando razões de verossimilhança para calcular a probabilidade pós-teste de alguém ser fumante.

Regras de predição clínica

Na seção anterior, utilizei um exemplo formal como o exame PSA e concluí que não existe nenhum valor isolado e bem-definido cuja confiabilidade diferencie "normal" de "anormal". É por isso que a abordagem recomendada para avaliar o risco de um homem ter câncer de próstata é uma combinação de diferentes exames, inclusive a avaliação clínica geral e o exame de toque digital [16].

Provavelmente, você consegue ver por que, em geral, os médicos tendem a usar a combinação de diversos testes diagnósticos diferentes (incluindo exame clínico, exames de sangue, radiografias e assim por diante) para elaborar um quadro do que está errado com o paciente. Embora qualquer teste possua limites imprecisos entre normal e anormal, combiná-los pode afinar o foco diagnóstico. Assim, por exemplo, existe a tendência de oferecer a uma mulher que consulte com um nódulo no seio três exames diferentes, nenhum dos quais é especialmente útil quando usado isoladamente: aspiração por agulhamento, radiografia (mamografia) e ultrassonografia [20]. Mais recentemente, estudiosos começaram a debater se a leitura de mamografia computadorizada aumenta ainda mais a acurácia desta tripla combinação [21].

Este princípio geral de realizar diversos exames e combiná-los é uma regra antiga na prática clínica, recentemente atualizada de forma mais estruturada por Falk e Fahey [22]. Acompanhando grandes coortes de pacientes com sintomas específicos e registrando cuidadosamente os achados de exames clínicos e testes diagnósticos de todas elas, podemos chegar a estimativas numéricas da chance de uma pessoa ter (ou estar desenvolvendo) a doença X na presença do sintoma A, do sinal físico B, do teste diagnóstico C e assim por diante, ou qualquer combinação destes. O interesse e a pesquisa em regras de predição clínica vêm aumentando rapidamente nos últimos anos, em parte porque o crescimento da tecnologia de informação significa que números muito grandes de pacientes podem ser incluídos em bases de dados *online* por médicos em diferentes centros.

Como Falk e Fahey apontam, existem três estágios no desenvolvimento de uma regra de predição clínica. Primeiro, a regra deve ser desenvolvida pelo estabelecimento de um efeito independente e combinado de variáveis explicativas como sintomas, sinais ou exames diagnósticos no diagnóstico. Em segundo lugar, estas variáveis explicativas devem ser avaliadas em diferentes populações. E, em terceiro lugar, deve haver uma análise de impacto – idealmente, um ensaio clínico randomizado que mensure o impacto da aplicação da regra em um ambiente clínico em termos de desfecho para o paciente, comportamento do médico, uso de recursos e assim por diante.

Para consultar exemplos de como as regras de predição clínica podem nos ajudar a agir nos desafios mais complicados em atenção à saúde, consulte estes artigos sobre como predizer se uma criança que bateu a cabeça deve ser encaminhada para uma tomografia computadorizada [23], se alguém com artrite inicial está desenvolvendo artrite reumatoide [24], se alguém que esteja tomando anticoagulante possui risco suficientemente baixo de acidente vascular cerebral para conseguir parar de usá-lo [25] e quais combinações de testes melhor predizem se existe algo de errado com uma criança com um agravo agudo [26].

Referências

1. World Health Organization. Definition and diagnosis of diabetes mellitus and intermediate hyperglycemia: report of a WHO/IDF consultation. Geneva: World Health Organization, 2006:1-50.
2. Andersson D, Lundblad E, Svärdsudd K. A model for early diagnosis of type 2 diabetes mellitus in primary health care. Diabetic Medicine 1993;**10**(2):167-73.
3. Friderichsen B, Maunsbach M. Glycosuric tests should not be employed in population screenings for NIDDM. Journal of Public Health 1997;**19**(1):55-60.
4. Bennett C, Guo M, Dharmage S. HbA1c as a screening tool for detection of type 2 diabetes: a systematic review. Diabetic Medicine 2007;**24**(4):333-43.
5. Lu ZX, Walker KZ, O'Dea K, et al. A1C for screening and diagnosis of type 2 diabetes in routine clinical practice. Diabetes Care 2010;**33**(4):817-9.
6. Jaeschke R, Guyatt G, Sackett DL, et al. Users' guides to the medical literature: III. How to use an article about a diagnostic test. A. Are the results of the study valid? JAMA: The Journal of the American Medical Association – US Edition 1994;**271**(5):389-91.
7. Guyatt G, Bass E, Brill-Edwards P, et al. Users' guides to the medical literature: III. How to use an article about a diagnostic test. B. What are the results and will they help me in caring for my patients? JAMA: The Journal of American Medical Association 1994;**271**(9):703-7.
8. Guyatt G, Sackett D, Haynes B. Evaluating diagnostic tests. *Clinical epidemiology: how to do clinical practice research* 2006;**424**:273-322.
9. Mant D. Testing a test: three critical steps. Oxford General Practice Series 1995;**28**:183.
10. Lucas NP, Macaskill P, Irwig L, et al. The development of a quality appraisal tool for studies of diagnostic reliability (QAREL). Journal of Clinical Epidemiology 2010;**63**(8):854-61.
11. Lu Y, Dendukuri N, Schiller I, et al. A Bayesian approach to simultaneously adjusting for verification and reference standard bias in diagnostic test studies. Statistics in Medicine 2010;**29**(24):2532-43.
12. Altman DG, Machin D, Bryant TN, et al. *Statistics with confidence: confidence intervals and statistical guidelines*. Bristol: BMJ Books, 2000.
13. Appel LJ, Miller ER, Charleston J. Improving the measurement of blood pressure: is it time for regulated standards? Annals of Internal Medicine. 2011;**154**(12):838-9.
14. Sackett DL, Haynes RB, Tugwell P. *Clinical epidemiology: a basic science for clinical medicine*. Boston: Little, Brown and Company, 1985.
15. Holmström B, Johansson M, Bergh A, et al. Prostate specific antigen for early detection of prostate cancer: longitudinal study. BMJ: British Medical Journal 2009;**339**:b3537.
16. Barry M, Denberg T, Owens D, et al. Screening for prostate cancer: a guidance statement from the Clinical Guidelines Committee of the American College of Physicians. Annals of Internal Medicine 2013;**158**:761-9.
17. Guyatt GH, Patterson C, Ali M, et al. Diagnosis of iron-deficiency anemia in the elderly. The American Journal of Medicine 1990;**88**(3):205-9.

18 Fagan TJ. Letter: nomogram for Bayes theorem. The New England Journal of Medicine 1975;**293**(5):257.
19 Moore A, McQuay H, Muir Gray J. How good is that test–using the result. Bandolier. Oxford 1996;**3**(6):6–8.
20 Houssami N, Irwig L. Likelihood ratios for clinical examination, mammography, ultrasound and fine needle biopsy in women with breast problems. The Breast 1998;7(2):85–9.
21 Giger ML. Update on the potential of computer-aided diagnosis for breast cancer. Future Oncology 2010;**6**(1):1–4.
22 Falk G, Fahey T. Clinical prediction rules. BMJ: British Medical Journal 2009;**339**:b2899.
23 Maguire JL, Boutis K, Uleryk EM, et al. Should a head-injured child receive a head CT scan? A systematic review of clinical prediction rules. Pediatrics 2009;**124**(1):e145–54.
24 Kuriya B, Cheng CK, Chen HM, et al. Validation of a prediction rule for development of rheumatoid arthritis in patients with early undifferentiated arthritis. Annals of the Rheumatic Diseases 2009;**68**(9):1482–5.
25 Rodger MA, Kahn SR, Wells PS, et al. Identifying unprovoked thromboembolism patients at low risk for recurrence who can discontinue anticoagulant therapy. Canadian Medical Association Journal 2008;**179**(5):417–26.
26 Verbakel JY, Van den Bruel A, Thompson M, et al. How well do clinical prediction rules performing identifying serious infections in acutely ill children across an international network of ambulatory care datasets? BMC Medicine 2013;**11**(1):10.

Capítulo 9
Artigos que resumem outros artigos (revisões sistemáticas e metanálises)

Quando uma revisão é sistemática?

Você lembra-se dos trabalhos que costumava escrever quando entrou para a universidade? Você perambulava pela biblioteca, procurando nos índices de livros e periódicos. Quando achava um parágrafo que parecesse relevante, você copiava-o e, se algo não se encaixasse na teoria que estava propondo, você deixava-o de fora. Isso, mais ou menos, constitui a *revisão jornalística* – uma visão geral de estudos primários que não foram identificados ou analisados de modo sistemático (i.e., padronizado e objetivo). Os jornalistas são pagos pelo número de páginas que escrevem e não pela quantidade de coisas que leem ou pelo grau de crítica com que processam a informação, o que explica por que a maioria das "descobertas científicas" que você leu nos jornais de hoje provavelmente será desmentida antes do fim do mês. Uma variação comum da revisão jornalística é a revisão a convite, redigida quando um editor solicita a um de seus amigos que escreva algo, reúne os trechos e diz: "Revisão a convite? Ou, meu campo, a partir de meu ponto de vista, elaborada por mim usando somente meus dados e minhas ideias e citando apenas as minhas publicações" [1]!

Em contrapartida, *revisão sistemática* é uma visão geral de estudos primários que:
- Contém uma descrição de objetivos, materiais e métodos.
- Foi realizada de acordo com uma metodologia explícita, transparente e reprodutível (ver Fig. 9.1).

As revisões sistemáticas mais duradouras e úteis, notadamente as realizadas pela Cochrane Collaboration (ver seção "Recursos especializados"), são regularmente atualizadas para incorporar novas evidências.

Conforme meu colega Paul Knipschild observou há alguns anos, Pauling [2], vencedor do Prêmio Nobel, tinha publicado uma revisão embasada em referências

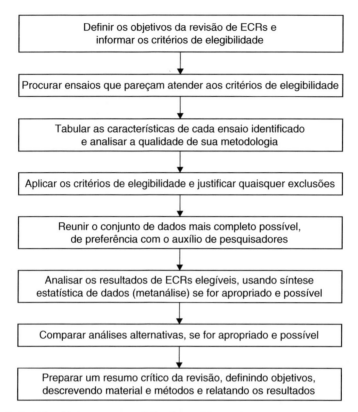

Figura 9.1 Método para uma revisão sistemática.

selecionadas dos estudos que sustentavam sua hipótese, demonstrando que a vitamina C curava o resfriado comum. Uma análise mais objetiva mostrou que, embora um ou dois estudos realmente sugerissem algum efeito, uma estimativa verdadeira baseada em *todos* os estudos disponíveis sugeria que a vitamina C não tinha efeito algum sobre o curso do resfriado comum. Provavelmente, Pauling não tentou enganar seus leitores de forma deliberada, mas, como seu entusiasmo pela causa superava sua objetividade científica, ele não estava ciente do *viés de seleção* que influenciava sua escolha de artigos. As evidências mostram que, se tentássemos fazer o que Pauling fez – isto é, buscar "evidências" na literatura médica que apoiassem nossa teoria de estimação –, teríamos feito um trabalho igualmente idiossincrático e não científico [3]. Algumas vantagens da revisão sistemática são apresentadas no Quadro 9.1.

Os especialistas, que estudaram determinado assunto durante anos e sabem qual "deve" ser a resposta, mostraram ser significativamente menos capazes de produzir uma revisão objetiva da literatura sobre seus assuntos do que os não especia-

> **Quadro 9.1** Vantagens das revisões sistemáticas [2]
>
> - Métodos explícitos *limitam o viés* ao identificar e rejeitar estudos.
> - Assim sendo, as conclusões são mais *confiáveis* e *precisas*.
> - Grandes quantidades de *informação* podem ser rapidamente assimiladas por profissionais de atenção à saúde, pesquisadores e elaboradores de políticas.
> - O tempo entre as descobertas de pesquisa e a *implementação* das estratégias diagnósticas e terapêuticas efetivas é reduzido (ver Cap. 12).
> - Os resultados de diferentes estudos podem ser formalmente comparados para definir a *generabilidade* dos achados e a *consistência* (falta de heterogeneidade) dos resultados (ver seção "Razões de verossimilhança").
> - As razões para a *heterogeneidade* (inconsistência de resultados entre os estudos) podem ser identificadas e novas hipóteses podem ser geradas sobre subgrupos específicos (ver seção "Razões de verossimilhança").
> - As revisões sistemáticas quantitativas (metanálises) aumentam a *precisão* do resultado global (ver seções "Foram abordadas questões estatísticas preliminares?" e "Dez questões a serem feitas sobre um artigo que pretende validar um teste diagnóstico ou de rastreamento").

listas [4]. Isso teria poucas consequências se a opinião dos especialistas fosse congruente com os resultados de revisões sistemáticas independentes, mas a maioria não o era na época [5]. Esses estudos reprováveis ainda são amplamente citados por pessoas que substituiriam todos os especialistas no assunto (como os cardiologistas) por especialistas em pesquisa e análise (pessoas que se especializam em encontrar e criticar artigos sobre qualquer assunto). Porém, em anos mais recentes, ninguém replicou os achados; em outras palavras, talvez devamos dar crédito aos especialistas de hoje que tendem a basear suas recomendações em uma cuidadosa avaliação das evidências. Como regra geral, se você quer buscar as melhores evidências objetivas dos benefícios de, por exemplo, diferentes anticoagulantes na fibrilação atrial, deve pedir a alguém que seja especialista em revisões sistemáticas para trabalhar junto com um especialista em fibrilação atrial.

Para ser justa com Pauling [2], ele realmente mencionou uma série de ensaios clínicos cujos resultados desafiavam seriamente sua teoria de que a vitamina C previne o resfriado comum. Porém, descreveu todos esses ensaios clínicos como "metodologicamente falhos". Assim também eram muitos dos ensaios clínicos que Pauling *incluiu* em sua análise, mas, como os resultados deles eram consistentes com sua teoria, Pauling foi, talvez inconscientemente, menos crítico sobre a fragilidade de seus delineamentos [6].

Menciono este exemplo para ilustrar que, ao realizar uma revisão sistemática, não somente a busca por artigos relevantes deve ser cuidadosa e objetiva, mas também os critérios usados para rejeitar artigos como "falhos" devem ser explícitos e independentes dos resultados dos estudos. Em outras palavras, você não despreza um ensaio porque todos os outros ensaios clínicos nesta área mostraram algo diferente (ver seção "Explicando a heterogeneidade"); você descarta-o porque, *independentemente dos resultados mostrados*, os objetivos ou métodos do ensaio não atenderam aos seus critérios de inclusão ou de padrão de qualidade (ver seção "A ciência de dispensar artigos").

Avaliando revisões sistemáticas

Uma das maiores evoluções na medicina baseada em evidências (MBE) desde que escrevi a primeira edição deste livro, em 1995, foi a concordância em relação a um formato padronizado e estruturado para redigir e apresentar as revisões sistemáticas. A versão original disso foi denominada *declaração QUORUM* (equivalente ao formato CONSORT para relato de ensaios clínicos randomizados, discutido na seção "Ensaios clínicos randomizados"). Foi subsequentemente atualizada como declaração PRISMA (Preferred Reporting Items for Systematic Reviews and Meta-Analyses) [7]. Seguir estas listas de verificação estruturadas faz as revisões sistemáticas e as metanálises ficarem muito mais fáceis. Aqui estão algumas perguntas que devem ser feitas com base na lista de verificação PRISMA (porém, muito abreviadas e simplificadas) a respeito de qualquer revisão sistemática de evidências quantitativas.

Questão 1: Qual é a importante questão clínica que a revisão abordou?

Retorne ao Capítulo 3, no qual expliquei a importância de definir a questão ao ler um artigo sobre um ensaio clínico ou outra forma de pesquisa primária. Chamei isso de *"chegando ao ponto"*, pois um modo certo de se confundir sobre um artigo é não conseguir ter certeza sobre o que ele trata. A definição de uma questão específica a ser respondida é ainda mais importante (e ainda mais frequentemente omitida) ao preparar uma revisão de estudos primários. Se você já tentou reunir os achados de uma dúzia de artigos clínicos em um ensaio, editorial ou notas de resumo para um exame, sabe que é muito fácil se perder em aspectos do assunto que você nunca pretendeu abordar.

A questão abordada por uma revisão sistemática deve ser definida com muita precisão, pois o revisor deve tomar uma decisão dicotômica (sim/não) sobre a inclusão de cada artigo potencialmente relevante ou sobre a rejeição de artigos por serem "irrelevantes". A pergunta "Os anticoagulantes previnem acidente vascular cerebral em pacientes com fibrilação atrial?" parece bastante específica até você começar a examinar a lista de possíveis estudos a incluir. O termo "fibrilação atrial" inclui tanto as formas reumática como não reumática (sabidamente associadas a riscos muito diferentes de acidente vascular cerebral) e ainda a fibrilação atrial intermitente? Meu avô, por exemplo, costumava sofrer desta arritmia por algumas horas nas raras ocasiões em que bebia café e teria sido considerado um caso limítrofe em qualquer ensaio.

O termo "acidente vascular cerebral" inclui tanto o acidente vascular cerebral isquêmico (causado pelo *bloqueio* de um vaso sanguíneo no cérebro) como o hemorrágico (causado pelo *rompimento* de um vaso sanguíneo)? E, em relação a vasos sanguíneos rompidos, não devemos pesar os efeitos colaterais dos anticoagulantes em relação aos seus possíveis benefícios? "Anticoagulante" tem o sentido estrito do termo (i.e., medicamentos que atuam na cascata da coagulação), como heparina, varfarina e dabigatrana, ou também inclui medicamentos que reduzem a adesão plaquetária, como ácido acetilsalicílico e clopidogrel? Finalmente, a revisão deve abranger ensaios clínicos em pacientes que tiveram um acidente vascular cerebral ou um evento isquêmico transitório prévio (um acidente vascular cerebral leve, que melhora dentro de 24 horas) ou deve ser limitada a ensaios com indivíduos sem esses importantes fatores de risco para um acidente vascular cerebral futuro? A "simples" questão apresentada anteriormente está se tornando difícil de responder, e devemos refiná-la como segue.

> *Avaliar a efetividade e a segurança da terapia com anticoagulante do tipo varfarina na prevenção secundária (i.e., após um acidente vascular cerebral ou evento isquêmico transitório prévio) em pacientes com todas as formas de fibrilação atrial: comparação com terapia antiplaquetária [8].*

Questão 2: Foi feita uma pesquisa detalhada nas bases de dados apropriadas e foram exploradas outras fontes potencialmente importantes?

Como a Figura 9.1 ilustra, um dos benefícios da revisão sistemática é que, diferentemente de uma narrativa ou revisão jornalística, o autor é solicitado a dizer de onde a informação veio e como ela foi processada. Conforme expliquei no Capítulo 2, pesquisar a base de dados Medline para busca de artigos relevantes é uma ciência sofisticada, e mesmo a melhor busca no Medline deixará passar artigos importantes. O revisor que busca um conjunto abrangente de estudos primários deve abordar as outras bases de dados listadas na seção "Estudos primários: enfrentando a selva" e, às vezes, muitas outras (p. ex., em uma recente revisão sistemática sobre a difusão de inovações em organizações de serviços de saúde, meus colegas e eu pesquisamos um total de 15 bases de dados, sendo que, quando comecei o estudo, eu nunca tinha ouvido falar sobre 9 delas [9]).

Na busca por ensaios clínicos para incluir em uma revisão, evitar escrupulosamente o imperialismo linguístico é um imperativo tanto científico como político. O mesmo valor deve ser atribuído, por exemplo, às expressões "Eine Placebo-kontrollierte Doppel-blindstudie", "une étude randomisée a doublé insu face au placebo" e "a double-blind, randomised controlled trial"* [6], embora a omissão de estudos em outra língua não esteja, em geral, associada a resultados enviesados (é má ciência, somente) [10]. Além disso, particularmente quando for contemplada uma síntese estatística dos resultados (metanálise), pode ser necessário escrever aos autores dos estudos primários e pedir dados que não tenham sido originalmente incluídos na revisão publicada (ver seção "Metanálise para quem não é estatístico").

---

* N. de T.: Expressões respectivamente em alemão, francês e inglês que significam "um estudo duplo-cego, controlado por placebo".

Mesmo quanto tudo isso tiver sido feito, a busca de material pelo revisor sistemático terá só começado. Conforme Knipschild e colaboradores [6] demonstraram quando procuraram ensaios clínicos sobre vitamina C e prevenção do resfriado, suas bases de dados eletrônicos forneceram somente 22 do seu total final de 61 ensaios clínicos. Outros 39 ensaios foram descobertos por procura manual na base de dados Index Medicus (14 ensaios não identificados anteriormente) e buscando as referências dos ensaios identificados no Medline (15 outros ensaios), as referências das referências (9 ensaios a mais) e as referências das referências das referências (1 ensaio adicional não identificado por nenhuma das buscas anteriores).

No entanto, não seja muito exigente com um revisor se ele não seguiu sua orientação de máxima perfeição. Afinal, Knipschild e sua equipe [6] descobriram que somente um dos ensaios não identificado no Medline respondeu a critérios estritos de qualidade metodológica e no fim contribuiu para sua revisão sistemática de vitamina C na prevenção do resfriado. O uso de métodos de busca mais trabalhosos (como a procura de referências das referências, escrever a todos os especialistas conhecidos na área e procurar na "literatura cinzenta") (ver Quadro 9.2 e também a seção "Estudos primários: enfrentando a selva") pode ser de maior importância relativa ao examinar ensaios fora da corrente principal de conhecimentos médicos. Por exemplo, na gestão de serviços de saúde, minha equipe recentemente demonstrou que somente um quarto dos artigos relevantes de alta qualidade foram disponibilizados para busca eletrônica [11].

Questão 3: A qualidade metodológica foi analisada e os ensaios clínicos foram valorizados da maneira adequada?

Os Capítulos 3 e 4 e o Apêndice 1 deste livro fornecem algumas listas de verificação para analisar se um artigo deve ser imediatamente rejeitado com base na sua metodologia. Porém, considerando que somente cerca de 1% dos ensaios

---

Quadro 9.2 Lista de verificação de fontes de dados para revisão sistemática

- Base de dados Medline.
- Arquivo Cochrane de ensaios clínicos randomizados (ver "Fontes sintetizadas", p. 18).
- Outras bases de dados médicos e paramédicos (ver Cap. 2, p. 15).
- Literatura em língua estrangeira.
- "Literatura cinzenta" (teses, relatórios internos, periódicos não revisados por pares, arquivos da indústria farmacêutica).
- Referências (e referências das referências, etc.) citadas nas fontes primárias.
- Outras fontes não publicadas conhecidas por especialistas na área (busca por comunicação pessoal).
- Dados brutos de ensaios clínicos publicados (busca por comunicação pessoal).

clínicos são classificados como acima da crítica em termos metodológicos, a questão prática é como assegurar que um estudo "pequeno, mas desenvolvido de forma perfeita" receba o valor que merece em relação a um estudo maior cujos métodos são adequados, porém, mais suscetíveis à crítica. Conforme enfatiza a declaração PRISMA, a pergunta-chave é o grau em que as falhas metodológicas provavelmente tenham causado viés nos achados da revisão [7].

Os problemas metodológicos que invalidam os resultados dos ensaios clínicos são, muitas vezes, genéricos (i.e., não dependem do assunto do estudo; ver Apêndice 1), mas também pode haver determinadas características metodológicas que diferenciem entre a boa, a média e a má qualidade em um campo específico. Assim, uma das tarefas de um revisor sistemático é elaborar uma lista de critérios, incluindo os aspectos genéricos e os aspectos específicos de qualidade, a qual servirá de referência para julgar cada ensaio. Em teoria, pode ser calculado um escore numérico composto que reflita a "qualidade metodológica global". Na realidade, porém, deve-se ter cuidado ao desenvolver esses escores, pois não existe um padrão-ouro para a qualidade metodológica "verdadeira" de um ensaio clínico, e esses escores compostos provavelmente não serão válidos nem confiáveis na prática. Se tiver interesse em ler mais sobre a ciência do desenvolvimento e da aplicação de critérios de qualidade a estudos como parte de uma revisão sistemática, consulte a edição mais recente do Cochrane Reviewers' Handbook [12].

Questão 4: Qual é a sensibilidade dos resultados em relação à maneira como a revisão foi feita?

Se você não compreendeu o que significa esta pergunta, examine o irônico artigo de Counsell e colaboradores [13] de alguns anos no *British Medical Journal*, que "comprovou" uma relação inteiramente espúria entre o resultado de lançar um dado e o desfecho de um acidente vascular cerebral agudo. Os autores relatam uma série de experimentos artificiais de lançamento de dados em que dados vermelhos, brancos e verdes representavam, respectivamente, diferentes tratamentos para o acidente vascular cerebral agudo.

De modo geral, os "ensaios clínicos randomizados" não mostraram benefício significativo dos três tratamentos. Porém, a simulação de uma série de eventos perfeitamente plausíveis no processo de metanálise – como a exclusão de diversos ensaios "negativos" por meio do viés de publicação (ver seção "Ensaios clínicos randomizados"), uma análise de subgrupo que excluiu dados sobre o tratamento dos dados vermelhos (pois, examinando novamente os resultados, os dados vermelhos pareciam ser nocivos) e outras exclusões, essencialmente arbitrárias, com base na "qualidade metodológica" – levou a um benefício aparentemente muito significativo do "tratamento dos dados" sobre o acidente vascular cerebral agudo.

É claro que você não consegue curar ninguém de um acidente vascular cerebral rolando um dado, mas se esses resultados simulados estivessem relacionados a uma controvérsia médica genuína (como quais mulheres na pós-menopausa devem receber a terapia de reposição hormonal, ou quais bebês em apresentação de nádegas devem nascer por parto cesáreo), como você detectaria esses vieses sutis? A resposta é que você deve examinar as questões "E se?" E se os autores da revisão sistemática tivessem mudado os critérios de inclusão? E se tivessem excluído trabalhos não publicados? E se os "valores da qualidade" tivessem sido atribuídos de modo diferente? E se ensaios clínicos de qualidade metodológica inferior tivessem sido incluídos (ou excluídos)? E se todos os pacientes não avaliados em um ensaio clínico randomizado fossem dados como mortos (ou curados)?

A exploração dos "E se?" é conhecida como *análise de sensibilidade*. Se você acha que brincar com os dados de vários modos faz pouca ou nenhuma diferença para os resultados gerais da revisão, pode supor que as conclusões do revisor são relativamente robustas. Porém, se os achados-chave desaparecem quando qualquer pergunta "E se?" muda, as conclusões devem ser expressas com muito mais cautela, e você deve hesitar antes de alterar sua prática relacionada a elas.

Questão 5: Os resultados numéricos foram interpretados com bom senso e com a devida consideração aos aspectos mais amplos do problema?

Como é mostrado na próxima seção, é fácil ser iludido pelos números e gráficos em uma revisão sistemática. Porém, qualquer resultado numérico, por mais preciso, acurado, "significativo" ou, por outro lado, incontestável que seja, deve ser colocado no contexto da questão geral dolorosamente simples e (com frequência) frustrante que a revisão abordou. O médico deve decidir como (e se) o resultado numérico, *seja ele significativo ou não*, deve influenciar no cuidado de um paciente individual.

Uma característica particularmente importante a considerar ao realizar ou analisar uma revisão sistemática é a validade externa dos ensaios clínicos incluídos (ver Quadro 9.3). Um ensaio pode ser de alta qualidade metodológica e ter um

---

Quadro 9.3 Atribuindo valor aos ensaios clínicos randomizados na revisão sistemática

Cada ensaio deve ser avaliado em termos de:
- *Qualidade metodológica* – extensão em que o delineamento e a condução provavelmente evitariam erros sistemáticos (viés) (ver seção "O viés sistemático foi evitado ou minimizado?").
- *Precisão* – medida da probabilidade de erros aleatórios (em geral, ilustrada como a amplitude do intervalo de confiança em torno do resultado).
- *Validade externa* – extensão com que os resultados são generalizáveis ou aplicáveis a uma população-alvo específica.

(Aspectos adicionais de "qualidade", como importância científica, importância clínica e qualidade literária, recebem corretamente um grande peso quando revisados por revisores em pares e editores de periódicos, mas são menos relevantes ao revisor sistemático quando a questão a ser examinada tiver sido definida.)

resultado preciso e numericamente impressionante, mas pode, por exemplo, ter sido conduzido junto a participantes com menos de 60 anos de idade e, assim, não ser válido para pessoas acima de 75 anos devido a boas razões fisiológicas. A inclusão de estudos irrelevantes em revisões sistemáticas certamente leva a absurdos e reduz a credibilidade da pesquisa secundária.

Metanálise para quem não é estatístico

Se eu tivesse de escolher uma palavra que exemplificasse o medo e a relutância sentidos por tantos estudantes, médicos e consumidores em relação à MBE, essa palavra seria "metanálise". A metanálise, definida como *uma síntese estatística dos resultados numéricos de diversos ensaios clínicos que abordaram a mesma questão*, é a chance que os estatísticos têm de jogarem um duplo feitiço sobre você. Primeiro, eles o impressionam com todos os testes estatísticos dos artigos individuais e depois usam toda uma nova bateria de testes para produzir um novo conjunto de *odds ratios*, intervalos de confiança e valores para significância.

Como confessei no Capítulo 5, também tendo a entrar em pânico frente a proporções, sinais de raiz quadrada e letras gregas meio esquecidas. Porém, antes que você coloque a metanálise no conjunto das técnicas especializadas que nunca entenderá, lembre-s e de duas coisas. Primeiro, o metanalista pode trajar uma roupa de astronauta, mas está *do seu lado*. Muitas vezes, para quem não é estatístico, é mais fácil compreender uma boa metanálise do que a pilha de artigos de pesquisa primária da qual resultou, por razões que explicarei a seguir. Segundo, os princípios estatísticos subjacentes usados na metanálise são os mesmos usados para analisar qualquer outro dado – apenas alguns dos números são maiores.

A primeira tarefa do metanalista, após seguir as etapas preliminares para a revisão sistemática da Figura 9.1, é decidir, dentre todas as várias medidas de desfecho escolhidas pelos autores dos estudos primários, qual é a melhor (ou melhores) para uso na síntese geral. Em ensaios clínicos de um determinado regime quimioterápico para o câncer de mama, por exemplo, alguns autores publicam dados de mortalidade cumulativa (i.e., o número total de pessoas que morreram até aquela data) em pontos de corte de 3 e 12 meses, enquanto outros ensaios publicam a mortalidade cumulativa em 6 meses, 12 meses e 5 anos. O metanalista pode decidir concentrar-se na mortalidade em 12 meses, pois este resultado pode ser facilmente extraído de todos os artigos. No entanto, ele pode decidir que a mortalidade em 3 meses é um desfecho clinicamente importante, e precisaria escrever aos autores dos estudos restantes pedindo os dados brutos para, então, calcular esses números.

Além de adaptar os números, parte da descrição do trabalho do metanalista é tabular informações relevantes sobre critérios de inclusão, tamanho da amostra, características basais dos pacientes, taxa de perdas (abandono) do ensaio clínico e resultados dos desfechos primário e secundário de todos os estudos incluídos. Se esta tarefa foi feita de maneira adequada, você será capaz de comparar tanto os métodos quanto os resultados de dois ensaios clínicos cujos autores redigiram suas pesquisas de diferentes maneiras. Embora estas tabelas com frequência sejam visualmente aterradoras, elas o poupam de procurar na seção de metodologia de cada artigo e comparar os resultados tabulados de um autor com o gráfico em formato de *pizza* ou histograma de outro.

Atualmente, os resultados das metanálises tendem a ser apresentados de forma padronizada. Isso deve-se, em parte, ao fato de os metanalistas muitas vezes usarem programas de computador para fazer os cálculos (ver a edição mais recente do Cochrane Reviewers' Handbook para um menu atualizado de opções) [12]. A maioria destes pacotes de programas inclui uma ferramenta gráfica padronizada que apresenta os resultados conforme é ilustrado na Figura 9.2. Reproduzi (com permissão dos autores) esta representação pictórica (coloquialmente conhecida como *"gráfico em floresta"* ou *"gráfico de bolhas"*) das *odds ratios* agrupadas de 8 ensaios clínicos randomizados (ECRs) de terapia para depressão. Cada um dos 8 estudos tinha comparado um grupo recebendo terapia cognitivo-comportamental (TCC) com um grupo-controle que não recebeu nenhum tratamento ativo e no qual a farmacoterapia (FMT, i.e., tratamento medicamentoso) tinha sido descontinuada [14]. O desfecho primário (principal) nesta metanálise foi a recidiva em 1 ano.

Os 8 ensaios, cada um representado pelo sobrenome de seu primeiro autor e pelo ano em que o artigo foi publicado (p. ex., "Blackburn 1986") estão listados, um abaixo do outro no lado esquerdo da figura. A linha horizontal correspondente a cada ensaio mostra a probabilidade de recidiva em 1 ano em pacientes randomiza-

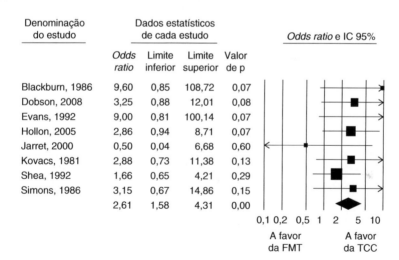

Figura 9.2 Gráfico em floresta mostrando os efeitos em longo prazo da terapia cognitivo-comportamental (TCC) comparados com nenhum tratamento ativo e interrupção de farmacoterapia (FMT). Fonte: Cuijpers et al. [14]. Reproduzida com permissão do BMJ.

dos para TCC comparando com pacientes randomizados para FMT. A "bolha" no meio de cada linha é a estimativa de ponto da diferença entre os grupos (a melhor estimativa única do benefício em taxa melhorada de recidiva pela oferta de TCC em vez de FMT), e a largura da linha representa o intervalo de confiança de 95% desta estimativa (ver seção "Os intervalos de confiança foram calculados e as conclusões dos autores os refletem?"). A linha vertical chave para examinar, conhecida como *linha do efeito nulo*, é a linha que marca o risco relativo (RR) de 1,0. Observe que se a linha horizontal de qualquer ensaio não cruza a linha do efeito nulo, existe 95% de chance de haver uma diferença "real" entre os grupos.

Como foi argumentado nas seções "Foram abordadas questões estatísticas preliminares?" e "Probabilidade e confiança", se o intervalo de confiança do resultado (a linha horizontal) *cruzar* a linha do efeito nulo (i.e., a linha vertical em RR = 1,0), isso pode significar que não há diferença significativa entre os tratamentos *e/ou* que o tamanho da amostra era muito pequeno para permitir que se tenha certeza sobre onde se situa o resultado verdadeiro. Os vários estudos individuais fornecem estimativas de ponto da *odds ratio* da TCC comparada com a FMT (entre 0,5 e 9,6) e os intervalos de confiança de alguns estudos são tão amplos que nem mesmo cabem no gráfico.

Agora vem a parte divertida da metanálise. Observe o pequeno losango embaixo de todas as linhas horizontais. Ele representa os dados *agregados* de todos os 8 ensaios clínicos randomizados (RR geral TCC:FMT = 2,61, i.e., a TCC tem 2,61 vezes a chance de prevenir a recidiva), com um novo intervalo de confiança, muito mais estreito, para esse RR (1,58 – 4,31). Como o losango não se sobrepõe à linha do efeito nulo, pode-se dizer que existe uma diferença estatisticamente significativa entre os dois tratamentos em termos do desfecho primário (recidiva de depressão no primeiro ano). Agora, neste exemplo, 7 dos 8 ensaios sugeriam um benefício a partir da TCC, mas em nenhum deles o tamanho da amostra era grande o suficiente para que o achado fosse estatisticamente significativo.

Observe, porém, que esse pequeno losango *não* significa que você deve oferecer TCC a cada paciente com depressão. Tem um sentido muito mais limitado – é provável que o paciente *médio* nos ensaios clínicos apresentados nessa metanálise se beneficie em termos de desfecho primário (recidiva de depressão em 1 ano) se receber TCC. A escolha do tratamento deve, é claro, levar em conta como o paciente se sente a respeito de começar um ciclo de TCC (ver Cap. 16) e também os méritos relativos desta terapia em comparação com *outros* tratamentos para depressão. O artigo a partir do qual a Figura 9.2 foi reproduzida também descrevia uma segunda metanálise que não mostrava nenhuma diferença significativa entre TCC e terapia continuada com antidepressivos, sugerindo, talvez, que os pacientes que preferem não fazer TCC podem melhorar se continuarem tomando seus comprimidos [14].

Conforme mostra este exemplo, ensaios "não significativos" (i.e., os que, em si, não demonstraram uma diferença significativa entre grupos de tratamento e grupos-controle) contribuem para um resultado agregado em uma metanálise que *seja* estatisticamente significativa. O exemplo mais famoso disso, que a Cochrane Colla-

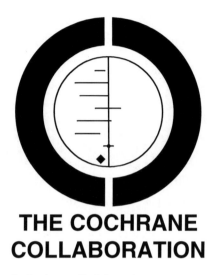

Figura 9.3 Logotipo da Cochrane Collaboration.

boration adotou como seu logotipo (Fig. 9.3), é a metanálise de 7 ensaios clínicos sobre o efeito de fornecer esteroides a gestantes com risco de parto prematuro [15]. Somente 2 dos 7 ensaios mostraram benefício estatisticamente significativo (em termos de sobrevivência do bebê), mas a melhora na precisão (i.e., estreitamento dos intervalos de confiança) dos resultados agregados, mostrada pela largura menor do losango comparado às linhas individuais, demonstra a força das evidências a favor desta intervenção. Essa metanálise mostrou que os bebês de mães tratadas com esteroides tinham 30 a 50% menos probabilidade de morrer do que os bebês das mães-controle. Este exemplo é discutido em mais detalhes na seção "Por que os profissionais de saúde demoram em adotar práticas baseadas em evidências?" em relação a mudanças de comportamento dos médicos.

Você deve ter imaginado que qualquer um que esteja pensando em realizar um ensaio clínico de uma intervenção deveria primeiro fazer uma metanálise de todos os ensaios anteriores sobre aquela mesma intervenção. Na prática, os pesquisadores fazem isso apenas ocasionalmente. Dean Fergusson e colaboradores, do Ottawa Health Research Institute, publicaram uma metanálise cumulativa de todos os ECRs feitos sobre o fármaco aprotinina em sangramento perioperatório durante cirurgia cardíaca [16]. Organizaram os ensaios na ordem em que tinham sido publicados e analisaram o que uma metanálise de "todos os ensaios feitos até então" teria mostrado (se tivesse sido feita na época). A *metanálise cumulativa* resultante trouxe notícias chocantes para as comunidades de pesquisa. O efeito benéfico da aprotinina alcançou significância estatística após 12 ensaios apenas – ou seja, lá em 1992. Mas, como ninguém tinha feito uma metanálise na época, foram realizados outros 52 ensaios clínicos (e outros podem estar em andamento). Todos esses ensaios eram cientificamente desnecessários e antiéticos (já que foi negado à metade dos pacientes um fármaco que provou melhorar o desfecho). A Figura 9.4 ilustra este desperdício de esforço.

Se você acompanhou até agora os argumentos sobre a metanálise de resultados de ensaios clínicos publicados, pode querer ler sobre a mais sofisticada técnica de metanálise de dados de pacientes individuais, que fornece um dado mais acurado e preciso para a estimativa de ponto do efeito [17]. Também pode desejar saber mais sobre o que o livro-texto clássico sobre o tópico está se tornando [18].

Explicando a heterogeneidade

Na linguagem cotidiana, "homogêneo" significa "de composição uniforme" e "heterogêneo" significa "com muitos ingredientes diferentes". Na linguagem da metanálise, homogeneidade significa que os resultados de cada ensaio clínico randomizado individual são compatíveis com os resultados de qualquer um dos outros. A homogeneidade pode ser estimada rapidamente, uma vez que os resultados dos ensaios tenham sido apresentados no formato ilustrado nas Figuras 9.2 e 9.5. Na Figura 9.2, o intervalo de confiança inferior de cada ensaio está abaixo do intervalo de confiança superior de todos os outros (i.e., todas as linhas horizontais sobrepõem-se em alguma extensão). Estatisticamente falando, os estudos são homogêneos. En contrapartida, na Figura 9.4, existem alguns ensaios cujo intervalo de confiança inferior está acima do intervalo de confiança superior de um ou mais ensaios (i.e., algumas linhas não se sobrepõem). Esses ensaios clínicos randomizados podem ser chamados de heterogêneos.

Você pode ter percebido agora (em especial se já tiver lido a seção "Os intervalos de confiança foram calculados e as conclusões dos autores os refletem?" sobre intervalos de confiança) que chamar um conjunto de ensaios clínicos randomizados de heterogêneo com base na sobreposição ou não de seus intervalos de confiança é um tanto arbitrário, pois o intervalo de confiança em si é arbitrário (pode ser determinado em 90%, 95%, 99% ou qualquer outro valor). O teste definitivo envolve uma manobra estatística um pouco mais sofisticada do que segurar uma régua contra o gráfico de bolhas. A mais comumente usada é uma variante do teste do Qui-quadrado (χ^2) (ver Tab. 5.1), pois a questão abordada é "Existe variação maior entre os resultados dos ensaios clínicos randomizados do que seria compatível com o simples acaso?".

A estatística do χ^2 para heterogeneidade é explicada em mais detalhes por Thompson [19], que oferece a seguinte regra básica útil: uma estatística do χ^2 tem, em média, um valor igual aos seus graus de liberdade (neste caso, o número de ensaios clínicos randomizados na metanálise menos um), de modo que um χ^2 de 7,0 para um conjunto de 8 ensaios clínicos não forneceria evidências de heterogeneidade estatística. (De fato, também não prova que os ensaios clínicos randomizados

Como Ler Artigos Científicos **129**

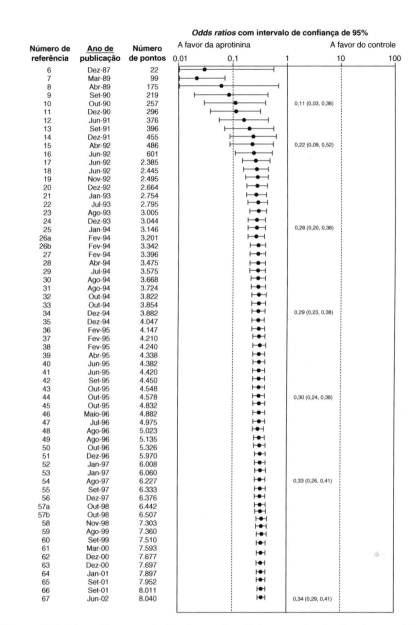

Figura 9.4 Metanálise cumulativa de ensaios clínicos randomizados de aprotinina em cirurgia cardíaca [16]. Reproduzida com permissão de Clinical Trials.

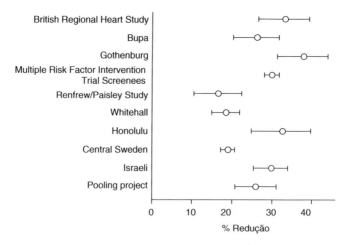

Figura 9.5 Redução do risco de doença cardíaca por estratégias de redução do colesterol.
Fonte: Greenhalgh [20]. Reproduzida com permissão do Royal College of General Practitioners.

sejam homogêneos, particularmente porque o teste do χ^2 tem baixo poder [ver seção "Foram abordadas questões estatísticas preliminares?"] para detectar níveis de heterogeneidade pequenos, porém, importantes.)

Um valor de χ^2 muito maior que o número de ensaios clínicos randomizados em uma metanálise nos diz que os estudos que contribuíram para a análise são diferentes uns dos outros em algum aspecto importante. Pode haver, por exemplo, diferenças conhecidas na metodologia (p. ex., os autores podem ter usado questionários diferentes para avaliar os sintomas da depressão) ou diferenças clínicas conhecidas nos participantes do ensaio clínico randomizado (p. ex., um centro pode ter sido um hospital de referência terciária para o qual todos os pacientes mais doentes foram encaminhados). Entretanto, pode haver diferenças desconhecidas ou não registradas entre os ensaios clínicos randomizados sobre as quais o metanalista pode somente especular até que tenha obtido mais detalhes dos autores do estudo. Lembre-s e: demonstrar a heterogeneidade estatística é um exercício de matemática e é o trabalho do estatístico, mas *explicar* essa heterogeneidade (i.e., procurar e justificar a heterogeneidade *clínica*) é um exercício de interpretação e requer imaginação, bom senso e experiência em clínica ou em pesquisa.

A Figura 9.5, reproduzida com permissão a partir do capítulo de Thompson [19] sobre o assunto, mostra os resultados de 10 ensaios clínicos randomizados sobre estratégias de redução do colesterol. Os resultados são expressos como a redução na porcentagem de risco de doença cardíaca associada a cada redução de 0,6 mmol/L no nível de colesterol sérico. As linhas horizontais representam os intervalos de confiança de 95% de cada resultado, e está claro, mesmo sem ser mencionada a estatística de χ^2 de 127, que os ensaios clínicos randomizados são altamente heterogêneos.

Simplesmente "fazer a média" dos resultados dos estudos da Figura 9.5 seria muito enganoso. O metanalista deve retornar às suas fontes primárias e perguntar "De que modo o ensaio A diferiu do B e o que os ensaios E, F e H têm em comum para fazer seus resultados se agruparem em um extremo da figura"?. Neste exemplo, uma correção para a idade dos sujeitos do estudo reduziu o χ^2 de 127 para 45. Em outras palavras, a maior parte da "incompatibilidade" nos resultados desses ensaios clínicos randomizados pode ser explicada pelo fato de que adotar uma estratégia (como uma dieta especial) que reduz seu nível de colesterol, de maneira satisfatória, terá probabilidade substancialmente maior de prevenir um infarto do miocárdio se você tiver 45 anos em vez de 85 anos.

Esta é, essencialmente, a base das queixas do professor Hans Eysenck [21], que elaborou uma crítica vigorosa e interessante sobre a ciência da metanálise. Em um mundo de agregadores e divisores, Eysenck é um divisor, e combinar os resultados de estudos que foram feitos em populações diferentes, em lugares e épocas diferentes e por diferentes razões, ofende seu senso do qualitativo e particular (ver Cap. 12).

As restrições de Eysenck em relação à metanálise derivam da desacreditada metanálise que demonstrou (erroneamente) que havia benefício significativo em oferecer magnésio intravenoso a vítimas de infarto do miocárdio. Um megaestudo subsequente, envolvendo 58 mil pacientes (ISIS-4), não conseguiu encontrar nenhum benefício. As conclusões enganosas dos metanalistas foram posteriormente explicadas em termos de viés de publicação, fragilidade metodológica nos ensaios clínicos randomizados menores e heterogeneidade clínica [22, 23]. (A propósito, para maiores debates sobre os prós e os contras da metanálise *versus* megaestudos, ver este artigo recente [24]).

A ingenuidade matemática de Eysenck é embaraçosa ("Se um tratamento médico tem um efeito tão recôndito e obscuro que requer uma metanálise para estabelecê-lo, eu não ficaria feliz de vê-lo utilizado em mim"), e talvez por isso os editores da segunda edição do livro *Systematic reviews* tenham retirado seu capítulo de sua coleção. Mas tenho bastante simpatia pelo conteúdo deste argumento. Como alguém que tende a ficar do lado dos divisores, eu colocaria as suspeitas de Eysenck sobre a metanálise em uma posição prioritária na lista de leituras requeridas para os aspirantes a revisores sistemáticos. De fato, recentemente, senti-me muito incomodada quando Griffin [25] publicou uma metanálise de estudos primários sobre o manejo do diabetes por equipes de atenção primária à saúde. Embora eu tenha muita consideração por Simon como cientista, acredito piamente que ele não tinha justificativa para realizar uma soma matemática do que eu acreditava serem estudos muito diferentes, todos abordando questões um pouco diferentes. Como disse em meu comentário a respeito de seu artigo, "Quatro maçãs e cinco laranjas são quatro maçãs e cinco laranjas, e não nove maçanjas" [26]. Porém, Simon coloca-se entre os agregadores, e há muitas pessoas mais inteligentes do que eu que argumentaram que ele estava inteiramente correto ao analisar seus dados da maneira como fez. Felizmente, concordamos em discordar e, em nível pessoal, continuamos amigos.

Novas abordagens da revisão sistemática

Este capítulo tratou da abordagem mais comumente usada em revisão sistemática – sintetizar ensaios clínicos sobre tratamento. Se você se sentir confortável com isso, pode querer começar a explorar a literatura sobre formas mais desafiadoras de revisão sistemática, como estudos diagnósticos [27] e a emergente ciência da revisão sistemática de pesquisas qualitativas (e estudos qualitativos e quantitativos mistos), que discuto em mais detalhes no Capítulo 11. De minha parte, tenho trabalhado com colegas para desenvolver novas abordagens às revisões sistemáticas que ressaltem e explorem (em vez de tentar "calcular a média") as diferenças fundamentais entre estudos primários – uma abordagem que considero particularmente útil ao desenvolvimento de revisões sistemáticas na elaboração de políticas em atenção à saúde [28, 29]. Porém, estas aplicações relativamente pequenas vão além do básico, e se você estiver lendo este livro para ser aprovado em um exame, provavelmente descobrirá que não constam do programa para a prova.

Se você simpatizou com o professor Eysenck na seção anterior, pode gostar de examinar outras críticas teóricas à revisão sistemática. MacLure [30] escreveu um excelente artigo filosófico afirmando que, com sua ênfase exagerada sobre protocolos e procedimentos, a revisão sistemática convencional degrada o *status* de atividades acadêmicas interpretativas, como leitura, escrita e expressão oral, substituindo-as por uma série de tarefas técnicas comprováveis. Esta mudança, afirma, é parcialmente orientada pela nova forma de gerenciamento em pesquisa e resulta na "versão *call center* da síntese de pesquisas". Há algum tempo, redigi um breve comentário intitulado *Why are Cochrane Reviews so boring*? [Por que as revisões Cochrane são tão chatas?], discutindo que uma abordagem abertamente tecnocrática à extração de síntese de dados tira o *sentido* de uma revisão [20]. Embora isso possa ser verdadeiro e MacLure possa ter razão, não devemos nos precipitar. Se estiver no lugar certo, a revisão sistemática pode salvar vidas.

Referências

1 Caveman A. The invited review? or, my field, from my standpoint, written by me using only my data and my ideas, and citing only my publications. Journal of Cell Science 2000;**113**(Pt 18):3125.

2 Pauling L. *How to live longer and feel better*, Portland, Oregon. Oregon State University Press. 1986;3125–3126.

3 McAlister FA, Clark HD, van Walraven C, et al. The medical review article revisited: has the science improved? Annals of Internal Medicine 1999;**131**(12):947–51.

4 Oxman AD, Guyatt GH. The science of reviewing research. Annals of the New York Academy of Sciences 1993;**703**(1):125–34.

5 Antman EM, Lau J, Kupelnick B, et al. A comparison of results of meta-analyses of randomized control trials and recommendations of clinical experts. JAMA: The Journal of the American Medical Association 1992;**268**(2):240–8.

6 Knipschild P. Systematic reviews. Some examples. BMJ: British Medical Journal 1994;**309**(6956):719–21.

7 Moher D, Liberati A, Tetzlaff J, et al. Preferred reporting items for systematic reviews and meta-analyses: the PRISMA statement. Annals of Internal Medicine 2009;**151**(4):264–9.

8 Bruins Slot KM, Berge E, Saxena R, et al. Oral anticoagulants *versus* antiplatelet therapy for preventing stroke and systemic embolic events in patients with atrial fibrillation. Cochrane Database of Systematic Reviews 2012, Issue 2. Art. No.: CD009538. DOI: 10.1002/14651858.CD009538.

9 Greenhalgh T, Robert G, Macfarlane F, et al. Diffusion of innovations in service organizations: systematic review and recommendations. The Milbank Quarterly 2004;**82**(4):581–629 doi: 10.1111/j.0887-378X.2004.00325.x.

10 Morrison A, Polisena J, Husereau D, et al. The effect of English-language restriction on systematic review-based meta-analyses: a systematic review of empirical studies. International Journal of Technology Assessment in Health Care 2012;**28**(2):138–44.

11 Greenhalgh T, Peacock R. Effectiveness and efficiency of search methods in systematic reviews of complex evidence: audit of primary sources. BMJ: British Medical Journal 2005;**331**(7524):1064–5.

12 Higgins JPT, Green S. *Cochrane handbook for systematic reviews of interventions version 5.1. 0 [updated March 2011]*. Oxford: The Cochrane Collaboration, 2011.

13 Counsell CE, Clarke MJ, Slattery J, et al. The miracle of DICE therapy for acute stroke: fact or fictional product of subgroup analysis? BMJ: British Medical Journal 1994;**309**(6970):1677.

14 Cuijpers P, Hollon SD, van Straten A, et al. Does cognitive behaviour therapy have an enduring effect that is superior to keeping patients on continuation pharmacotherapy? A meta-analysis. BMJ Open 2013;**3**(4) doi: 10.1136/bmjopen-2012-002542[published Online First: Epub Date].

15 Egger M, Smith GD, Altman D. *Systematic reviews in health care: meta-analysis in context*. Chichester: Wiley.com, 2008.

16 Fergusson D, Glass KC, Hutton B, et al. Randomized controlled trials of aprotinin in cardiac surgery: could clinical equipoise have stopped the bleeding? Clinical Trials 2005;**2**(3):218–32.

17 Stewart LA, Tierney JF. To IPD or not to IPD? Advantages and disadvantages of systematic reviews using individual patient data. Evaluation & the Health Professions 2002;**25**(1):76–97.

18 Borenstein M, Hedges LV, Higgins JP, et al. *Introduction to meta-analysis*. Chichester: Wiley.com, 2011.

19 Thompson SG. Why and how sources of heterogeneity should be investigated. In: Egger M, Davey Smith G, Altman DG, eds. *Systematic reviews in health care: meta-analysis in context*. London: BMJ Publications, 2001;157–175.

20 Greenhalgh T. Outside the box: why are Cochrane reviews so boring? The British Journal of General Practice 2012;**62**(600):371;157–175.

21 Eysenck H. Problems with meta-analysis. In: Chalmers I, Altman DG, eds. *Systematic reviews*. London: BMJ Publications, 1995.

22 Higgins JP, Spiegelhalter DJ. Being sceptical about meta-analyses: a Bayesian perspective on magnesium trials in myocardial infarction. International Journal of Epidemiology 2002;**31**(1):96–104.

23 Egger M, Smith GD. Misleading meta-analysis. BMJ: British Medical Journal 1995;**311**(7007):753–4.

24 Hennekens CH, DeMets D. The need for large-scale randomized evidence without undue emphasis on small trials, meta-analyses, or subgroup analyses. JAMA: The Journal of the American Medical Association 2009;**302**(21):2361–2.

25 Griffin S, Greenhalgh T. Diabetes care in general practice: meta-analysis of randomized control trials Commentary: meta-analysis is a blunt and potentially misleading instrument for analysing models of service delivery. BMJ: British Medical Journal 1998;**317**(7155):390–6.

26 Greenhalgh T. Commentary: meta-analysis is a blunt and potentially misleading instrument for analysing models of service delivery. BMJ: British Medical Journal (Clinical research ed.) 1998;**317**(7155):395–6.

27 Devillé WL, Buntinx F, Bouter LM, et al. Conducting systematic reviews of diagnostic studies: didactic guidelines. BMC Medical Research Methodology 2002;**2**(1):9.

28 Wong G, Greenhalgh T, Westhorp G, et al. RAMESES publication standards: meta-narrative reviews. BMC Med 2013;11:20 doi: 10.1186/1741-7015-11-20.

29 Wong G, Greenhalgh T, Westhorp G, et al. RAMESES publication standards: realist syntheses. BMC Med 2013;11:20 doi: 10.1186/1741-7015-11-21.

30 MacLure M. 'Clarity bordering on stupidity': where's the quality in systematic review? Journal of Education Policy 2005;**20**(4):393–416.

Capítulo 10
Artigos que dizem a você o que fazer (diretrizes)

O grande debate sobre as diretrizes

A distância entre os médicos que atuam na linha de frente e os elaboradores de políticas que trabalham entre quatro paredes nunca foi maior do que em suas respectivas atitudes quanto às diretrizes clínicas. Os elaboradores de políticas (entre os quais incluo todos que têm uma opinião sobre como a medicina deveria ser praticada em um mundo ideal – incluindo políticos, gestores de alto nível hierárquico, diretores clínicos, acadêmicos e professores) tendem a adorar as diretrizes. Os médicos que atuam na linha de frente (i.e., pessoas que passam todo o tempo atendendo pacientes) muitas vezes sentem forte aversão às diretrizes.

Antes de levarmos adiante esta "batata quente" política, precisamos ter uma definição de diretrizes, para a qual o seguinte será suficiente:

Diretrizes são recomendações desenvolvidas sistematicamente para auxiliar nas decisões do médico sobre o cuidado de saúde apropriado para circunstâncias clínicas específicas.

Um ótimo artigo sobre diretrizes baseadas em evidências (o que são, como são desenvolvidas, por que precisamos delas e quais são as controvérsias) foi publicado recentemente por uma de minhas colegas, Dra. Deborah Swinglehurst [1]. Usei extensivamente sua revisão ao atualizar este capítulo. Uma distinção importante feita por Deborah em seu artigo é entre diretrizes (que geralmente são expressas em termos de princípios gerais e deixam espaço para raciocínio dentro de parâmetros amplos) e protocolos, definidos por ela como segue: "Protocolos são instruções sobre o que fazer em circunstâncias específicas. São semelhantes às diretrizes, mas deixam menos espaço para raciocínio individual e, com frequência, são produzidos para pessoal menos experiente ou para uso em situações nas quais as eventualidades são previsíveis".

How to Read a Paper: The Basics of Evidence-Based Medicine, Fifth Edition. Trisha Greenhalgh.
© 2014 John Wiley & Sons, Ltd. Published 2014 by John Wiley & Sons, Ltd.

Os objetivos para os quais as diretrizes servem são fornecidos no Quadro 10.1. Existem várias explicações para a resistência dos médicos às diretrizes [2-7].
- Liberdade clínica ("Não quero que ninguém me diga como devo manejar meus pacientes").
- Debates entre especialistas a respeito da qualidade das evidências ("Bem, se eles não conseguem concordar entre si...").
- Falta de apreciação das evidências pelos médicos ("Tudo bem, mas quando eu era estudante, sempre nos ensinaram a restringir o uso de esteroides para asma").
- Medicina defensiva ("De qualquer maneira, vou conferir todos os testes – é melhor prevenir").
- Restrições estratégicas e de custo ("Não podemos pagar pela substituição do equipamento").
- Restrições práticas específicas ("Onde coloquei aquelas diretrizes?").
- Relutância dos pacientes para aceitarem os procedimentos ("A Sra. Brown insiste que precisa de um exame citopatológico do colo do útero por ano").
- Influências concorrentes de outros fatores não médicos ("Quando tivermos instalado o computador novo e o programa estiver funcionando...").
- Falta de um *feedback* apropriado e específico para o paciente sobre o desempenho ("Parece que estou tratando bem deste problema").
- Confusão ("A diretriz não parece estar me ajudando com o problema que estou enfrentando")

A imagem do médico tolo saltitando alegremente pelo ambulatório ainda diagnosticando as mesmas doenças e prescrevendo os mesmos medicamentos que aprendeu na faculdade de medicina há 40 anos, sem nunca ter lido um artigo desde então, derruba o argumento da "liberdade clínica". Estas situações hipotéticas contribuem com os que impõem "diretrizes especializadas" à maior parte da prática médica – se não toda – e querem responsabilizar todos os que não acompanham o passo.

Quadro 10.1 Objetivos das diretrizes

1. Tornar os padrões baseados em evidências explícitos e acessíveis (porém, ver adiante: poucas diretrizes atualmente em circulação são de fato baseadas em evidências).
2. Tornar a tomada de decisões na clínica e à beira do leito mais fácil e objetiva.
3. Fornecer um guia para avaliar o desempenho profissional.
4. Delinear a divisão de trabalho (p. ex., entre clínicos gerais e especialistas).
5. Educar os pacientes e os profissionais sobre a "melhor prática corrente".
6. Melhorar a relação custo-efetividade dos serviços de saúde.
7. Servir como ferramenta para controle externo.

Porém, o argumento contrário ao uso excessivo, e particularmente à imposição compulsiva, das diretrizes clínicas é poderoso e foi expresso de forma muito eloquente pelo professor J. Grimley Evans [8].

> Existe o temor de que, na ausência de evidências claramente aplicáveis ao caso em questão, um médico possa ser forçado pelas diretrizes a fazer uso de evidências que são apenas duvidosamente relevantes, talvez geradas em um grupo diferente de pacientes, em outro país, em outra época, e usando um tratamento similar, mas não idêntico. Esta é uma medicina enviesada por evidências; é usar as evidências da mesma forma que o bêbado que procura a chave da sua casa sob a lâmpada da rua porque é onde a luz está, mesmo ele tendo deixado cair a chave em outro lugar qualquer.

O temor de Grimley Evans, compartilhado por todos os médicos praticantes, mas que poucos conseguem expressar, é que os políticos e os gestores dos serviços de saúde que adotaram a medicina baseada em evidências (MBE) utilizem as diretrizes para decretar o tratamento de doenças e não de pacientes. Teme-se que raciocinem sobre as pessoas e suas doenças obedecendo a evidências publicadas de que uma intervenção é efetiva "em média". Esta e outras desvantagens reais e percebidas das diretrizes são fornecidas no Quadro 10.2, que foi compilado a partir de diversas fontes [2-6]. Mas se você leu a distinção entre diretrizes e protocolos supracitada, provavelmente terá imaginado que uma boa diretriz não *forçaria* você a abandonar o bom senso nem o raciocínio – simplesmente sinalizaria um rumo recomendado de ação a ser considerado.

Quadro 10.2 Problemas (reais e percebidos) das diretrizes

1. As diretrizes podem ser intelectualmente suspeitas e refletirem a "opinião do especialista", o que pode formalizar práticas não comprovadas.
2. Ao reduzirem a variação da prática médica, podem padronizar pela "média" e não pela melhor prática.
3. Podem inibir a inovação e impedir que casos individuais sejam manejados de forma individualizada e sensata.
4. As diretrizes desenvolvidas em nível nacional ou regional podem não refletir as necessidades locais nem serem sentidas como "próprias" dos médicos locais.
5. As diretrizes desenvolvidas para a atenção secundária podem não refletir as diferenças demográficas, clínicas ou de atendimento entre este âmbito e a atenção primária.
6. As diretrizes podem produzir desvios indesejáveis no equilíbrio de forças entre diferentes grupos profissionais (p. ex., entre médicos e acadêmicos ou entre compradores e fornecedores). Assim, o desenvolvimento de diretrizes pode ser percebido como um ato político.
7. Diretrizes desatualizadas podem criar obstáculos à implementação de novas evidências de pesquisa.

Entretanto, mesmo uma diretriz perfeita pode dar trabalho para o médico ocupado. Meu amigo Neal Maskrey recentemente me enviou esta citação de um artigo no *Lancet*.

Pesquisamos um plantão de emergência 24 horas em nosso hospital. Em uma jornada relativamente calma, atendemos 18 pacientes com um total de 44 diagnósticos. As diretrizes que o médico de plantão deveria ter lido, lembrado e aplicado corretamente para estes problemas chegavam a 3.679 páginas. Esse número incluía somente o National Institute for Health and Care Excellence (NICE) do Reino Unido, os Royal Colleges e as associações mais importantes dos últimos 3 anos. Se despender 2 minutos para ler cada página, o médico de plantão gastará 122 horas lendo para manter-se informado sobre as diretrizes [9].

A florescente indústria das diretrizes deve seu sucesso, ao menos em parte, a uma crescente "cultura da responsabilização", que agora (argumentam muitos) está sendo colocada em pauta em muitos países. No National Health Service (NHS) do Reino Unido todos os médicos, enfermeiros, farmacêuticos e outros profissionais da saúde possuem agora uma obrigação contratual de fornecer cuidados clínicos com base nas melhores evidências de pesquisa disponíveis. Diretrizes oficialmente produzidas ou sancionadas, como as produzidas pelo NICE do Reino Unido – www.nice.org.uk –, são uma maneira de apoiar e seguir esta meta louvável. Embora as implicações médico-legais das diretrizes "oficiais" raramente tenham sido testadas no Reino Unido, tribunais na América do Norte determinaram que os que desenvolvem diretrizes podem ser responsabilizados por diretrizes falhas. Mais preocupante ainda, recentemente um tribunal dos Estados Unidos se recusou a aceitar a adesão a uma diretriz baseada em evidências (que recomendava aos médicos compartilharem a incerteza inerente associada ao teste de PSA [antígeno prostático específico] em homens de meia-idade assintomáticos e decidirem de forma compartilhada se valia fazer o teste) como defesa de um médico que estava sendo processado por não ter descoberto um câncer de próstata em estágio inicial em um desafortunado homem de 53 anos [10].

Como podemos ajudar a garantir que as diretrizes baseadas em evidências sejam seguidas?

Duas das autoridades internacionais líderes no controverso tópico da implementação de diretrizes clínicas são Richard Grol e Jeremy Grimshaw. Em um estudo anterior da equipe de Grol, os principais fatores associados ao seguimento bem-sucedido de uma diretriz ou de um protocolo eram a percepção dos médicos de que fosse unânime (68% de anuência vs. 35%, se fosse percebida como controversa), de que fosse baseada em evidências (71 vs. 57%, se não fosse), de que contivesse recomendações explícitas (67 vs. 36%, se as recomendações fossem vagas) e de que não demandasse nenhuma mudança nas rotinas existentes (67 vs. 44%, se recomendasse uma modificação importante) [7].

Outro artigo anterior, de Grimshaw e Russell [11], resumido na Tabela 10.1, mostrou que a probabilidade de uma diretriz ser efetivamente seguida dependia de três fatores:

(a) Estratégia de desenvolvimento (onde e como a diretriz foi produzida).
(b) Estratégia de divulgação (como chegou ao conhecimento dos médicos).
(c) Estratégia de implementação (como o médico foi estimulado e apoiado para seguir a diretriz, inclusive em termos organizacionais).

Em termos de estratégia de desenvolvimento, como mostra a Tabela 10.1, as diretrizes mais efetivas são desenvolvidas localmente pelas pessoas que vão usá-las, apresentadas como parte de uma intervenção educativa específica e implementadas via estímulo específico para o paciente que aparece no momento da consulta. A importância da apropriação (i.e., o sentimento dos solicitados a agir seguindo novas regras de que foram envolvidos no seu planejamento) com certeza é evidente por si. Também existe uma extensa literatura sobre a teoria da administração para apoiar a noção comum de que os profissionais se oporão a mudanças que perceberem como ameaçadoras ao seu sustento (i.e., renda), sua autoestima, seu senso de competência ou de autonomia. Fica evidente, portanto, que envolver os profissionais de saúde no estabelecimento de padrões em relação aos quais serão julgados genericamente produz mudanças maiores no desfecho dos pacientes do que se não estivessem envolvidos.

As conclusões deste artigo de Grimshaw foram mal interpretadas inicialmente por algumas pessoas como se não houvesse lugar para diretrizes produzidas em termos nacionais, já que somente as localmente desenvolvidas produziriam algum impacto. Na verdade, embora a adoção local e a apropriação sejam indubitavelmen-

Tabela 10.1 Classificação de diretrizes clínicas em termos de probabilidade de serem efetivas

Probabilidade de ser efetiva	Estratégia de desenvolvimento	Estratégia de divulgação	Estratégia de implementação
Alta	Interna	Intervenção educativa específica (p. ex., pacote de aprendizagem baseada em problemas)	Lembrete específico para paciente na consulta
Acima da média	Intermediária	Educação continuada (p. ex., palestra)	*Feedback* específico por paciente
Abaixo da média	Externa, local	Envio pelo correio para grupos-alvo	*Feedback* geral
Baixa	Externa, nacional	Publicação em periódico	Lembrete geral

Fonte: Grimshaw e Russell [11]. Reproduzida com permissão de Elsevier.

te fundamentais para o sucesso de um programa de diretrizes, as equipes locais produzem diretrizes mais robustas se aproveitarem os recursos nacionais e internacionais de recomendações baseadas em evidências e as utilizarem como ponto de partida [12].

A contribuição das equipes locais não é reinventar a roda em termos de resumir as evidências, mas sim levar em conta a viabilidade local ao operacionalizar as diretrizes [12]. Por exemplo, uma diretriz produzida em nível nacional sobre o cuidado em epilepsia pode recomendar que haja um enfermeiro especializado em epilepsia em cada distrito. Porém, em um distrito, as equipes de atenção à saúde podem ter procurado por alguém, mas não conseguiram recrutar ninguém. Assim, a "contribuição local" pode ser como melhor oferecer o que o enfermeiro especializado em epilepsia teria feito, na ausência de uma pessoa na função.

Em termos de divulgação e implementação de diretrizes, a equipe de Grimshaw [13] publicou, em 2005, uma abrangente revisão sistemática de estratégias para melhorar a implementação de diretrizes por médicos.

Os achados confirmaram o princípio geral de que os médicos não são facilmente influenciados, mas que iniciativas para aumentar o uso das diretrizes frequentemente são, em parte, efetivas. Especificamente:

- Foram observadas melhorias na direção desejada da intervenção em 86% das comparações, mas o efeito foi, no geral, de pequena magnitude.
- Lembretes simples constituíram a intervenção mais constantemente observada como efetiva.
- Programas educativos em extensão (p. ex., visitar os médicos em seus consultórios) somente levaram a efeitos modestos sobre o sucesso da implementação, além de serem muito caros quando comparados com abordagens menos intensivas.
- A divulgação de materiais educativos levou a efeitos modestos, porém, potencialmente importantes (e de magnitude similar às intervenções mais intensivas).
- Intervenções multifacetadas não foram necessariamente mais efetivas do que intervenções isoladas.
- Nada pôde ser concluído a partir da maioria dos estudos primários a respeito do custo-efetividade da intervenção.

A revisão de 2005 de Grimshaw e colaboradores reverteu muito da "sabedoria recebida" anterior, que provavelmente era resultado de viés de publicação em ensaios de estratégias de implementação. Ao contrário do que eu disse na primeira e na segunda edição deste livro, por exemplo, intervenções complexas e caras objetivando melhorar a implementação de diretrizes pelos médicos geralmente não são mais efetivas do que as simples, mais baratas e mais bem orientadas. Somente 27% dos estudos de intervenção revisados pela equipe de Grimshaw foram considerados embasados (implícita ou explicitamente) em uma teoria explícita de mudança; em outras palavras, os pesquisadores de tais estudos em geral não embasaram o delineamento de suas intervenções em um mecanismo de ação adequadamente articulado ("A deve levar a B que deve levar a C").

Em um artigo separado, a equipe de Grimshaw [14] defende enfaticamente que a pesquisa sobre a implementação de diretrizes deve tornar-se mais orientada pela teoria. Esta recomendação inspirou uma significativa tendência de pesquisa que foi resumida em um artigo de revisão de Eccles e equipe [15] e em uma revisão sistemática de estratégias de desenvolvimento de diretrizes orientadas por teoria elaborada por Davies e colaboradores [14]. Resumindo, aplicar teorias de mudança de comportamento parece melhorar a aceitação de diretrizes pelos médicos, mas não é garantia de sucesso, por todos os motivos que discuto no Capítulo 15 [16].

Uma das contribuições mais importantes de Grimshaw para a MBE foi a criação de um subgrupo especial da Cochrane Collaboration para revisar e resumir a pesquisa emergente sobre o uso de diretrizes e outros aspectos relacionados ao aprimoramento da prática profissional. Você pode encontrar detalhes do Effective Practice and Organisation of Care (EPOC) Group no *site* da Cochrane (http://www.epoc.cochrane.org/). Atualmente, a base de dados do EPOC lista milhares de estudos primários e mais de 75 revisões sistemáticas sobre o tema geral da colocação de evidências de pesquisa em prática.

Dez questões a serem feitas a respeito de uma diretriz clínica

Swinglehurst [1] acertadamente aponta que todo o movimento a respeito do estímulo aos médicos para que sigam as diretrizes só se justifica se, em primeiro lugar, valer a pena segui-las. Infelizmente, nem todas são assim. Ela sugere dois aspectos de uma boa diretriz: o conteúdo (p. ex., se foi baseada em uma revisão sistemática abrangente e rigorosa das evidências) e o processo (como a diretriz foi organizada). Eu acrescentaria um terceiro aspecto – a apresentação da diretriz (quão atraente ela é para o médico ocupado e o grau de facilidade para ser seguida).

Como todos os artigos publicados, as diretrizes seriam mais fáceis de avaliar em relação a todos esses três pontos se fossem apresentadas em um formato padronizado, sendo que recentemente foi publicado um padrão internacional (o Appraisal of Guidelines for Research and Evaluation [AGREE]) para desenvolvimento, relato e apresentação de diretrizes [17]. O Quadro 10.3 apresenta uma lista de verificação prática, parcialmente baseada no trabalho do grupo AGREE, para estruturar sua avaliação de uma diretriz clínica. O Quadro 10.4 reproduz os critérios do AGREE por completo. Considerando que poucas diretrizes publicadas atualmente seguem este formato, provavelmente você terá de examinar todo o texto para buscar a resposta das perguntas a seguir. Para preparar esta lista, aproveitei muitos artigos referidos neste capítulo, bem como no instrumento AGREE relativamente recente.

Quadro 10.3 Estrutura de delineamento para avaliar uma diretriz clínica (ver também Apêndice 1)

- *Objetivo*: o objetivo principal da diretriz, incluindo o problema de saúde e os pacientes, profissionais e ambientes-alvo.
- *Opções*: as opções em prática clínica consideradas na formulação da diretriz.
- *Desfechos*: desfechos significativos em termos econômicos e de saúde considerados na comparação entre práticas alternativas.
- *Evidências*: como e quando as evidências foram coletadas, selecionadas e sintetizadas.
- *Valores*: revelação de como foram atribuídos os valores para desfechos potenciais das opções de prática e quem participou do processo.
- *Benefícios, danos e custos*: o tipo e a magnitude dos benefícios, dos danos e dos custos esperados para os pacientes a partir da implementação da diretriz.
- *Recomendações*: resumo das recomendações-chave.
- *Validação*: relato de qualquer revisão externa, comparação com outras diretrizes ou testagem clínica externa do uso de uma diretriz.
- *Patrocinadores e parcerias*: revelação das pessoas que desenvolveram, financiaram ou apoiaram a diretriz.

Quadro 10.4 Os seis domínios do instrumento AGREE II (ver Referências [16])

Domínio 1: Âmbito e propósito
1. O(s) objetivo(s) geral(is) da diretriz está(ão) especificamente descrito(s).
2. A(s) questão(ões) clínica(s) abordada(s) pela diretriz está(ão) especificamente descrita(s).
3. A(s) população(ões) à(s) qual(is) a diretriz se aplica está(ão) especificamente descrita(s).

Domínio 2: Envolvimento de parcerias
1. O grupo que desenvolveu a diretriz inclui indivíduos de todos os grupos profissionais relevantes.
2. As opiniões e as preferências da(s) população(ões)-alvo foram consultadas.
3. Os usuários-alvo da diretriz estão claramente definidos.

Domínio 3: Rigor do desenvolvimento
1. Foram utilizados métodos sistemáticos para buscar evidências.
2. Os critérios para seleção das evidências estão claramente descritos.
3. Os pontos fortes e as limitações do corpo de evidências estão claramente descritos.
4. Os métodos usados para formular as recomendações estão claramente descritos.
5. Os benefícios para a saúde, os efeitos colaterais e os riscos foram levados em consideração ao formular as recomendações.
6. Existe uma relação explícita entre as recomendações e as evidências de suporte.

> 7. A diretriz foi externamente revisada por especialistas antes de sua publicação.
> 8. Está previsto um procedimento para revisão da diretriz.
>
> *Domínio 4: Clareza e apresentação*
> 1. As recomendações são específicas e não apresentam ambiguidade.
> 2. As diferentes opções para manejo da condição ou problema de saúde estão apresentadas com clareza.
> 3. As recomendações-chave são facilmente identificáveis.
>
> *Domínio 5: Aplicabilidade*
> 1. A diretriz fornece orientação ou ferramentas para apoiar sua implementação.
> 2. A diretriz descreve aspectos facilitadores e barreiras à implementação.
> 3. As implicações de custo potencial para aplicação das recomendações foram levadas em consideração.
> 4. A diretriz apresenta critérios para monitoramento ou auditoria.
>
> *Domínio 6: Independência editorial*
> 1. O ponto de vista dos órgãos financiadores não influenciou o conteúdo da diretriz.
> 2. Os conflitos de interesse dos membros do grupo de desenvolvimento da diretriz foram registrados e resolvidos.

Questão 1: A preparação e a publicação desta diretriz envolveram um conflito de interesses significativo?

Não me demorarei neste ponto, mas uma empresa farmacêutica que produz terapia de reposição hormonal ou um professor pesquisador que passou a vida toda trabalhando para aperfeiçoar este tratamento podem ser tentados a recomendá-la com indicações mais amplas do que o médico mediano o faria. Muito tem sido escrito a respeito da "medicalização" do sofrimento humano (as crianças com muita energia e curtos períodos de atenção são "hiperativas"; as mulheres com baixo desejo sexual devem ser "tratadas"; e assim por diante). Uma diretriz pode ser baseada em evidências, mas o problema abordado por ela terá sido elaborado por uma equipe que vê o mundo de determinada maneira.

Questão 2: A diretriz está relacionada a um tópico apropriado e menciona claramente o grupo-alvo ao qual se aplica?

Questões-chave em relação à escolha do tópico, reproduzidas de um artigo publicado há alguns anos no *British Medical Journal* [18], são apresentadas no Quadro 10.5.

A citação de Grimley Evans na página 137 traz a pergunta "A quem esta diretriz se aplica?". Se as evidências são relacionadas a pessoas com idades entre 18 e 65 anos sem nenhuma comorbidade (i.e., sem ter nada de errado com elas, exceto a doença em questão), pode não se aplicar ao seu paciente. Às vezes, isso significa que você deverá rejeitá-la imediatamente, mas o mais comum é que você tenha de exercer o seu raciocínio para avaliar a sua aplicabilidade.

Quadro 10.5 Questões-chave sobre a escolha do tópico para desenvolvimento da diretriz (ver Referências [17])

- O tópico possui alto volume, alto risco e alto custo?
- Existem variações grandes ou inexplicadas na prática clínica?
- O tópico é importante em relação ao processo e ao desfecho do cuidado ao paciente?
- Existe potencial para aperfeiçoamento?
- É possível que o investimento de tempo e dinheiro seja recuperado?
- Existe probabilidade de o tópico ser interessante para os membros da equipe?
- Existe probabilidade de consenso?
- A mudança beneficiará os pacientes?
- A mudança pode ser implementada?

Questão 3: O grupo de desenvolvimento da diretriz incluiu (a) um especialista na área do tópico, (b) um especialista nos métodos de pesquisa secundária (p. ex., um metanalista ou um economista de saúde) e (c) uma pessoa afetada pelo problema?

Se uma diretriz clínica foi inteiramente preparada por um grupo de "especialistas" internos, você deveria, paradoxalmente, ter um olhar muito mais crítico, já que foi demonstrado que os pesquisadores são menos objetivos na análise de evidências em seu próprio campo de especialidade do que no de outra pessoa. O envolvimento de alguém de fora (um especialista no desenvolvimento de diretrizes e não em um tópico clínico específico) para atuar como crítico e orientador metodológico deve tornar o processo mais objetivo. Mas, como Gabbay e sua equipe [19] demonstraram em um brilhante estudo qualitativo, a difícil experiência de mensurar (que pode ser chamada de *conhecimento incorporado*) dos médicos da linha de frente (neste caso, clínicos gerais) contribuiu de forma crucial para o desenvolvimento de diretrizes locais exequíveis. Porém, toda a experiência objetiva no mundo não substitui o fato de sofrer com o problema em questão, e as evidências emergentes sugerem que pacientes e cuidadores trazem uma terceira perspectiva fundamental para o processo de desenvolvimento de diretrizes [20].

Questão 4: Os raciocínios subjetivos do grupo de trabalho que desenvolveu a diretriz foram explicitados e se justificam?

O desenvolvimento de uma diretriz não é apenas um processo técnico de descoberta, análise e transformação de evidências em recomendações. As recomendações também exigem raciocínio (relacionado a valores pessoais ou sociais, princípios éticos, etc.). Conforme foi afirmado pelo NICE do Reino Unido (ver www.nice.org.uk), é correto e adequado que os grupos de trabalho para desenvolvimento de diretrizes levem em conta os "princípios éticos, as preferências, a cultura e as aspirações que devem corroborar a natureza e a extensão do cuidado prestado pelo NHS". Swinglehurst [1] sugere quatro subquestões a serem feitas sobre esses raciocínios subjetivos.

- Quais *princípios orientadores* foram usados para decidir quão efetiva uma intervenção deve ser (comparada com seus danos potenciais) antes de sua recomendação ser considerada?
- Quais *valores* corroboraram as decisões do grupo de trabalho sobre qual desenvolvimento das diretrizes deve ser priorizado?
- Qual é a *estrutura ética* com a qual o grupo de trabalho está trabalhando, sobretudo em relação a aspectos de justiça distributiva ("racionamento")?
- Quando houve discordâncias no grupo de trabalho, quais *processos explícitos* foram usados para resolvê-las?

Questão 5: Todos os dados relevantes foram investigados e rigorosamente avaliados?

A validade acadêmica das diretrizes depende de (entre outras coisas) se estão apoiadas por estudos de pesquisas primárias de alta qualidade e de quão forte são as evidências desses estudos. No nível mais básico, a literatura foi mesmo analisada ou essas diretrizes simplesmente são uma afirmação da prática preferida por um grupo seleto de especialistas (i.e., diretrizes de consenso)? Se a literatura foi lida, uma busca sistemática foi feita e, em caso afirmativo, seguiu de forma ampliada o método descrito na seção "Avaliando revisões sistemáticas"? Todos os artigos descobertos pela busca foram incluídos ou foi utilizado um sistema explícito de escore (como GRADE [21]) para rejeitar os com má qualidade metodológica e atribuir aos de alta qualidade o peso extra que mereciam?

Idealmente, as revisões sistemáticas atualizadas deveriam ser o material bruto para o desenvolvimento de diretrizes. Porém, em muitos casos, uma busca por pesquisas rigorosas e relevantes, nas quais as diretrizes devem ser embasadas, prova ser infrutífera, e os autores, inevitavelmente, recorrem às "melhores evidências disponíveis" ou à opinião de especialistas.

Questão 6: As evidências foram adequadamente sintetizadas e as conclusões da diretriz estão de acordo com os dados sobre os quais foram embasadas?

Outro determinante-chave da validade de uma diretriz é como os diferentes estudos contribuintes foram combinados (i.e., sintetizados) no contexto das necessidades clínicas e políticas sendo abordadas. Uma revisão sistemática e uma metanálise podem ser apropriadas e, no caso desta última, aspectos de probabilidade e confiança devem ter sido abordados de forma aceitável (ver seção "Resumo").

Porém, as revisões sistemáticas não existem (e nunca existirão) para cobrir cada eventualidade na tomada de decisão clínica e na elaboração de políticas. Em muitas áreas, sobretudo nas complexas, a opinião de especialistas ainda é a melhor "evidência". Em tais casos, as pessoas que desenvolvem diretrizes deveriam adotar métodos rigorosos para assegurar que não seja só a voz do especialista que soa por mais tempo nas reuniões que oriente as recomendações. Grupos formais de desenvolvimento de diretrizes geralmente têm um claro conjunto de métodos – ver, por exemplo, este artigo do NICE do Reino Unido [22].

Uma análise recente de três diretrizes "baseadas em evidências" para apneia obstrutiva do sono descobriu que faziam recomendações muito diferentes apesar de estarem embasadas em um conjunto de estudos primários quase idênticos. A principal razão para a discrepância era que os especialistas tendiam a dar mais destaque aos estudos de seus próprios países [23].

Questão 7: A diretriz aborda as variações na prática médica e em outras áreas controversas (p. ex., cuidado ótimo em resposta à escassez de recursos real ou percebida)?

Seria tolo fazer afirmativas dogmáticas sobre a prática ideal sem referência ao que ocorre no mundo real. Há muitos casos em que alguns médicos estão marchando em um passo diferente do resto de nós (ver seção "Por que às vezes as pessoas reclamam quando você menciona a medicina baseada em evidências?"), e uma boa diretriz deve encarar esta realidade de frente em vez de esperar que a minoria desorientada mude de atitude por si.

Outro aspecto controverso que as diretrizes devem abordar de frente é constituído por casos nos quais compromissos essenciais devem ser feitos se as restrições financeiras impedirem a prática "ideal". Se o ideal, por exemplo, for oferecer a todos os pacientes com doença arterial coronária significativa uma cirurgia de revascularização miocárdica (no momento em que escrevo, não é, mas não importa) e o serviço de saúde somente consegue financiar 20% destes procedimentos, quem deveria ser empurrado para a frente da fila?

Questão 8: A diretriz é clinicamente relevante, abrangente e flexível?

Em outras palavras, ela foi redigida a partir da perspectiva do médico, do enfermeiro, do parteiro, do fisioterapeuta e outros e leva em conta o tipo de paciente que provavelmente irá atender e em quais circunstâncias? Talvez a fonte mais frequente de problemas aqui seja quando diretrizes desenvolvidas em cuidados secundários e destinadas a pacientes ambulatoriais (que tendem a estar no lado mais doente do espectro clínico) são repassadas para serem usadas na atenção primária à saúde com a intenção de serem aplicadas em estabelecimentos de atenção primária nos quais, em geral, os pacientes estão menos doentes e podem requerer menos investigações e um manejo menos agressivo. Este aspecto é discutido na seção "Validando testes diagnósticos em relação a um padrão-ouro" em relação à diferente utilidade dos testes diagnósticos e de rastreamento em diferentes populações.

As diretrizes devem abranger todas as, ou a maioria das, eventualidades clínicas. E se o paciente for intolerante à medicação recomendada? E se você não puder solicitar todos os exames de sangue recomendados? E se o paciente for muito jovem, muito velho ou tiver uma doença coexistente? Afinal, esses são os pacientes que motivam a maioria de nós a procurar por diretrizes, e o paciente mais "típico" tende a ser manejado sem recorrer a instruções escritas. Um recente trabalho da equipe de Shekelle [2] acrescentou um fator fundamental – a multimorbidade – às barreiras para seguimento das diretrizes: às vezes, o paciente tem uma condição que impossibilita a aplicação da terapia-padrão recomendada. Disso decorre que os grupos que desenvolvem diretrizes deveriam rotineiramente levar em consideração as comorbidades quando definem suas recomendações.

A flexibilidade é uma consideração particularmente importante para os órgãos nacionais e regionais que desenvolvem diretrizes. Conforme já foi observado, a apropriação das diretrizes pelas próprias pessoas que irão usá-las localmente é fundamental para a sua real utilização. Se não há liberdade para os profissionais adaptá-las de maneira a responder às necessidades e às prioridades locais, é provável que um conjunto de diretrizes nunca saia da gaveta.

Questão 9: A diretriz leva em conta o que é aceitável, financeiramente acessível e possível na prática para o paciente?

Existe uma história apócrifa sobre um médico da década de 1940 (uma época em que não havia medicamentos efetivos para a pressão arterial elevada) que descobriu que restringir a dieta dos pacientes hipertensos apenas a arroz puro, fervido e sem sal reduzia drasticamente a pressão arterial e também reduzia o risco de acidente vascular cerebral. A história conta, porém, que a dieta fazia os pacientes se sentirem tão miseráveis que muitos deles cometeram suicídio.

Esse é um exemplo extremo, mas nos últimos anos tenho visto diretrizes para tratar a constipação em idosos que não oferecem alternativas às agressões combinadas de grandes quantidades de farelo e supositórios 2 vezes ao dia. Não surpreende que os enfermeiros distritais que os atendiam (e pelos quais tenho muito respeito) tenham voltado a dar óleo de rícino aos pacientes.

Para uma discussão adicional sobre como incorporar as necessidades e prioridades dos pacientes no desenvolvimento de diretrizes, consulte uma recente revisão [20].

Questão 10: A diretriz inclui recomendações para sua própria divulgação, implementação e revisão periódica?

Dada a bem-documentada lacuna entre o que é conhecido como boa prática e o que realmente acontece (ver texto precedente) e dadas as barreiras para a implementação bem-sucedida de diretrizes discutidas na seção "Como podemos ajudar a garantir que as diretrizes baseadas em evidências sejam seguidas?", deve ser do interesse dos que desenvolvem as diretrizes sugerir métodos para maximizar o seu uso. Se este objetivo for incluído como padrão nas "Diretrizes para boas diretrizes", o produto dos que elaboram provavelmente incluiria recomendações menos escapistas e mais plausíveis, adequadas para serem explicadas aos pacientes. Tendo disto isso, um avanço muito positivo na MBE, desde que escrevi a primeira edição deste livro, é a modificação nas atitudes dos que desenvolvem diretrizes: atualmente, com mais frequência, assumem a responsabilidade por associar sua produção aos médicos (e pacientes) no mundo real e por revisar e atualizar periodicamente suas recomendações.

Referências

1 Swinglehurst D. Evidence-based guidelines: the theory and the practice. Evidence-Based Healthcare and Public Health 2005;**9**(4):308-14.
2 Shekelle P, Woolf S, Grimshaw JM, et al. Developing clinical practice guidelines: reviewing, reporting, and publishing guidelines; updating guidelines; and the emerging issues of enhancing guideline implementability and accounting for comorbid conditions in guideline development. Implementation Science 2012;**7**(1):62.
3 Gurses AP, Marsteller JA, Ozok AA, et al. Using an interdisciplinary approach to identify factors that affect clinicians' compliance with evidence-based guidelines. Critical Care Medicine 2010;**38**:S282-91.
4 Gagliardi AR, Brouwers MC, Palda VA, et al. How can we improve guideline use? A conceptual framework of implementability. Implementation Science 2011;**6**(1):26.
5 Evans-Lacko S, Jarrett M, McCrone P, et al. Facilitators and barriers to implementing clinical care pathways. BMC Health Services Research 2010;**10**(1):182.
6 Michie S, Johnston M. Changing clinical behaviour by making guidelines specific. BMJ: British Medical Journal 2004;**328**(7435):343.
7 Grol R, Dalhuijsen J, Thomas S, et al. Attributes of clinical guidelines that influence use of guidelines in general practice: observational study. BMJ: British Medical Journal 1998;**317**(7162):858-61.
8 Evans JG. Evidence-based and evidence-biased medicine. Age and Ageing 1995;**24**(6):461-3.
9 Allen D, Harkins K. Too much guidance? The Lancet 2005;**365**(9473):1768.
10 Merenstein D. Winners and losers. JAMA: The Journal of the American Medical Association 2004;**291**(1):15-6.
11 Grimshaw JM, Russell IT. Effect of clinical guidelines on medical practice: a systematic review of rigorous evaluations. The Lancet 1993;**342**(8883):1317-22.
12 Harrison MB, Légaré F, Graham ID, et al. Adapting clinical practice guidelines to local context and assessing barriers to their use. Canadian Medical Association Journal 2010;**182**(2):E78-84.
13 Grimshaw J, Thomas R, MacLennan G, et al. Effectiveness and efficiency of guideline dissemination and implementation strategies. International Journal of Technology Assessment in Health Care 2005;**21**(01):149.
14 Eccles M, Grimshaw J, Walker A, et al. Changing the behavior of healthcare professionals: the use of theory in promoting the uptake of research findings. Journal of Clinical Epidemiology 2005;**58**(2):107-12.

15 Eccles MP, Grimshaw JM, MacLennan G, et al. Explaining clinical behaviors using multiple theoretical models. Implementation Science 2012;7:99.

16 Davies P, Walker AE, Grimshaw JM. A systematic review of the use of theory in the design of guideline dissemination and implementation strategies and interpretation of the results of rigorous evaluations. Implementation Science 2010;5:14.

17 Brouwers MC, Kho ME, Browman GP, et al. AGREE II: advancing guideline development, reporting and evaluation in health care. Canadian Medical Association Journal 2010;**182**(18):E839–42.

18 Thomson R, Lavender M, Madhok R. How to ensure that guidelines are effective. BMJ: British Medical Journal 1995;**311**(6999):237–42.

19 Gabbay J, May Al. Evidence based guidelines or collectively constructed "mind-lines?" Ethnographic study of knowledge management in primary care. BMJ: British Medical Journal 2004;**329**(7473):1013.

20 Boivin A, Currie K, Fervers B, et al. Patient and public involvement in clinical guidelines: international experiences and future perspectives. Quality and Safety in Health Care 2010;**19**(5):1–4.

21 Guyatt G, Oxman AD, Akl EA, et al. GRADE guidelines: 1. Introduction – GRADE evidence profiles and summary of findings tables. Journal of Clinical Epidemiology 2011;**64**(4):383–94.

22 Hill J, Bullock I, Alderson P. A summary of the methods that the National Clinical Guideline Centre uses to produce clinical guidelines for the National Institute for Health and Clinical Excellence. Annals of Internal Medicine 2011;**154**(11):752–7.

23 Aarts MC, van der Heijden GJ, Rovers MM, et al. Remarkable differences between three evidence-based guidelines on management of obstructive sleep apnea-hypopnea syndrome. The Laryngoscope 2013;**123**(1):283–91.

Capítulo 11
Artigos que informam o custo de algo (análises econômicas)

O que é análise econômica?

Uma análise econômica pode ser definida como *aquela que envolve o uso de técnicas analíticas para definir opções na alocação de recursos*. A maior parte do que tenho a dizer sobre este assunto provém de orientações preparadas pela equipe do professor Michael Drummond [1] para autores e revisores de análises econômicas, bem como do excelente resumo de Jefferson e colaboradores [2], ambos enfatizando a importância de colocar as questões econômicas sobre um artigo no contexto da qualidade e relevância gerais do estudo (ver seção "Dez questões a serem feitas sobre uma análise econômica").

A primeira avaliação econômica de que me lembro foi um anúncio na TV no qual o cantor pop Cliff Richard tentava persuadir uma dona de casa de que a marca mais cara de detergente líquido disponível no mercado "realmente funciona mais gastando menos". Aparentemente, era mais forte contra manchas, mais macio para as mãos e produzia mais bolhas por centavo do que um "detergente líquido barato comum". Embora eu tivesse apenas 9 anos na época, não me convenci. Com qual "detergente líquido barato comum" o produto estava sendo comparado? Quão mais forte era contra as manchas? Por que a efetividade de um detergente líquido deveria ser medida em termos de bolhas produzidas e não de pratos limpos?

Perdoe-me por usar esse exemplo trivial, mas faço isso para ilustrar os quatro tipos principais de avaliação econômica que você encontrará na literatura (ver Tab. 11.1 para as definições convencionais).

- *Análise de custo-minimização*: "O frasco do detergente 'Súper' custa R$ 0,47, enquanto o do 'Brilho' custa R$ 0,63".
- *Análise de custo-efetividade*: "O detergente 'Súper' limpa 15 pratos a mais por lavagem que o 'Brilho'".
- *Análise de custo-utilidade*: "Considerando as horas que a dona de casa gasta para lavar os pratos ajustadas por qualidade (um escore composto, refletindo

---

How to Read a Paper: The Basics of Evidence-Based Medicine, Fifth Edition. Trisha Greenhalgh.
© 2014 John Wiley & Sons, Ltd. Published 2014 by John Wiley & Sons, Ltd.

o tempo e o esforço necessários para lavar os pratos e a aspereza das mãos causada pelo detergente), o 'Súper' fornece 29 unidades a cada R$ 1,00 gasto, enquanto o 'Brilho' fornece 23 unidades".
- *Análise de custo-benefício*: "O custo geral líquido (refletindo o custo direto do produto, o custo indireto de tempo despendido lavando pratos e o valor financeiro estimado de um prato limpo em relação a um levemente gorduroso) do detergente 'Súper' por dia é R$ 7,17, enquanto o do 'Brilho' é de R$ 9,32".

Você pode ver imediatamente que a análise mais sensata para usar neste exemplo é a análise de custo-efetividade. A análise de custo-minimização (ver Tab. 11.1) é inadequada, pois "Súper" e "Brilho" não têm efetividade idêntica. A análise de custo-utilidade é desnecessária, pois, neste exemplo, estamos interessados apenas no número de pratos lavados por unidade de detergente líquido; em outras palavras, nosso desfecho possui apenas uma dimensão importante. A análise de custo-benefício é, neste exemplo, um modo absurdamente complicado de dizer a você que "Súper" lava mais pratos por centavo.

Porém, há muitas situações em que os profissionais da saúde, particularmente os que compram atendimentos de saúde com orçamentos limitados, devem escolher entre intervenções para diferentes problemas, cujos desfechos (como em casos de prevenção do sarampo, mobilidade aumentada após substituição do quadril, redução do risco de morte por ataque cardíaco ou probabilidade de dar à luz a um bebê vivo) não podem ser comparados diretamente uns com os outros. Há controvérsia não só sobre como fazer tais comparações (ver seção "Como podemos ajudar a garantir que as diretrizes baseadas em evidências sejam seguidas?"), mas também sobre quem deveria fazê-las e a quem devem se reportar os tomadores de decisões sobre o "racionamento" de cuidados de saúde. Essas questões essenciais, fascinantes e frustrantes estão além do escopo deste livro, mas se estiver interessado, recomendo um livro recente de autoria de Donaldson e Mitton [3].

Mensurando os custos e os benefícios das intervenções em saúde

Há alguns anos, fui hospitalizada para remover meu apêndice. Do ponto de vista do hospital, o custo de meu atendimento incluiu minha internação e estadia por 5 dias, uma proporção do tempo dos médicos e enfermeiros, os medicamentos, os curativos e os exames (de sangue e uma tomografia). Outros *custos diretos* (ver Quadro 11.1) incluíram o custo do tempo de meu clínico geral para me atender no meio da noite e o custo da gasolina que meu marido gastava ao me visitar (sem mencionar as uvas e as flores).

Além disso, houve *custos indiretos* relativos à minha perda em produtividade. Fiquei afastada do trabalho por 3 semanas, e minhas tarefas domésticas foram temporariamente divididas entre vários amigos, vizinhos e uma simpática jovem da agência de babás. E, do meu ponto de vista, houve vários *custos intangíveis*, como o desconforto, a perda de independência, a urticária alérgica que desenvolvi ao medicamento e a cicatriz esteticamente desagradável que agora tenho no abdome.

Tabela 11.1 Tipos de análise econômica

Tipo de análise	Medida de desfecho	Condições de uso	Exemplo
Análise de custo-minimização	Nenhuma medida de desfecho	Utilizada quando o efeito de ambas as intervenções é sabidamente (ou pode ser presumido como) idêntico	Comparar o preço de um medicamento de nome comercial com o seu equivalente genérico, quando a bioequivalência foi demonstrada
Análise de custo-efetividade	Unidades naturais (p. ex., anos de vida ganhos)	Utilizada quando o efeito das intervenções pode ser expresso em termos de uma variável principal	Comparar dois tratamentos preventivos para um problema fatal sob outros aspectos
Análise de custo-utilidade	Unidades de utilidade (p. ex., anos de vida ajustados pela qualidade)	Utilizada quando o efeito das intervenções sobre o estado de saúde tem duas ou mais dimensões importantes (p. ex., benefícios e efeitos colaterais de fármacos)	Comparar os benefícios de dois tratamentos para veias varicosas, em termos de resultado cirúrgico, aspecto estético e risco de um evento adverso grave (p. ex., embolia pulmonar)
Análise de custo-benefício	Unidades monetárias (p. ex., custo estimado da perda em produtividade)	Utilizada quando é desejável comparar uma intervenção para um problema com uma intervenção para outro problema	Para uma autoridade que compra serviços, decidir se financia um programa de transplante cardíaco ou uma enfermaria de reabilitação para acidente vascular cerebral

Conforme mostra o Quadro 11.1, os custos diretos, indiretos e intangíveis constituem um lado da equação custo-benefício. No lado dos benefícios, a cirurgia aumentou muito as minhas chances de permanecer viva. Além disso, tive um bom descanso de meu trabalho e, para ser honesta, apreciei toda a atenção e compreensão. (Observe que o "estigma social" da apendicite pode ser positivo. Eu seria menos propensa a falar bem da minha experiência se minha hospitalização tivesse sido precipitada, p. ex., por uma convulsão epilética ou um colapso nervoso, que envolvem estigmas sociais negativos.)

No exemplo da apendicite, poucos pacientes perceberiam muita liberdade de escolha ao decidir realizar a cirurgia. Porém, a maioria das intervenções de saúde não se relaciona a procedimentos definitivos para doenças com risco de vida agudo. A maioria de nós pode ter certeza de que desenvolverá no mínimo uma doença crônica, incapacitante e progressiva, como cardiopatia isquêmica, hipertensão arterial, artrite, bronquite crônica, câncer, reumatismo, hipertrofia prostática ou diabetes. Em algum estágio, quase todos nós seremos forçados a decidir se vale a pena realizar uma cirurgia de rotina, ingerir determinado medicamento ou comprometer-se com o estilo de vida (reduzindo a ingestão de álcool ou aderindo a uma dieta que diminua o colesterol).

É muito bom que indivíduos informados façam opções sobre seu próprio atendimento por reação instintiva ("Prefiro viver com minha hérnia a ser operado" ou "Sei sobre os riscos da trombose, mas quero continuar a fumar e tomar a pílula [anticoncepcional]"). Porém, quando as escolhas são sobre os cuidados de outras pessoas, valores e preconceitos pessoais constituem a última coisa a entrar na equação.

Quadro 11.1 Exemplos de custos e benefícios das intervenções de saúde

Custos	Benefícios
Diretos	***Econômicos***
Internação e estadia	Prevenção de enfermidades de tratamento mais caro
Medicamentos, curativos, etc.	Evitar internação hospitalar
Exames	Retorno ao trabalho remunerado
Salários da equipe	
Indiretos	***Clínicos***
Dias de trabalho perdidos	Adiamento de morte ou incapacidade
Valor do trabalho "não remunerado"	Alívio de dor, náusea, falta de ar, etc.
	Melhoria da visão, audição, força muscular, etc.
Intangíveis	***Qualidade de vida***
Dor e sofrimento	Melhoria da mobilidade e da independência
Estigma social	Aumento do bem-estar
	Liberação do papel de doente

A maioria de nós gostaria que os planejadores e legisladores utilizassem critérios objetivos, explícitos e defensáveis ao tomar decisões como "Não, a Sra. Brown não pode receber um transplante de rim".

Um modo importante de responder à pergunta "Vale a pena para quê?" para determinado estado de saúde (como ter diabetes ou asma mal-controlados) é perguntar a alguém neste estado como se sente. Foram desenvolvidos vários questionários que tentam mensurar o estado de saúde geral, como o Nottingham Health Profile, o questionário de saúde geral SF-36 (amplamente usado no Reino Unido) e o McMaster Health Utilities Index Questionnaire (popular na América do Norte). Para uma revisão de todos eles, consulte este livro-texto de referência [4].

Em algumas circunstâncias, as medidas específicas de bem-estar para a doença são mais válidas que as medidas gerais. Por exemplo, responder "sim" à questão "Você se preocupa muito com a comida que está ingerindo?" pode indicar ansiedade em alguém sem diabetes, mas uma atitude normal de autocuidado em alguém com diabetes [5]. Também tem havido aumento de interesse nas medidas de qualidade de vida *específicas para o paciente*, de modo a permitir que diferentes pacientes atribuam diferentes valores a aspectos particulares de sua saúde e bem-estar. Quando a qualidade de vida está sendo analisada do ponto de vista do paciente, esta é uma abordagem sensata e humana. Porém, o economista da saúde tende a tomar decisões sobre grupos de pacientes ou populações em que medidas de qualidade de vida específicas para o paciente, e mesmo para a doença, possuem relevância limitada. Para mais informações a respeito do debate atual sobre como medir a qualidade de vida relacionada à saúde, examine com calma algumas das referências listadas no fim deste capítulo [4, 6–8].

Muitas vezes, os autores de instrumentos-padrão (como o SF-36) para mensurar a qualidade de vida passaram anos assegurando que são válidos (i.e., medem o que pensamos que estão medindo), confiáveis (i.e., fazem isso sempre) e sensíveis à mudança (i.e., se uma intervenção melhora ou piora a saúde do paciente, a escala refletirá isso). Por esta razão, você deve suspeitar muito de um artigo que dispensa esses instrumentos-padrão em favor da escala grosseira e fácil dos próprios autores ("A capacidade funcional foi classificada como boa, moderada ou ruim, de acordo com a impressão geral do médico" ou "Pedimos aos pacientes para atribuir um escore de 1 a 10 a sua dor e seu nível geral de energia e, então, somamos os resultados"). Observe também que mesmo os instrumentos que aparentemente foram bem validados com frequência não suportam a avaliação rigorosa de sua validade psicométrica [8].

Outro modo de responder à pergunta "Vale a pena para quê?" referente a estados de saúde específicos é por meio de *valores de preferência de estado de saúde*, ou seja, o valor que, em uma situação hipotética, uma pessoa saudável atribuiria a determinada deterioração em sua saúde ou que um doente atribuiria ao retorno ao estado de saúde [9]. Existem três métodos principais para atribuir esses valores.

- *Medidas de escalas de valores*: é solicitado ao respondente que marque em uma linha reta, onde está indicado, por exemplo, "saúde perfeita" em uma extremidade e "morte" na outra, para mostrar onde colocaria o estado em questão (p. ex., estar usando cadeira de rodas por artrite do quadril).
- *Medidas de troca por tempo*: é solicitado ao respondente que considere um estado de saúde em particular (p. ex., infertilidade) e estime quantos de seus anos restantes de vida em plena saúde sacrificaria para ser "curado" do problema.
- *Medidas-padrão de "apostas"*: é solicitado ao respondente que considere a opção entre viver o resto da vida em um estado particular de saúde e fazer uma "aposta" (p. ex., uma cirurgia) com determinada chance de sucesso, que faria ele retornar à saúde normal se tudo corresse bem, mas que o mataria se falhasse. Então, as chances são misturadas para ver em que ponto o respondente decide que a aposta não vale a pena.

Os anos de vida ajustados para qualidade (QALY, do inglês *quality-adjusted life years*) podem ser calculados multiplicando o valor de preferência para o estado pelo tempo que o paciente provavelmente passará em tal estado. Os resultados da análise de custo-benefício geralmente são expressos em termos de "custo por QALY"; alguns exemplos são mostrados no Quadro 11.2 [10–15]. O custo absoluto por QALY às vezes é menos importante na tomada de decisão do que o valor da diferença de custo por QALY entre um tratamento antigo e barato e um novo e caro. O novo medicamento pode ser apenas ligeiramente mais efetivo, mas muito mais caro. O

Quadro 11.2 Custo por QALY (ver Referências [10–15])

Observe que os preços (em libra esterlina) são de 2013, então os valores absolutos não são mais válidos; contudo, fornecem valores úteis <u>relativos</u> para as condições exemplificadas.

Terapia com estatina em doença renal crônica (com risco cardiovascular basal alto)	£ 1.073
Terapia com estatina em doença renal crônica (com risco cardiovascular basal baixo)	£ 98.000
Transferência precoce para centro especializado em neurociências por lesão cerebral aguda	£ 11.000
Suporte para mudança de estilo de vida em diabetes tipo 2	£ 6.736
Tratamento contra o vírus da hepatite C em usuários de drogas injetáveis	£ 6.803
Cirurgia de redução de mama em mulher com mamas grandes e pesadas	£ 1.054
Terapias de reposição de nicotina para cessação do tabagismo	£ 973–2.918
Aconselhamento para cessação do tabagismo	£ 440–1.319
Telessaúde em idosos com multimorbidade	£ 88.000

valor usado para comparar se o benefício "vale a pena" é conhecido como razão custo-efetividade incremental (ICER, do inglês *incremental cost-effectiveness ratio*). Um bom exemplo disto é a recente introdução de dabigatrana (um anticoagulante caro, mas que causa menos transtornos para o paciente do que a varfarina, já que envolve menos exames de sangue), cuja ICER comparada com a varfarina foi estimada em £ 13.957 [16].

Até alguns anos atrás, um dos meus muitos "empregos em comitês" era sentar-me no Appraisals Committee do National Institute for Health and Care Excellence (NICE) do Reino Unido, que orienta o Department of Health sobre o custo-efetividade dos medicamentos. É muito raro que os membros deste comitê multidisciplinar discutam se recomendam o financiamento de um medicamento controverso sem que surjam importantes diferenças de opinião e emoções, e, em geral, dados de QALY de alta qualidade tendem a gerar mais soluções do que controvérsia em tais discussões. No entanto, qualquer medida de valores de preferência de estado de saúde reflete as preferências e os preconceitos dos indivíduos que contribuíram para o seu desenvolvimento. Na verdade, é possível produzir diferentes valores para QALY, dependendo de como foram apresentadas as questões das quais os valores de preferência de estado de saúde derivaram [17].

Conforme o especialista em ética médica John Harris destacou, os QALYs são, assim como a sociedade que os produz, inerentemente preconceituosos em relação a idade, sexo e etnia, e pesados para com os indivíduos com incapacidades permanentes (pois mesmo a cura completa de uma condição não relacionada não devolveria ao indivíduo a "saúde perfeita"). Além disso, os QALYs distorcem os instintos éticos, fazendo nossas mentes terem como foco os anos de vida em vez de a vida das pessoas. Harris argumenta que um bebê prematuro incapacitado, necessitando de internação em UTI neonatal, receberá mais recursos do que merece em comparação com uma mulher de 50 anos com câncer, pois o bebê, caso sobreviva, teria muito mais anos de vida a serem ajustados para qualidade [18].

Existe um rol cada vez mais confuso de alternativas ao QALY [4, 6, 19, 20]. Algumas que estavam em voga quando este livro foi lançado incluem:

- Equivalente em anos saudáveis (HYE, do inglês *healthy years equivalent*): um tipo de medida QALY que incorpora a provável melhora ou deterioração do indivíduo no estado de saúde no futuro.
- Vontade de pagar (WTP, do inglês *willingness to pay*) ou Vontade de aceitar (WTA, do inglês *willingness to accept*): medidas de quanto as pessoas estariam preparadas para pagar a fim de obter determinados benefícios ou evitar determinados problemas.
- Anos de vida ajustados para incapacidade (DALY, do inglês *disability adjusted life year*): usado principalmente nos países em desenvolvimento para avaliar a carga global de doenças crônicas e privação, uma medida cada vez mais usada que não está livre de críticas.

E, talvez, o mais bizarro:
- Tempo despendido sem sintomas de doença nem toxicidade do tratamento (TWiST, do inglês *time spent without symptoms of disease and toxicity of treatment*) e TWiST ajustado para qualidade (Q-TWiST, do inglês *quality-adjusted TWiST*).

Meu conselho pessoal sobre todas essas medidas é examinar cuidadosamente qual componente do número supostamente é um indicador "objetivo" do estado de saúde de uma pessoa (ou população) e como as diferentes medidas podem diferir de acordo com os diversos estados de doença. Em minha opinião, todas têm usos potenciais, mas nenhuma delas é uma medida absoluta ou unânime de saúde ou doença. (Observe, também, que não alego ser especialista em nenhuma dessas medidas nem em como calculá-las, razão pela qual ofereci uma lista generosa de referências adicionais no fim deste capítulo.)

Entretanto, há outra forma de análise que, embora não venha a abolir a necessidade de estabelecer valores numéricos arbitrários para a vida, evita a controvérsia com o infeliz economista de saúde. Esta abordagem, conhecida como *análise de custo-consequência*, apresenta os resultados da análise econômica de forma desagregada. Em outras palavras, expressa diferentes desfechos em termos de suas unidades naturais diferentes (i.e., algo real, como meses de sobrevida, pernas amputadas ou bebês levados para casa), de modo que os indivíduos possam atribuir seus próprios valores a determinados estados de saúde antes de comparar duas intervenções bastante diferentes (p. ex., tratamento da infertilidade *versus* redução do colesterol, como no exemplo I, mencionado no Cap. 1). A análise de custo-consequência permite que os valores de preferência de estados de saúde tanto dos indivíduos quanto da sociedade se modifiquem com o tempo, e é particularmente útil quando esses valores são discutidos ou quando é provável que mudem. Esta abordagem também permite que a análise seja usada por grupos ou sociedades diferentes dos com que o estudo original foi realizado.

Dez questões a serem feitas sobre uma análise econômica

A lista de verificação elementar que segue é baseada, em grande parte, nas fontes mencionadas no primeiro parágrafo deste capítulo. Recomendo enfaticamente que, para uma lista mais definitiva, você examine-as, sobretudo as recomendações oficiais do grupo de trabalho do BMJ [1].

Questão 1: A análise é baseada em um estudo que responde a uma questão clínica definida com clareza sobre um assunto economicamente importante?

Antes de tentar digerir o que um artigo diz sobre custos, escalas de qualidade de vida ou serviços, certifique-se de que o estudo sendo analisado é cientificamente relevante e capaz de fornecer respostas não tendenciosas nem ambíguas à questão clínica apresentada em sua introdução (ver Cap. 4). Além disso, se claramente houver pouco a escolher entre as intervenções em termos de custo ou benefício, provavelmente será inútil fazer uma análise econômica detalhada.

Questão 2: Do ponto de vista de quem os custos e os benefícios estão sendo considerados?
Do ponto de vista do paciente, ele geralmente quer melhorar o mais rápido possível. Do ponto de vista das finanças públicas, a intervenção em saúde mais custo-efetiva é a que devolve todos os cidadãos imediatamente ao estado de contribuinte e, quando esse estado não for mais atingível, causa morte súbita imediata. Do ponto de vista da empresa farmacêutica, é difícil imaginar uma equação de custo-benefício que não contenha um de seus produtos e, do ponto de vista de um fisioterapeuta, a remoção de um serviço de fisioterapia nunca seria custo-efetiva. Não existe uma análise econômica destituída de perspectiva. A maioria assume a perspectiva do sistema de saúde em si, embora algumas levem em conta os custos ocultos para o paciente e a sociedade (p. ex., devido aos dias de trabalho perdidos). Não há perspectiva "certa" para uma avaliação econômica, mas o artigo deve dizer claramente de quem são os custos e os benefícios que foram adicionados e excluídos.

Questão 3: Quando comparadas, as intervenções demonstraram ser clinicamente efetivas?
Ninguém quer um tratamento barato se não funcionar. O artigo que você está lendo pode ser simplesmente uma análise econômica; neste caso, será baseado em um ensaio clínico randomizado previamente publicado ou será uma avaliação econômica de um estudo novo, cujos resultados clínicos são apresentados no mesmo artigo. De qualquer forma, você deve certificar-se de que a intervenção que "funciona com menos custos" não seja substancialmente menos efetiva em termos clínicos do que aquela a ser rejeitada com base no custo. (Observe, porém, que em um sistema de saúde com recursos limitados, frequentemente é muito sensato usar tratamentos que sejam um pouco menos efetivos quando forem muito mais baratos do que o melhor a oferecer.)

Questão 4: As intervenções são adequadas e exequíveis nas circunstâncias em que provavelmente serão aplicadas?
Um ensaio clínico randomizado que compare uma intervenção obscura e cara com outra terá pouco impacto sobre a prática médica. Lembre-s e de que a prática corrente padrão (que pode ser "não fazer nada") deve ser uma das alternativas comparadas. Um número demasiado de pesquisas examina conjuntos de intervenções que seriam impossíveis de implementar fora da situação de pesquisa (p. ex., supõem que os clínicos gerais terão um computador de primeira linha e concordarão em seguir um protocolo, que a enfermagem disporá de um tempo infinito para coleta de exames de sangue ou que os pacientes farão suas opções pessoais de tratamento unicamente com base na medida do desfecho primário do ensaio).

Questão 5: Qual método de análise foi usado? Ele era apropriado?

Esta decisão pode ser resumida como segue (ver seção "Como podemos ajudar a garantir que as diretrizes baseadas em evidências sejam seguidas?").

(a) Se as intervenções produziram desfechos idênticos → análise de custo-minimização.

(b) Se o desfecho importante for unidimensional → análise de custo-efetividade.

(c) Se o desfecho importante for multidimensional → análise de custo-utilidade.

(d) Se os desfechos podem ser expressos de modo significativo em termos monetários (se é possível pesar a equação custo-benefício para o problema em relação à equação custo-benefício para outro problema) → análise de custo-benefício.

(e) Se uma análise de custo-benefício seria apropriada de outro modo, mas os valores de preferência atribuídos a diferentes estados de saúde são discutidos ou propensos a mudar → análise de custo-consequência.

Questão 6: Como foram medidos os custos e os benefícios?

Retorne à seção "Como podemos ajudar a garantir que as diretrizes baseadas em evidências sejam seguidas?", na qual mencionei alguns dos custos associados à minha cirurgia de apendicectomia. Agora imagine um exemplo mais complicado, como a reabilitação de pacientes com acidente vascular cerebral em suas próprias casas, os quais frequentam um hospital-dia, comparado a uma intervenção alternativa padrão (reabilitação com longa estadia hospitalar). A análise econômica deve levar em conta não só o tempo dos vários profissionais envolvidos, o tempo das secretárias e dos administradores que ajudam a manter o serviço e o custo de alimentação e medicamentos consumidos pelos pacientes de acidente vascular cerebral, mas também uma fração do custo básico de construir o hospital-dia e manter um serviço de transporte até ele.

Não há regras simples e rápidas para decidir quais custos incluir. Se for calcular o "custo por caso" pelos primeiros princípios, lembre-s e de que alguém tem de pagar pelo aquecimento, pela iluminação, pelo pessoal de apoio e também pelas contas da instituição. Em termos gerais, esses "custos ocultos" são conhecidos como despesas gerais e frequentemente acrescentam 30 a 60% ao custo de um projeto. A tarefa de estabelecer preços para cirurgias e consultas ambulatoriais no Reino Unido é mais fácil do que costumava ser, pois agora são adquiridas e vendidas a um preço que reflete (ou deveria refletir) todas as despesas gerais envolvidas. Considere, porém, que os custos unitários de intervenções em saúde calculados em um país frequentemente não têm relação com a mesma intervenção em outros lugares, mesmo quando tais custos são expressos como uma proporção do Produto Interno Bruto.

Benefícios como o retorno precoce ao trabalho para determinado indivíduo podem, assim, ser medidos em termos do custo de empregar a pessoa com seu salário habitual. Esta abordagem tem a consequência infeliz e politicamente inaceitável de valorizar mais a saúde de trabalhadores especializados do que a de trabalhadores braçais, de donas de casa ou de desempregados, assim como da maioria de indivíduos brancos mais do que dos grupos étnicos minoritários (geralmente) malpagos. Assim, seria preferível obter o custo dos dias de afastamento do salário médio nacional.

Em uma análise de custo-efetividade, as alterações no estado de saúde serão expressas em unidades naturais (ver seção "Como podemos ajudar a garantir que as diretrizes baseadas em evidências sejam seguidas?"). Porém, apenas o fato de as unidades serem naturais não significa que automaticamente sejam apropriadas. Por exemplo, a análise econômica do tratamento da úlcera péptica com dois medicamentos diferentes poderia medir o desfecho como a "proporção de úlceras cicatrizadas após 6 semanas de tratamento". Os tratamentos poderiam ser comparados de acordo com o custo por úlcera cicatrizada. Porém, se as taxas de recidiva dos dois medicamentos fossem muito diferentes, o medicamento A poderia ser falsamente rotulado como "mais custo-efetivo" do que o medicamento B. Uma medida de desfecho melhor aqui seria "úlceras que permaneceram cicatrizadas após 1 ano".

Na análise de custo-benefício, em que o estado de saúde é expresso em unidades de utilidade como QALYs, se você for realmente rigoroso ao avaliar o artigo, examine como os aspectos específicos usados na análise foram produzidos (ver seção "Como podemos ajudar a garantir que as diretrizes baseadas em evidências sejam seguidas?"). Em especial, você precisará saber de quem eram os valores de preferência de saúde usados – de pacientes, de médicos, de economistas da saúde ou do governo.

Questão 7: Foram considerados os benefícios incrementais em vez dos absolutos?

Esta questão é mais bem ilustrada por um exemplo simples. Digamos que o medicamento X, a R$ 100,00 por tratamento, cure 10 de cada 20 pacientes. Seu novo concorrente, o medicamento Y, custa R$ 120,00 por tratamento e cura 11 de cada 20 pacientes. O custo por caso curado com o medicamento X é R$ 200,00 (pois você gastou R$ 2.000,00 curando 10 pessoas) e o custo por caso curado com o medicamento Y é R$ 218,00 (pois você gastou R$ 2.400,00 curando 11 pessoas).

O *custo incremental* do medicamento Y, ou seja, o custo extra de curar o paciente extra, NÃO é R$ 18,00 e sim R$ 400,00, pois esta é a quantia total extra que você teve de pagar para atingir um desfecho superior ao que teria obtido oferecendo a todos os pacientes o medicamento mais barato. Este exemplo notável deve ser lembrado na próxima vez que um representante de laboratório tentar persuadi-lo de que seu produto é "mais efetivo e apenas um pouco mais caro".

Questão 8: O "aqui e agora" teve precedência sobre o futuro distante?

Mais vale um pássaro na mão que dois voando. Em termos de saúde e de dinheiro, valorizamos mais um benefício obtido hoje que uma promessa do mesmo benefício daqui a 5 anos. Quando os custos ou os benefícios de uma intervenção (ou de sua falta) ocorrerem em algum momento no futuro, seu valor deve ser *descontado* para refletir isso. A quantia real de desconto que deve ocorrer para o benefício de saúde futuro, em oposição ao imediato, é bastante arbitrária, mas a maioria das análises usa um número de cerca de 5% ao ano.

Questão 9: Foi realizada uma análise de sensibilidade?

Suponhamos que uma análise de custo-benefício consista em dizer que a cirurgia laparoscópica de reparo de hérnia custe R$ 1.500,00 por QALY e que a cirurgia tradicional, com sua estadia hospitalar associada, custe R$ 2.100,00 por QALY. Porém, quando você examina como os cálculos foram feitos, surpreende-se em saber como o equipamento de laparoscopia era barato. Se você elevar o preço deste equipamento em 25%, a cirurgia laparoscópica ainda seria tão acentuadamente mais barata? Pode ser que sim, pode ser que não.

A análise de sensibilidade, ou exploração dos "E se?", foi descrita na seção "Validando testes diagnósticos em relação a um padrão-ouro" em relação à metanálise. Exatamente os mesmos princípios se aplicam aqui: se o ajuste dos números para uma variação completa de influências possíveis oferecer uma resposta totalmente diferente, você não deve confiar muito na análise. Para um bom exemplo de uma análise de sensibilidade sobre um tópico de importância científica e política, consulte este artigo sobre a relação custo-efetividade do tratamento com estatina em pessoas com diferentes níveis de risco basal para doença cardiovascular [11].

Questão 10: Os escores basais agregados foram sobreutilizados?

Na seção "Como podemos ajudar a garantir que as diretrizes baseadas em evidências sejam seguidas?", introduzi a noção da análise de custo-consequência, na qual o leitor do artigo pode adicionar seus próprios valores a diferentes utilidades. Na prática, este é um modo incomum de apresentar uma análise econômica e, mais frequentemente, o leitor depara-se com uma análise de custo-utilidade ou custo-benefício que fornece um escore composto em unidades não familiares que não se traduzem prontamente em ganhos ou perdas exatos que o paciente pode esperar. A situação é análoga ao pai que é informado que "o quociente de inteligência do seu filho é 115", quando ele se sentiria muito mais bem informado se fosse apresentado aos dados desagregados: "Johnny sabe ler, escrever, contar e desenhar muito bem para a sua idade".

Conclusão

Espero que este capítulo tenha mostrado que a avaliação crítica de uma análise econômica se baseia em questões como "De onde vieram estes números?" e "Algum número foi deixado de fora?", bem como na verificação de se as somas em si estavam corretas. Embora poucos artigos preencham todos os critérios listados na seção "Dez questões a serem feitas sobre uma análise econômica" e resumidos no Apêndice 1, você deve, após ler o capítulo, ser capaz de distinguir uma análise econômica de qualidade metodológica moderada ou boa de uma em que os custos são tratados de forma simplista ("o medicamento X custa menos que o medicamento Y; assim, é mais custo-efetivo") em sua seção de resultados ou discussão.

Referências

1 Drummond M, Jefferson T. Guidelines for authors and peer reviewers of economic submissions to the BMJ. The BMJ Economic Evaluation Working Party. BMJ: British Medical Journal 1996;**313**(7052):275.

2 Jefferson T, Demicheli V, Mugford M. *Elementary economic evaluation in health care.* London: BMJ Books, 2000.

3 Donaldson C, Mitton C. *Priority setting toolkit: guide to the use of economics in healthcare decision making.* Oxford, John Wiley & Sons, 2009.

4 McDowell I, Newell C, McDowell I. *Measuring health: a guide to rating scales and questionnaires.* New York: Oxford University Press, 2006.

5 Bradley C, Speight J. Patient perceptions of diabetes and diabetes therapy: assessing quality of life. Diabetes/Metabolism Research and Reviews 2002;**18**(S3):S64–9.

6 Bache I. Measuring quality of life for public policy: an idea whose time has come? Agenda-setting dynamics in the European Union. Journal of European Public Policy 2013;**20**(1):21–38.

7 Fairclough DL. *Design and analysis of quality of life studies in clinical trials.* Boca Raton: CRC Press, 2010.

8 Phillips D. *Quality of life: concept, policy and practice.* Oxon: Routledge, 2012.

9 Young T, Yang Y, Brazier JE, et al. The first stage of developing preference-based measures: constructing a health-state classification using Rasch analysis. Quality of Life Research 2009;**18**(2):253–65.

10 Henderson C, Knapp M, Fernández J-L, et al. Cost effectiveness of telehealth for patients with long term conditions (Whole Systems Demonstrator telehealth questionnaire study): nested economic evaluation in a pragmatic, cluster randomized controlled trial. BMJ: British Medical Journal 2013;**346**:f1035.

11 Jha V, Modi GK. Cardiovascular disease: the price of a QALY – cost-effectiveness of statins in CKD. Nature Reviews Nephrology 2013;**9**:377–9.

12 Herman WH, Edelstein SL, Ratner RE, et al. The 10-year cost-effectiveness of lifestyle intervention or metformin for diabetes prevention: an intent-to-treat analysis of the DPP/DPPOS. Diabetes Care 2012;**35**(4):723-30.

13 Martin NK, Vickerman P, Miners A, et al. Cost-effectiveness of hepatitis C virus antiviral treatment for injection drug user populations. Hepatology 2012;**55**(1):49-57.

14 Saariniemi KM, Kuokkanen HO, Räsänen P, et al. The cost utility of reduction mammaplasty at medium-term follow-up: a prospective study. Journal of Plastic, Reconstructive & Aesthetic Surgery 2012;**65**(1):17-21.

15 Shahab L: *Cost-effectiveness of pharmacotherapy for smoking cessation*. London: National Centre for Smoking Cessation and Training (NCSCT), 2012 Available online http://www.ncsct.co.uk/usr/pub/B7_Cost-effectiveness _pharmacotherapy.pdf; accessed 5.11.13.

16 Coyle D, Coyle K, Cameron C, et al. Cost-effectiveness of new oral anticoagulants compared with warfarin in preventing stroke and other cardiovascular events in patients with atrial fibrillation. Value in Health 2013;**16**:498-506.

17 Frederix GW, Severens JL, Hövels AM, et al. Reviewing the cost-effectiveness of endocrine early breast cancer therapies: influence of differences in modeling methods on outcomes. Value in Health 2012;**15**(1):94-105.

18 Harris J. QALYfying the value of life. Journal of Medical Ethics 1987;**13**(3):117-23.

19 Whitehead SJ, Ali S. Health outcomes in economic evaluation: the QALY and utilities. British Medical Bulletin 2010;**96**(1):5-21.

20 Gold MR, Stevenson D, Fryback DG. HALYS and QALYS and DALYS, Oh My: similarities and differences in summary measures of population health. Annual Review of Public Health 2002;**23**(1):115-34.

Capítulo 12
Artigos que vão além dos números (pesquisa qualitativa)

O que é pesquisa qualitativa?

Há 25 anos, quando assumi meu primeiro cargo como pesquisadora, um colega, cansado do trabalho, aconselhou-me: "Ache algo para medir e continue medindo até ter uma caixa cheia de dados. Então, pare de medir e comece a escrever".
"Mas o que eu devo medir?", perguntei.
"Isto não importa muito", disse ele, ceticamente.
Esse exemplo verdadeiro ilustra as limitações de uma perspectiva exclusivamente quantitativa (contar e medir) em pesquisa. O epidemiologista Nick Black defendia que um achado ou resultado é mais provável de ser aceito como fato se for quantificado (expresso em números) do que se não o for [1]. Existe pouca ou nenhuma evidência científica, por exemplo, para apoiar os "fatos" bem-conhecidos de que 1 casal em 10 é infértil ou de que 1 pessoa em 10 é homossexual. Contudo, observa Black, a maioria de nós fica feliz em aceitar sem críticas estas afirmações simplificadas, reducionistas e visivelmente incorretas desde que contenham pelo menos um número.
Os pesquisadores qualitativos procuram uma verdade mais profunda. Almejam "estudar as coisas em sua situação natural, tentando encontrar o sentido de, ou interpretar, fenômenos em termos dos significados que as pessoas atribuem a eles" [2], e usam "uma perspectiva holística que preserva as complexidades do comportamento humano" [2].
A pesquisa interpretativa ou qualitativa foi, por muitos anos, o território dos cientistas sociais. Atualmente, é cada vez mais reconhecida não apenas como complementar, mas também, em muitos casos, como pré-requisito para a pesquisa quantitativa com a qual a maioria de nós, que fomos treinados nas ciências biomédicas, está mais familiarizada. Certamente, a visão de que as duas abordagens são mutuamente exclusivas tornou-se "não científica" e atualmente está em voga, sobretudo na área de atenção primária à saúde e de pesquisa em serviços de saúde,

---

How to Read a Paper: The Basics of Evidence-Based Medicine, Fifth Edition. Trisha Greenhalgh.
© 2014 John Wiley & Sons, Ltd. Published 2014 by John Wiley & Sons, Ltd.

para dizer que você está fazendo alguma pesquisa qualitativa. Desde que a primeira edição deste livro foi publicada, a pesquisa qualitativa tornou-se ainda mais importante dentro do movimento da medicina baseada em evidências [3, 4] e, conforme foi descrito no Capítulo 7, houve importantes evoluções na ciência da integração de evidências qualitativas e quantitativas no desenvolvimento e avaliação de intervenções complexas.

O falecido Dr. Cecil Helman, antropólogo e médico, contou-me a seguinte história para ilustrar a dicotomia qualitativo-quantitativa. Uma criança pequena vem correndo do jardim e diz, entusiasmada: "Mamãe, as folhas estão caindo das árvores".

"Conte-me mais", diz a mãe.

"Bom, 5 folhas caíram na primeira hora e, depois, 10 folhas caíram na segunda hora..."

Essa criança será um pesquisador quantitativo.

Uma segunda criança, quando solicitada a contar mais, pode responder: "Bom, as folhas são grandes e achatadas e a maioria é amarela ou vermelha; elas parecem estar caindo de algumas árvores, mas não de outras. E, mamãe, por que não caíram folhas no mês passado?".

Essa criança será um pesquisador qualitativo.

Perguntas como "Quantos pais consultariam com seu clínico geral se seu filho tivesse uma febre baixa?" ou "Que proporção de fumantes tentou parar?" claramente necessitam de resposta por meio de métodos quantitativos. Porém, perguntas como "Por que os pais se preocupam tanto com a temperatura de seus filhos?" e "O que impede as pessoas de pararem de fumar?" não podem e não devem ser respondidas adiantando-se e medindo o primeiro aspecto do problema que nós (de fora) consideremos ser importante. Em vez disso, precisamos parar, ouvir o que as pessoas têm a dizer e explorar as ideias e preocupações que os próprios sujeitos nos trazem. Após um tempo, podemos observar um padrão emergindo, o que pode requerer que façamos nossas observações de um modo diferente. Podemos começar com um dos métodos mostrados na Tabela 12.1, e prosseguir com uma seleção de outros métodos.

O Quadro 12.1, reproduzido com permissão de Nick Mays e Catherine Pope a partir do artigo introdutório *Qualitative research in health care* [5] resume (na verdade, enfatiza) as diferenças entre as abordagens de pesquisa qualitativa e quantitativa. Na realidade, existe bastante sobreposição entre elas e sua importância é cada vez mais reconhecida [6].

Como é explicado na seção "Três questões preliminares para você chegar onde quiser", a pesquisa quantitativa deve começar com uma ideia (em geral, articulada como uma hipótese) que, então, por meio de medidas, gera dados e, por *dedução*, permite que se chegue a uma conclusão. A pesquisa qualitativa é diferente. Começa com a intenção de explorar uma área em particular, coleta "dados" (p. ex., observações, entrevistas, documentos e até mesmo mensagens eletrônicas contam como dados qualitativos) e gera ideias e hipóteses a partir desses dados, em grande parte

Tabela 12.1 Exemplos de métodos de pesquisa qualitativos

Etnografia (observação passiva)	Observação sistemática do comportamento e das conversas em situações que ocorrem naturalmente
Etnografia (observação participante)	Observação na qual o pesquisador também ocupa uma função ou parte na situação, além de observar
Entrevista semiestruturada	Conversa frente a frente (ou por telefone) com o objetivo de explorar assuntos ou tópicos em detalhes; utiliza uma ampla lista de questões ou tópicos (conhecida como *guia por tópicos*)
Entrevista narrativa	Entrevista realizada de modo menos estruturado, com o objetivo de obter uma longa história junto ao entrevistado (em geral, uma história de vida ou a história de como a doença se desenrolou ao longo do tempo); o entrevistador contém-se para não dizer mais do que "fale-me mais sobre isto"
Grupos focais	Método de entrevista em grupo que explicitamente inclui e utiliza a interação grupal para gerar dados
Análise de discurso	Estudo detalhado das palavras, sentenças e formatos utilizados em contextos sociais determinados (inclui o estudo de conversas decorrendo naturalmente, além de material escrito, como documentos sobre políticas ou atas de reuniões)

utilizando o que é conhecido como *raciocínio indutivo* [2]. O poder da abordagem quantitativa está em sua *confiabilidade* (possibilidade de ser repetida), ou seja, as mesmas medidas devem produzir os mesmos resultados repetidamente. O poder da pesquisa qualitativa está na *validade* (proximidade da verdade); isto é, uma boa pesquisa qualitativa, usando uma seleção de métodos de coleta de dados, realmente deve atingir o âmago da questão e não apenas tocar a superfície. A validade dos métodos qualitativos aumenta imensamente pelo uso de mais de um método (ver

Quadro 12.1 Pesquisa qualitativa *versus* quantitativa – a dicotomia enfatizada (ver Referências [7])

	Qualitativa	Quantitativa
Teoria social	Ação	Estrutura
Métodos	Observação, entrevista	Experimento, pesquisa
Pergunta	O que é X? (classificação)	Quantos Xs? (enumeração)
Raciocínio	Indutivo	Dedutivo
Método de amostragem	Teórico	Estatístico
Poder	Validade	Confiabilidade

Tab. 12.1) em combinação (processo às vezes conhecido como *triangulação*), pelo pesquisador pensando cuidadosamente sobre o que está acontecendo e como sua própria perspectiva pode estar influenciando os dados (abordagem conhecida como *reflexividade*) [7] e, afirmariam alguns, por mais de um pesquisador analisando os mesmos dados de modo independente (para demonstrar a *confiabilidade interexaminadores*).

Desde que escrevi a primeira edição deste livro, a confiabilidade interexaminadores tornou-se menos confiável como medida de qualidade em pesquisa qualitativa. Cada vez mais os analisadores de artigos qualitativos buscam acessar a competência e a reflexividade de um único pesquisador em vez de confirmar que os achados foram "conferidos por alguém". Esta mudança é atribuível a dois *insights* importantes. Primeiro, na maioria das pesquisas qualitativas, uma pessoa conhece os dados muito melhor do que qualquer outra, de modo que a ideia de que duas cabeças pensam melhor do que uma simplesmente não é verdadeira. Um pesquisador que foi trazido somente para conferir "temas" pode basear-se muito mais em pré-julgamentos e conjeturas pessoais do que o principal pesquisador da área. Em segundo lugar, com a tendência de que mais pessoas com formação biomédica façam pesquisa qualitativa, não é de todo incomum que dois (ou mesmo uma equipe toda) pesquisadores ingênuos e destreinados organizem grupos focais ou ataquem as respostas livres de questionários abertos. Não só a "concordância" entre esses indivíduos não corresponde à qualidade como também equipes de formação similar são propensas a produzir vieses similares, de modo que altos escores de confiabilidade interexaminador podem ser inteiramente espúrios.

Os que desconhecem a pesquisa qualitativa frequentemente acreditam que constitui pouco mais do que andar por aí e ver as folhas caírem. Está além do objetivo deste livro conduzi-lo pela substancial literatura sobre como proceder (e como não proceder) ao observar, ao entrevistar, ao conduzir um grupo focal e assim por diante. Porém, certamente, existem métodos sofisticados para todas essas técnicas e, se tiver interesse, sugiro que leia a excelente série do BMJ de autoria de Scott Reeves e colaboradores do Canadá [8-12].

Os métodos qualitativos realmente atingem seu potencial ao pesquisar um território desconhecido, isto é, onde as variáveis de maior preocupação são pouco compreendidas, mal definidas e não podem ser controladas. Nessas circunstâncias, a hipótese definitiva pode não ter sido elaborada até que o estudo esteja em andamento. Porém, é exatamente nessas circunstâncias que o pesquisador qualitativo deve assegurar que tenha, desde o início, delineado cuidadosamente um foco particular de pesquisa e identificado algumas questões específicas para tentar responder (ver Questão 1 na seção "Avaliando artigos que descrevem a pesquisa qualitativa"). Os métodos de pesquisa qualitativa permitem e, na verdade, exigem a modificação da questão de pesquisa à luz dos achados gerados ao longo do caminho, uma técnica conhecida como *foco progressivo* [5]. (Em contrapartida, como mostrou o item "d" da seção "Os autores descreveram corretamente o cenário?", dar uma espiada nos resultados parciais de um estudo quantitativo é estatisticamente inválido.)

A chamada abordagem *iterativa* (alterar os métodos de pesquisa e a hipótese à medida que você progride) empregada pelos pesquisadores qualitativos mostra sensibilidade elogiável à riqueza e à variabilidade do assunto. No passado, a falha em reconhecer a legitimidade dessa abordagem levou críticos a acusarem os pesquisadores qualitativos de mudarem continuamente seus objetivos. Embora essa crítica com frequência seja mal orientada, existe o risco de a abordagem "iterativa" cair em confusão quando a pesquisa qualitativa é conduzida por pesquisadores ingênuos. Esta é uma razão pela qual os pesquisadores qualitativos devem passar algum período longe do campo de trabalho para reflexão, planejamento e consultoria com seus colegas.

Avaliando artigos que descrevem a pesquisa qualitativa

Por sua própria natureza, a pesquisa qualitativa não é padronizada, não é confinada e depende da experiência subjetiva tanto do pesquisador como do pesquisado. Explora o que necessita ser explorado e molda-se de acordo. Como ficou implícito na seção anterior, a pesquisa qualitativa é uma tarefa interpretativa e em profundidade, e não um procedimento técnico. Ela depende fundamentalmente de um pesquisador competente e experiente que exercite suas habilidades e julgamentos, o que é difícil, se não, impossível, de mensurar objetivamente. Assim, é discutível se uma lista de verificação crítica abrangente seguindo as linhas dos *Users' guides to the medical literature* para pesquisa quantitativa pode ser desenvolvida, embora tenham sido feitas tentativas corajosas [3, 4, 10, 13]. Algumas pessoas têm afirmado que as listas de verificação para análise crítica potencialmente depreciam a qualidade da pesquisa na pesquisa qualitativa porque estimulam uma abordagem mecanicista e orientada por protocolos [14].

Minha opinião, e de uma série de indivíduos que tentaram trabalhar ou estão trabalhando nesta tarefa, é que uma lista como essa pode não ser tão exaustiva nem universalmente aplicável quanto os vários guias para analisar a pesquisa quantitativa, mas certamente é possível estabelecer algumas regras básicas. Sem dúvida, a melhor tentativa para oferecer orientação (e também a melhor exposição das incertezas e desconhecimentos) foi feita por Dixon-Woods e colaboradores [15]. A lista que segue foi retirada do trabalho publicado citado em outras partes deste livro, além de discussões há muitos anos com o Dr. Rod Taylor, que produziu um dos primeiros guias de análise crítica para artigos qualitativos.

Questão 1: O artigo descrevia um problema clínico importante, abordado por meio de uma questão claramente formulada?

Na seção "Três questões preliminares para você chegar onde quiser", expliquei que uma das primeiras coisas que você deve procurar em qualquer artigo de pesquisa é uma declaração dizendo por que a pesquisa foi feita e qual é a questão específica abordada. Os artigos qualitativos não são exceção a essa regra: não há absolutamente nenhum valor científico em entrevistar ou observar pessoas apenas por fazê-lo. Os artigos que não conseguem definir seu tópico de pesquisa com mais precisão do que "decidimos entrevistar 20 pacientes com epilepsia" inspiram pouca confiança de que os pesquisadores realmente soubessem o que estavam estudando ou por quê.

Você pode ficar mais inclinado a ler o artigo se ele declarar em sua introdução algo como "A epilepsia é um problema comum e potencialmente incapacitante, sendo que uma proporção significativa dos pacientes continua tendo convulsões mesmo sob uso de medicamento. Sabe-se que o medicamento antiepilético possui efeitos adversos desagradáveis e vários estudos mostraram que uma elevada proporção dos pacientes não toma seus comprimidos regularmente. Assim, decidimos examinar as crenças dos pacientes sobre a epilepsia e suas razões percebidas para não tomarem o medicamento".

Como expliquei na seção "O que é pesquisa qualitativa?", a natureza iterativa da pesquisa qualitativa é tal que a pergunta definitiva de pesquisa pode não estar claramente enfatizada no início do estudo, mas certamente deverá estar formulada quando o relato for escrito.

Questão 2: Foi apropriado fazer uma abordagem qualitativa?

Se o objetivo da pesquisa era examinar, interpretar ou alcançar uma compreensão mais profunda de um aspecto clínico específico, quase certamente os métodos qualitativos eram os mais apropriados a serem usados. Porém, se a pesquisa visava atingir algum outro objetivo (como determinar a incidência de uma doença ou a frequência de uma reação adversa a um fármaco, testar uma hipótese de causa-efeito ou mostrar que um medicamento tem melhor relação risco-benefício que outro), os métodos qualitativos são claramente inadequados. Se você acha que um estudo de caso-controle, de coorte ou ensaio clínico randomizado seria mais adequado para a pergunta de pesquisa apresentada no artigo do que os métodos qualitativos que foram utilizados de fato, você pode comparar essa pergunta com os exemplos da seção "Ensaios clínicos randomizados" para confirmar sua impressão.

Questão 3: Como foram selecionados (a) a situação e (b) os sujeitos?

Retorne ao Quadro 12.1, que compara os métodos de amostragem *estatística* da pesquisa quantitativa com os métodos *teóricos* da pesquisa qualitativa. Deixe-me explicar o que isso significa. Nos capítulos anteriores, particularmente na seção "O estudo é sobre quem?", enfatizei a importância, na pesquisa quantitativa, de assegurar que seja recrutada uma amostra verdadeiramente aleatória de participantes. Uma amostra aleatória garantirá que os resultados reflitam, em média, a condição da população a partir da qual a amostra foi retirada.

Na pesquisa qualitativa, porém, não estamos interessados em uma visão "da média" de uma população de pacientes. Queremos alcançar uma compreensão profunda da experiência de indivíduos ou de grupos particulares e, assim, devemos buscar deliberadamente indivíduos ou grupos que se ajustem a este propósito. Se, por exemplo, desejávamos estudar a experiência de mulheres quando deram à luz em um hospital, seria perfeitamente válido sair para descobrir mulheres que tivessem tido experiências diferentes de parto – um parto induzido, uma cesárea de emergência, um parto feito por um estudante de medicina, um aborto tardio e outros.

Também desejaríamos selecionar algumas mulheres que tivessem tido seus cuidados pré-natais compartilhados entre um obstetra e seu clínico geral e algumas mulheres que tivessem sido atendidas por parteiros da comunidade durante a gestação. Neste exemplo, pode ser especialmente instrutivo encontrar mulheres que tenham sido cuidadas por médicos do sexo masculino, mesmo que esta seja uma situação relativamente incomum. Por fim, poderíamos escolher estudar pacientes que tenham dado à luz em uma maternidade grande e moderna, com recursos de alta tecnologia, bem como algumas que o tenham feito em um pequeno hospital comunitário. É claro que todas estas especificações fornecerão amostras "tendenciosas", mas isso é exatamente o que queremos.

Tenha muito cuidado com pesquisas qualitativas em que a amostra foi selecionada (ou parece ter sido selecionada) puramente com base na conveniência. No exemplo anterior, pegar a primeira dúzia de pacientes que entraram na enfermaria obstétrica mais próxima seria o modo mais fácil de obter entrevistas, mas a informação obtida poderia ser consideravelmente menos útil.

Questão 4: Qual era a perspectiva do pesquisador? Ela foi levada em conta?

Dado que a pesquisa qualitativa é, necessariamente, baseada na experiência da vida real, um artigo que descreva essa pesquisa não deve ser desprezado apenas porque os pesquisadores declararam uma perspectiva cultural em particular ou um envolvimento pessoal com os sujeitos da pesquisa. Pelo contrário: eles devem ser parabenizados por fazê-lo. É importante reconhecer que não existe forma de abolir ou controlar completamente o viés do observador na pesquisa qualitativa. Isto fica mais óbvio quando a observação participante (ver Tab. 12.1) for usada, mas também é verdade para outras formas de coleta e análise de dados.

Se, por exemplo, a pesquisa é relacionada à experiência de adultos asmáticos vivendo em casas úmidas e aglomeradas e ao efeito percebido desses ambientes sobre sua saúde, os dados gerados por técnicas como o grupo focal ou entrevistas semiestruturadas provavelmente serão muito influenciados pelas crenças do entrevistador sobre esses sujeitos e pelo fato de ser ou não funcionário da clínica de pneumologia do hospital, da secretaria de serviço social local ou de um grupo de pressão ambiental. Porém, como é inconcebível que as entrevistas sejam conduzidas por alguém sem nenhum ponto de vista e nenhuma perspectiva ideológica ou cultural, o máximo que se pode exigir dos pesquisadores é que descrevam em detalhes de onde vêm, de modo que os resultados possam ser interpretados de acordo.

A propósito, é por este motivo que os pesquisadores qualitativos geralmente preferem elaborar seus trabalhos na primeira pessoa ("entrevistei os participantes" ao invés de "os participantes foram entrevistados"), pois isto deixa explícito o papel e a influência do pesquisador.

Questão 5: Quais métodos o pesquisador usou para coletar os dados? Eles estão descritos com detalhes suficientes?

Certa vez passei 2 anos fazendo pesquisa experimental altamente quantitativa, de base laboratorial, em que gastava cerca de 15 horas por semana enchendo ou esvaziando tubos de ensaio. Havia um modo-padrão de encher esses tubos, um modo-padrão de centrifugá-los e até mesmo um modo-padrão de lavá-los. Quando finalmente publiquei minha pesquisa, cerca de 900 horas de trabalho monótono foram resumidas em uma só frase: "Os níveis séricos de ruibarbo dos pacientes foram medidos de acordo com o método descrito por Bloggs e Bloggs (referência ao artigo de Bloggs e Bloggs sobre como medir ruibarbo sérico)".

Atualmente, passo bastante tempo fazendo pesquisa qualitativa e posso confirmar que é infinitamente mais divertida. Meus colegas de pesquisa e eu passamos 15 anos explorando as crenças, as esperanças, os temores e as atitudes dos pacientes diabéticos de um grupo étnico minoritário em particular na East End de Londres (começamos com britânicos com origem em Bangladesh, ampliamos o trabalho para outros sul-asiáticos e, mais tarde, para outros grupos étnicos). Tivemos que desenvolver, por exemplo, um modo válido de traduzir e transcrever simultaneamente entrevistas que eram conduzidas em *sylheti*, um dialeto complexo de Bengala que não possui forma escrita. Descobrimos que as atitudes dos pacientes parecem ser fortemente influenciadas pela presença de alguns de seus familiares na sala, de modo que entrevistamos alguns pacientes tanto na presença quanto na ausência desses familiares principais.

Poderia seguir descrevendo os métodos que elaboramos para avaliar este tópico de pesquisa em particular, mas provavelmente cheguei ao meu ponto: a seção de metodologia de um artigo qualitativo com frequência não pode ser escrita resumidamente nem substituída pela referência às técnicas de pesquisa de outra pessoa. Pode ser necessário que seja longa e discursiva, pois está contando uma história única sem a qual os resultados não podem ser interpretados. Assim como a estratégia de amostragem, não há regras fáceis sobre quais detalhes exatamente devem ser incluídos nesta seção do artigo. Você deve simplesmente perguntar "Recebi informações suficientes sobre os métodos usados?" e, se tiver recebido, use seu bom senso para avaliar se "Esses métodos são um modo razoável e adequado de responder à pergunta de pesquisa?".

Questão 6: Quais métodos o pesquisador usou para analisar os dados e quais medidas de controle de qualidade foram implementadas?

A seção de análise dos dados de um artigo de pesquisa qualitativa é a oportunidade para que o(s) pesquisador(es) demonstre(m) a diferença entre sentido e falta de sentido. Tendo obtido uma pilha enorme de transcrições de entrevistas ou anotações de campo completas, o verdadeiro pesquisador qualitativo mal começou a trabalhar. Não basta simplesmente folhear o texto procurando "citações interessantes" que apoiem uma teoria específica. O pesquisador deve encontrar um modo *sistemático* de analisar seus dados e, de modo específico, procurar detectar e interpretar itens dos dados que pareçam contradizer ou desafiar as teorias resultantes da maioria. Um dos melhores artigos curtos sobre análise de pesquisa qualitativa foi publicado por Cathy Pope e Sue Ziebland no *British Medical Journal* há alguns anos – procure-o se for novato neste campo e quiser saber por onde começar [16]. Se quiser o livro-texto de referência em pesquisa qualitativa, que descreve múltiplas abordagens diferentes para análise, experimente o maravilhoso volume editado por Denzin e Lincoln [2].

A maneira mais comum de analisar o tipo de dados qualitativos que geralmente é coletado na pesquisa biomédica é a *análise temática*. Nela, os pesquisadores vasculham textos de acesso livre, elaboram uma lista de temas amplos e alocam categorias de codificação a cada um. Por exemplo, um "tema" pode ser o conhecimento dos pacientes sobre suas doenças e, dentro desse tema, os códigos podem incluir "causas transmissíveis", "causas sobrenaturais", "causas devidas ao comportamento de alguém", entre outras. Observe que estes códigos não correspondem a uma taxonomia biomédica convencional ("genética", "infecciosa", metabólica", e assim por diante), porque a questão da pesquisa é explorar a taxonomia dos entrevistados, quer o pesquisador concorde ou não. Frequentemente, a análise temática é desenvolvida pelo desenho de uma matriz ou estrutura com uma coluna nova para cada tema de uma nova linha para cada "caso" (p. ex., a transcrição de uma entrevista) e ao recortar e colar os segmentos relevantes do texto em cada célula [13]. Outro tipo de análise temática é o método de comparação constante, no qual cada fragmento novo de dado é comparado com o resumo emergente de todos os itens anteriores, permitindo um refinamento passo a passo de uma teoria emergente [17].

Atualmente, é comum que a análise de dados qualitativos seja feita com o auxílio de um programa de computador como ATLAS-TI ou NVIVO, que facilita muito o manejo de grandes conjuntos de dados. As declarações feitas por todos os entrevistados sobre um tópico específico são comparadas umas com as outras e podem ser feitas comparações sofisticadas como "As pessoas que disseram A também tendem a dizer B?". Mas lembre-s e: um programa qualitativo de computador não analisa os dados por piloto automático, não mais do que um programa quantitativo como o SPSS consegue dizer ao pesquisador qual teste estatístico aplicar em cada caso. Embora a sentença "os dados foram analisados usando o NVIVO" possa impressionar, a regra GIGO (*garbage in, garbage out* [se inserir material de má qualidade, o resultado será de má qualidade]) frequentemente se aplica. Excelentes análises qualitativas de dados podem ocorrer usando o método VLDRT (*very large dining room table* [longa mesa de jantar]), no qual formulários como entrevistas são marcados com caneta hidrocor e, por exemplo, o método de comparação constante é realizado de forma manual em vez de eletronicamente.

Com frequência é difícil, ao relatar uma pesquisa qualitativa, demonstrar como o controle de qualidade foi alcançado. Conforme foi mencionado na seção anterior, ter os dados analisados por mais de um pesquisador não assegura, *necessariamente*, o rigor. Na verdade, os pesquisadores que nunca discordam em seus raciocínios subjetivos (um parágrafo específico no relato de um paciente realmente evidencia "ansiedade", "falta de empoderamento" ou "confiança"?) provavelmente não pensam o suficiente sobre suas próprias interpretações. A essência da qualidade nestas circunstâncias tem mais a ver com o nível de diálogo crítico entre os pesquisadores e com o modo *como* as discordâncias foram expostas e resolvidas. Ao analisar meus próprios dados de pesquisa sobre as crenças em saúde de britânicos com origem em Bangladesh com diabetes, por exemplo, três de nós leram, um de cada vez, a transcrição digitada de uma entrevista e atribuíram códigos a determinadas afirmações [18]. A seguir, comparamos nossas decisões e discutimos (às vezes, acaloradamente) a respeito de nossas discordâncias. Nossa análise revelou diferenças na interpretação de certas afirmações que não conseguimos resolver por completo. Por exemplo, nunca chegamos a um acordo sobre o significado do termo *exercício* para esse grupo étnico. Isso não significou que um de nós estivesse "errado", mas sim que havia ambiguidades *inerentes* aos dados. Talvez, por exemplo, esta amostra de entrevistados estivesse mesmo confusa sobre o significado do termo *exercício* e sobre os benefícios que oferece às pessoas com diabetes.

Questão 7: Os resultados possuem credibilidade? Se tiverem, são clinicamente importantes?

Obviamente, não podemos avaliar a credibilidade dos resultados qualitativos pela precisão e exatidão de dispositivos de mensuração, nem sua significância pelos intervalos de confiança e número necessário para tratar. O instrumento mais importante para determinar se os resultados são razoáveis e dignos de credibilidade, e se importam na prática, é o simples bom senso.

Um aspecto importante a verificar na seção de resultados é se os autores citam dados reais. Alegações como "Os médicos em geral não reconheciam o valor da avaliação anual" seriam infinitamente mais dignas de credibilidade se uma ou duas citações literais dos entrevistados fossem reproduzidas para ilustrá-las. Os resultados devem ser verificáveis de modo independente e objetivo (p. ex., pela inclusão de segmentos mais longos de texto em um apêndice ou recurso *onli-*

ne), e todas as citações e exemplos devem ser indexados, de modo que possam ser rastreados até um entrevistado e uma fonte de dados identificáveis.

Questão 8: Quais conclusões foram tiradas? Elas são justificadas pelos resultados?

Um artigo de pesquisa quantitativa, apresentado em formato-padrão Introdução, Metodologia, Resultados e Discussão (IMRAD, do inglês *Introduction, Methods, Research and Discussion*) (ver seção "A ciência de dispensar artigos"), deve distinguir claramente os resultados do estudo (em geral, um conjunto de números) da interpretação dos resultados. O leitor não deve ter dificuldade em separar o que os pesquisadores *descobriram* do que eles acham que *significa*. Na pesquisa qualitativa, porém, raramente esta distinção é possível, pois os resultados são, por definição, uma interpretação dos dados.

Portanto, é necessário, ao avaliar a validade da pesquisa qualitativa, perguntar se a interpretação dos dados está de acordo com o bom senso e que a perspectiva pessoal, profissional e cultural do pesquisador seja explicitada, de modo que o leitor possa acessar a "lente" que o pesquisador usou para desenvolver o trabalho de campo, a análise e a interpretação. Este pode ser um exercício difícil, pois a linguagem que usamos para descrever algo tende a implicar significados e motivos que os sujeitos em si podem não compartilhar. Compare, por exemplo, estas duas frases: "Três mulheres foram ao poço buscar água" e "Três mulheres encontraram-se no poço e cada uma estava carregando um balde".

Está se tornando um clichê que as conclusões dos estudos qualitativos, assim como de toda a pesquisa, devem ser "baseadas em evidências", isto é, elas devem derivar do que os pesquisadores encontraram no campo. Mays e Pope [5] sugerem três perguntas úteis para determinar se as conclusões de um estudo qualitativo são válidas.

- Quão bem essa análise explica por que as pessoas se comportam de determinada maneira?
- Quão compreensível esta explicação seria para um participante nesta situação?
- O quanto esta explicação é coerente com o que já sabemos?

Questão 9: Os achados do estudo são aplicáveis a outras situações?

Uma das críticas mais comuns à pesquisa qualitativa é que os achados de qualquer estudo qualitativo aplicam-se somente à situação limitada na qual foram obtidos. De fato, isso não é necessariamente mais verdadeiro para a pesquisa qualitativa do que para a pesquisa quantitativa. Retorne ao exemplo da experiência das mulheres em relação ao par to que descrevi na Questão 3. Uma amostra por conveniência das primeiras 12 mulheres a darem à luz forneceria pouco mais do que as experiências coletadas dessas 12 mulheres. Uma amostra *intencional* conforme foi descrita na Questão 3 ampliaria a capacidade de transferência dos achados para mulheres com variedade maior de experiências de parto. Contudo, ao promover ajustes iterativos à estrutura da amostragem à medida que o estudo se desdobra, isso possibilitará que os pesquisadores desenvolvam uma amostra teórica e testem novas teorias quando aparecerem. Por exemplo (e observe, estou imaginando este exemplo), os pesquisadores podem descobrir que as mulheres com maior nível de escolaridade parecem ter tido experiências mais traumáticas em termos psicológicos do que as mulheres com menos escolaridade. Isso poderia levar a uma nova teoria a respeito das expectativas das mulheres (quanto maior o nível de escolaridade da mulher, maior sua expectativa de ter uma "experiência de parto perfeito"), o que, por sua vez, levaria a uma mudança na estratégia de amostragem intencional (agora queremos descobrir extremos de escolaridade materna) e assim por diante. Quanto mais a pesquisa for orientada por este tipo de foco progressivo e análise iterativa de dados, maior a probabilidade de os dados serem transferíveis para além da amostra em si.

Conclusão

Tradicionalmente, os médicos têm atribuído um alto valor aos dados embasados em números, o que, na realidade, pode ser enganoso, reducionista e irrelevante para os fatos reais. A crescente popularidade da pesquisa qualitativa nas ciências biomédicas ocorre porque os métodos quantitativos não fornecem respostas (ou fornecem respostas incorretas) para questões importantes relacionadas ao cuidado clínico e à prestação de serviços. Se você ainda acha que a pesquisa qualitativa é, necessariamente, de segunda classe em virtude de ser uma ciência "branda", deve conscientizar-se de que está em desacordo com as evidências.

Em 1993, Catherine Pope e Nicky Britten apresentaram em uma conferência um artigo intitulado "*Barriers to qualitative methods in the medical mindset*", no qual mostraram sua coleção de cartas de rejeição recebidas de periódicos biomédicos [19]. As cartas revelavam uma notável ignorância sobre metodologia qualitativa por parte dos revisores. Em outras palavras, as pessoas que tinham rejeitado os artigos muitas vezes pareciam ser incapazes de diferenciar a boa da má pesquisa qualitativa.

Um tanto ironicamente, nos dias atuais, regularmente surgem artigos qualitativos de má qualidade em alguns periódicos médicos, que parecem ter sofrido uma mudança na política editorial desde a exposição de Pope e Britten sobre a "mentalidade médica". Assim, espero que as questões listadas anteriormente e as referências a seguir ajudem os revisores em ambos os campos: os que continuam a rejeitar artigos qualitativos pelas razões erradas, e os que seguiram a maioria qualitativa e agora estão *aceitando* estes artigos pelas razões erradas. Observe, porém, que a análise crítica da pesquisa qualitativa é uma ciência relativamente subdesenvolvida e as questões apresentadas neste capítulo ainda estão sendo aprimoradas.

Referências

1. Black N. Why we need qualitative research. Journal of Epidemiology and Community Health 1994;**48**(5):425–6.
2. Denzin NK, Lincoln YS. *The SAGE handbook of qualitative research*. Sage, London, 2011.
3. Giacomini MK, Cook DJ. Users' guides to the medical literature XXIII. Qualitative research in health care A. Are the results of the study valid?. JAMA: The Journal of the American Medical Association 2000;**284**(3):357–62.
4. Giacomini MK, Cook D. Users' guides to the medical literature: XXIII. Qualitative research in health care B. What are the results and how do they help me care for my patients?. JAMA: The Journal of the American Medical Association 2000;**284**: 478–82.
5. Mays N, Pope C. Qualitative research in health care: assessing quality in qualitative research. BMJ: British Medical Journal 2000;**320**(7226):50.
6. Dixon-Woods M, Agarwal S, Young B, et al. *Integrative approaches to qualitative and quantitative evidence*. London, Health Development Agency, 2004.
7. Gilgun JF. Reflexivity and qualitative research. Current Issues in Qualitative Research 2010;**1**(2):1–8.
8. Reeves S, Albert M, Kuper A, et al. Qualitative research: why use theories in qualitative research? BMJ: British Medical Journal 2008;**337**(7670):631–4.
9. Lingard L, Albert M, Levinson W. Grounded theory, mixed methods, and action research. BMJ: British Medical Journal 2008;**337**(aug07_3):a567–a67.
10. Kuper A, Lingard L, Levinson W. Critically appraising qualitative research. British Medical Journal 2008;**337**:a1035.
11. Kuper A, Reeves S, Levinson W. Qualitative research: an introduction to reading and appraising qualitative research. BMJ: British Medical Journal 2008;**337**(7666):404–7.
12. Reeves S, Kuper A, Hodges BD. Qualitative research methodologies: ethnography. BMJ: British Medical Journal 2008;**337**:a1020.
13. Spencer L, Britain G. *Quality in qualitative evaluation: a framework for assessing research evidence*. Government Chief Social Researcher's Office, Cabinet Office, London, 2003.
14. Barbour RS. Checklists for improving rigour in qualitative research a case of the tail wagging the dog? BMJ: British Medical Journal 2001;**322**(7294):1115.
15. Dixon-Woods M, Shaw RL, Agarwal S, et al. The problem of appraising qualitative research. Quality and Safety in Health Care 2004;**13**(3):223–5.
16. Pope C, Ziebland S, Mays N. Qualitative research in health care: analysing qualitative data. BMJ: British Medical Journal 2000;**320**(7227):114.
17. Glaser BG. The constant comparative method of qualitative analysis. Social Problems 1965;**12**(4):436–45.

18 Greenhalgh T, Helman C, Chowdhury AM. Health beliefs and folk models of diabetes in British Bangladeshis: a qualitative study. BMJ: British Medical Journal 1998;**316**(7136):978–83.
19 Pope C, Britten N. The quality of rejection: barriers to qualitative methods in the medical mindset. Paper presented at BSA Medical Sociology Group annual conference, 1993.

Capítulo 13
Artigos que relatam pesquisas por questionário

Ascensão crescente da pesquisa por questionário

Quando e onde foi a última vez que você preencheu um questionário? Eles entram pela porta e aparecem em nossos escaninhos no trabalho. São enviados como anexo de mensagens eletrônicas ou encontrados na sala de espera do dentista. As crianças os trazem da escola para casa, e não é raro que acompanhem a conta de um restaurante. Recentemente, encontrei alguém em uma festa que se descreveu como "anotador de questionários" – seu trabalho era parar as pessoas na rua e anotar suas respostas a uma série de perguntas sobre renda, gostos, preferência de compras e sabe-se lá o que mais.

Este capítulo tem como base uma série de artigos que editei para o *British Medical Journal* e que foram escritos por uma equipe coordenada pela minha colega Boynton [1–3]. Petra ensinou-me muito sobre esta técnica de pesquisa amplamente usada, inclusive o fato de que, provavelmente, existem mais pesquisas por questionários malfeitas na literatura do que em qualquer outro delineamento de estudo. Enquanto você precisa de um laboratório para fazer um mau trabalho laboratorial e um suprimento de medicamentos para fazer uma má pesquisa farmacêutica, tudo que você necessita para produzir uma má pesquisa por questionário é elaborar uma lista de perguntas, fotocopiá-la e pedir a algumas pessoas que responda a elas. Portanto, é um pouco estranho que o *Users' guides to the medical literature* publicado no *Journal of the American Medical Association* não inclua (que eu saiba) nenhum artigo sobre estudos por questionário.

Com frequência, os questionários são considerados um meio "objetivo" de coletar informações a respeito de conhecimentos, crenças, atitudes e comportamentos das pessoas [4, 5]. Nossos pacientes gostam do nosso horário de funcionamento? O que os adolescentes pensam sobre uma campanha local contra drogas – ela mudou as atitudes deles? Quanto os enfermeiros sabem sobre o manejo da asma? Que proporção da população se vê como *gay* ou bissexual? Por que os médicos não utilizam

---

How to Read a Paper: The Basics of Evidence-Based Medicine, Fifth Edition. Trisha Greenhalgh.
© 2014 John Wiley & Sons, Ltd. Published 2014 by John Wiley & Sons, Ltd.

os computadores no seu máximo potencial? Provavelmente, você pode ver, a partir desses exemplos, que os questionários tanto conseguem buscar dados quantitativos (*x*% de pessoas gosta de nossos serviços) como qualitativos (as pessoas que usam nossos serviços possuem experiências *xyz*). Em outras palavras, os questionários não são nem um "método quantitativo" nem um "método qualitativo", mas sim um instrumento para coletar uma vários tipos de dados, dependendo da pergunta feita em cada item e do formato pelo qual se espera que os participantes respondam.

Já usei a expressão GIGO (*garbage in, garbage out* [se inserir material de má qualidade, o resultado será de má qualidade]) em capítulos anteriores para ressaltar que instrumentos mal-estruturados levam a dados de má qualidade, conclusões enganosas e recomendações confusas. Em nenhum outro caso isso é mais verdadeiro do que na pesquisa por questionário. Embora atualmente estejam disponíveis claras orientações a respeito do delineamento e do relato de ensaios clínicos randomizados (ECRs) (ver discussão sobre a lista de verificação CONSORT no Cap. 6 e as listas de verificação QUORUM e PRISMA no Cap. 9), não existe nenhuma estrutura comparável para pesquisa por questionário, embora tenham me dito que uma está sendo desenvolvida. Talvez por esse motivo, apesar de uma infinidade de orientações detalhadas na literatura especializada [4, 5], erros metodológicos elementares sejam comuns em pesquisas por questionário realizadas por profissionais de saúde [1-3].

Antes de nos voltarmos para a análise crítica, uma palavra a respeito de terminologia. Um questionário é uma forma de instrumento psicométrico, ou seja, é delineado para mensurar formalmente um aspecto da psicologia humana. Às vezes, referimo-nos aos questionários como *instrumentos*. As questões em um questionário são às vezes conhecidas como *itens*. Um item é a menor unidade do questionário que é individualmente marcada. Pode ser uma solicitação ("escolha qual das respostas a seguir corresponde ao seu ponto de vista") e, em seguida, cinco opções possíveis. Alternativamente, pode ser uma resposta simples do tipo "sim/não" ou "verdadeiro/falso".

Dez questões a serem feitas sobre um artigo que descreve um estudo por questionário

Questão 1: Qual era a pergunta de pesquisa? O questionário era adequado para respondê-la?

Retorne à seção "A ciência de dispensar artigos", onde descrevi três questões preliminares para começar a analisar qualquer artigo. A primeira era "Qual foi a questão de pesquisa - e por que o estudo foi necessário?" Essa é uma pergunta inicial particularmente boa para estudos por questionário, já que (como foi explicado na seção anterior), frequentemente, pesquisadores sem experiência começam pesquisas por questionário esclarecer por que o estão fazendo ou o que querem descobrir. Além disso, muitas vezes, as pessoas decidem utilizar um questionário para estudos que necessita de um método totalmente diferente. Às vezes, um questionário será apropriado desde que seja usado em um estudo com metodologia mista (p. ex., para ampliar e quantificar os achados de uma fase exploratória inicial). A Tabela 13.1 oferece alguns exemplos reais com base em artigos que Petra Boynton e eu coletamos da literatura publicada e que foram oferecidos por participantes de cursos que realizamos.

O uso de um questionário previamente validado e publicado apresenta muitas vantagens para os pesquisadores. A equipe de pesquisa economizará tempo e recursos; conseguirá comparar seus próprios achados com outros estudos; precisa fornecer detalhes do esboço do instrumento apenas quando redige seu trabalho; e não precisa passar por todo um processo cuidadoso de validação para o instrumento. Infelizmente, pesquisadores inexperientes (em geral, estudantes elaborando uma tese) tendem a esquecer de procurar cuidadosamente na literatura por um instrumento "pronto" adequado e muitas vezes não conhecem técnicas de validação formal (ver texto a seguir). Mesmo que a maioria desses estudos seja rejeitada por editores de periódicos, uma proporção preocupante encontra seu caminho na literatura.

Cada vez mais, a pesquisa em serviços de saúde utiliza questionários-padrão "prontos" delineados explicitamente para produzir dados que possam ser comparados entre estudos. Por exemplo, os ensaios clínicos rotineiramente incluem instrumentos-padrão para mensurar o conhecimento dos pacientes a respeito de uma doença [6]; a satisfação com serviços [7]; ou a qualidade de vida (QoL, do inglês *quality of life*) relacionada à saúde [8, 9]. A validade (ver texto a seguir) desta abordagem depende, fundamentalmente, de se o tipo e a variedade de respostas fechadas (i.e., a lista de respostas possíveis que as pessoas são convidadas a escolher) refletem toda a diversidade de percepções e sentimentos que pessoas de todas as possíveis amostras em potencial possam apresentar de fato.

Questão 2: O questionário utilizado no estudo era válido e confiável?

Um questionário válido mensura o que afirma mensurar. Na realidade, muitos não conseguem fazê-lo. Por exemplo, um questionário de autorresposta que busque mensurar a ingestão alimentar das pessoas pode ser inválido porque, de fato, mensura o que elas *dizem* que comeram, não o que elas *realmente* ingeriram [10]. De forma semelhante, foi demonstrado que os questionários que perguntam aos clínicos gerais como eles manejam problemas clínicos específicos diferem significativamente da sua prática clínica real [11]. Observe que um instrumento desenvolvido em uma época, país ou contexto cultural diferente pode não ser uma medida válida no grupo que você estiver estudando. Aqui está um exemplo sutil: o item "Vou com frequência a festas *gay*" era uma medida válida do nível de sociabilidade de uma pessoa no Reino Unido na década de 1950, mas o enunciado possui uma conotação muito diferente nos dias de hoje [1]. Se tiver interesse pela mensuração da QoL por questionário, pode querer examinar a controvérsia a respeito da validade destes instrumentos quando usados fora do contexto em que foram desenvolvidos [12].

Como Ler Artigos Científicos **181**

Tabela 13.1 Exemplos de perguntas de pesquisa para os quais um questionário pode *não* ser o delineamento mais apropriado

Área geral de pesquisa	Exemplo de perguntas de pesquisa	Por que um questionário NÃO é o método mais adequado?	Qual(is) método(s) deveria(m) ser usado(s)?
Carga de doença	Qual é a prevalência de asma em crianças em idade escolar?	Uma criança pode ter asma sem que seus pais saibam; os pais podem pensar incorretamente que seu filho tem asma; ou podem esconder a informação por ser percebida como estigmatizante	Estudo transversal usando critérios diagnósticos padronizados e/ou análise sistemática de prontuários médicos
Comportamento profissional	Como os clínicos gerais manejam a dor lombar?	O que os médicos dizem que fazem não é igual ao que realmente fazem, sobretudo quando acham que sua prática está sendo julgada por outros	Observação direta ou gravação em vídeo das consultas; uso de pacientes simulados; análise sistemática de prontuários médicos
Estilo de vida relacionado à saúde	Que proporção de pessoas em estudos sobre abandono do tabagismo o fazem com sucesso?	A proporção das pessoas que realmente param de fumar é menor do que a proporção dos que dizem que abandonaram; um padrão similar é observado em estudos sobre escolhas nutricionais, exercício e outros fatores de estilo de vida	Teste diagnóstico como "padrão-ouro" (neste exemplo, cotinina urinária ou salivar)
Avaliação de necessidades em grupos com "necessidades especiais"	Quais são as necessidades não atendidas de refugiados e pessoas que buscam asilo em termos de serviços sociais e atenção à saúde?	É provável que um questionário reflita os preconceitos dos pesquisadores (p. ex., podem tomar serviços existentes e/ou necessidades de grupos mais "visíveis" como ponto de partida) e falhe em aprofundar áreas de necessidades mais importantes	Variedade de métodos qualitativos exploratórios delineados para elaborar um "quadro enriquecido" do problema (p. ex., entrevistas semiestruturadas com usuários, profissionais de saúde e voluntários); grupos focais e estudos em profundidade de eventos críticos

Questionários confiáveis produzem resultados consistentes a partir de amostras repetidas e de diferentes pesquisadores ao longo do tempo [4, 5]. As diferenças obtidas nos resultados a partir de um questionário confiável provêm das diferenças entre os participantes, não de inconsistências sobre como os itens são compreendidos, ou como diferentes observadores interpretam as respostas. Um questionário padronizado é aquele que é redigido e aplicado de uma maneira estritamente estabelecida, de modo que todos os participantes sejam questionados precisamente a respeito das mesmas perguntas em uma forma idêntica e que as respostas sejam registradas de maneira uniforme. Padronizar uma medida aumenta sua confiabilidade. No Censo do Reino Unido (General Household Survey), em 2011, foi perguntado um conjunto um tanto mecânico de questões. Isso deve-se ao fato de o entrevistador ter sido treinado para aplicar o instrumento de forma altamente padronizada, de modo a aumentar a sua confiabilidade. Muitas vezes, é difícil verificar em um artigo publicado o quanto os pesquisadores tentaram alcançar a padronização, embora possam ter citado números de confiabilidade interexaminador.

Questão 3: Como parecia o questionário: Era adequado à população-alvo?

Quando digo "Como parecia?" estou falando de duas coisas – forma e conteúdo. A forma está relacionada a aspectos como o número de páginas, se era visualmente atraente (ou desinteressante), quanto tempo levaria para ser preenchido, a terminologia usada e assim por diante. Estes não são aspectos de menor importância! Um questionário com 30 páginas, incluindo laudas de jargão científico, contém questões que um respondente poderia achar ofensivas e não será preenchido adequadamente. Assim, os resultados de uma pesquisa não terão sentido [2].

O conteúdo está relacionado aos itens reais. As perguntas fazem sentido e os participantes da amostra conseguiam entendê-las? Alguma pergunta era ambígua ou complicada demais? Foram evitadas palavras capciosas e ambíguas como "frequentemente", "regularmente", "comumente", "geralmente", "muitas vezes", "algumas vezes" e "quase nunca"? Os itens eram "abertos" (os respondentes poderiam escrever o que quisessem) ou "fechados" (os respondentes deveriam escolher em uma lista de opções) – e, se for este o caso, todas as respostas em potencial estavam representadas? Delineamentos fechados permitem que os pesquisadores produzam rapidamente dados agregados, mas a diversidade de respostas possíveis é definida por eles, não pelos respondentes, e a riqueza das respostas, portanto, é muito menor [13]. Alguns respondentes (conhecidos como *confirmadores*) tendem a concordar com as afirmativas em vez de discordar. Por essa razão, os pesquisadores não devem apresentar seus itens de maneira a "concordo plenamente" estar sempre vinculado à mesma atitude ampla. Por exemplo, em uma escala de satisfação do paciente, se uma questão for "Geralmente meu clínico geral tenta me ajudar", outra questão deve ser elaborada na negativa – por exemplo, "Geralmente, as recepcionistas são *mal educadas*".

Questão 4: As instruções estavam claras?
Se você já foi solicitado a preencher um questionário e "se perdeu" na metade (ou descobriu que não sabia para onde enviá-lo quando terminasse), saberá que as instruções contribuem fundamentalmente para a validade do instrumento. Elas incluem:
- Uma explicação sobre o objeto do estudo e qual é o objetivo geral da pesquisa.
- Uma garantia de anonimato e confidencialidade, bem como uma confirmação de que a pessoa pode parar de preencher o questionário a qualquer momento sem ter de apresentar nenhuma razão para tal.
- Detalhes para contato claros e precisos sobre quem procurar para mais informações.
- Se for um questionário enviado pelo correio, instruções sobre o que deve ser devolvido e um envelope endereçado e selado.
- Instruções adequadas sobre o preenchimento de cada item, com exemplos, quando for necessário.
- Qualquer encarte (p. ex., folheto), brinde (p. ex., livreto) ou honorário, se fizerem parte do protocolo.

É improvável que esses aspectos do estudo estejam listados no artigo publicado, mas podem constar em um apêndice e, se não, você pode solicitar informações aos autores.

Questão 5: O questionário foi adequadamente testado em um estudo-piloto?
Muitas vezes, os questionários falham porque os participantes não os compreendem bem, não conseguem preenchê-los, ficam entediados ou ofendidos por eles ou não gostam de sua aparência. Embora amigos e colegas possam ajudar a conferir a ortografia, a gramática e a apresentação visual, não podem prever com certeza as reações emocionais ou as dificuldades de compreensão de outros grupos. Por essa razão, todos os questionários (sejam eles recentemente desenvolvidos ou "prontos") devem ser testados em um estudo-piloto com participantes que representem a amostra definitiva do estudo para verificar, por exemplo, quanto tempo as pessoas levam para preencher o instrumento, se algum item foi mal compreendido ou se as pessoas ficaram entediadas ou confusas na metade. Três perguntas específicas a fazer são: (i) quais eram as características dos participantes que fizeram o teste do instrumento no estudo-piloto?; (ii) *como* foi realizado o estudo-piloto – quais detalhes foram fornecidos?; e (iii) *de que maneira* o instrumento definitivo foi modificado como resultado do estudo-piloto?

Questão 6: Qual foi a amostra?
Se você leu os capítulos anteriores, saberá que uma amostra tendenciosa ou não representativa levará a resultados enganosos e conclusões incertas. Quando você analisa um estudo por questionário, é importante perguntar qual foi a estrutura de amostragem para o estudo definitivo (intencional, aleatória, em bola

de neve) e também se foi suficientemente grande e representativa. A seguir, estão descritos os principais tipos de amostra para um estudo por questionário (Tab. 13.2).

- *Amostra aleatória*: um grupo-alvo é identificado e uma seleção aleatória de pessoas do grupo é convidada a participar. Por exemplo, pode ser usado um computador para selecionar uma amostra de 1 a cada 4 de um arquivo sobre diabetes.
- *Amostra aleatória estratificada*: semelhante à amostra aleatória, porém, o grupo-alvo é estratificado primeiramente de acordo com característica(s) particular(es) – por exemplo, pessoas diabéticas recebendo insulina, comprimidos ou dieta. A amostragem aleatória é feita separadamente para esses subgrupos diferentes.
- *Amostra em bola de neve*: um pequeno grupo de participantes é identificado e, então, solicitado a "convidar um amigo" para preencher o questionário. Esse grupo, por sua vez, é solicitado a convidar mais alguém e assim por diante.
- *Amostra por oportunidade*: por razões práticas, é comum que as primeiras pessoas que aparecerem e responderem aos critérios sejam solicitadas a preencher o questionário. Isto pode acontecer, por exemplo, no consultório lotado de um clínico geral quando todos os pacientes que consultarem em determinado dia serão convidados a responder a uma pesquisa sobre a conveniência dos horários de funcionamento. Porém, tal amostra é claramente tendenciosa, em primeiro lugar, porque os que não acham que o horário de funcionamento seja conveniente não estarão lá! Esse exemplo deve nos lembrar de que as amostras por oportunidade (às vezes, conhecidas como amostras por *conveniência*) raramente são cientificamente justificadas.
- *Amostra sistematicamente tendenciosa*: digamos que você queira avaliar o grau de satisfação dos pacientes com seu clínico geral, e você já sabe, a partir do seu estudo-piloto, que 80% das pessoas que moram em regiões mais afluentes preencherão o questionário, mas somente 60% dos que residem em regiões empobrecidas o farão. Você pode aumentar a amostra do último grupo para garantir que seu conjunto de dados reflita a composição socioeconômica da população de seu consultório. (Idealmente, se você fez isso, também terá que mostrar que as pessoas que se recusaram a preencher o questionário não eram diferentes, em suas características principais, das pessoas que preencheram.)

Também é importante levar em consideração se o instrumento era adequado para todos os participantes e os participantes em potencial. Especificamente, ele levou em conta a provável variação de capacidades físicas e intelectuais, língua e escolaridade, compreensão de números ou escalas e riscos percebidos nas perguntas ou no questionador?

Tabela 13.2 Tipos de amostragem para pesquisa por questionário

Tipo de amostra	Como funciona	Quando usar
Oportunidade/casual	Os participantes são selecionados a partir de um grupo que está disponível no momento/época do estudo (p. ex., pacientes consultando em um consultório de clínica geral em determinada manhã)	Deve ser evitada, se possível
Aleatória	Um grupo-alvo é identificado e uma seleção aleatória de pessoas do grupo é convidada a participar (p. ex., pode ser usado um computador para selecionar aleatoriamente uma amostra de 1 em cada 4 a partir de um arquivo sobre diabetes)	Estudos em que você deseja refletir o ponto de vista médio de uma população
Aleatória estratificada	Similar à amostra aleatória, mas o grupo-alvo é estratificado primeiramente de acordo com determinada(s) característica(s) (p. ex., pessoas diabéticas recebendo insulina, comprimidos e dieta); a amostragem aleatória é realizada separadamente para estes subgrupos diferentes	Quando for provável que o grupo-alvo tenha diferenças sistemáticas por subgrupo
Cota	Participantes que correspondem à população mais ampla são identificados (p. ex., em grupos como classe social, gênero, idade, etc.); os pesquisadores recebem um número definido em cada grupo para entrevistarem (x mulheres jovens de classe média)	Para estudos em que você quiser refletir desfechos tão representativos quanto possível da população mais ampla; frequentemente usada em pesquisa de opinião política e outras
Bola de neve	Os participantes são recrutados e solicitados a identificar outras pessoas semelhantes para participarem da pesquisa	Útil quando trabalhar com grupos de difícil alcance (p. ex., mães lésbicas)

Questão 7: Como o questionário foi aplicado? A taxa de respostas foi adequada?
A seção de metodologia de um artigo que descreve um estudo por questionário deve incluir detalhes referentes a três aspectos de sua aplicação: (i) como o questionário foi distribuído (pelo correio, pessoalmente ou eletronicamente)?; (ii) como o questionário foi preenchido (p. ex., por autopreenchimento ou auxiliado por pesquisador)?; e (iii) as taxas de respostas foram completamente fornecidas, incluindo detalhes de participantes que eram inadequados para a pesquisa ou que se recusaram a participar? O potencial de viés de qualquer resposta foi discutido?

Em geral, o *British Medical Journal* não publica um artigo se o percentual de respondentes que preencheram adequadamente o questionário for menor do que 70% das pessoas abordadas. Existem diversos estudos sobre como aumentar a taxa de resposta para um estudo por questionário. Em resumo, os itens que seguem foram comprovados como favorecedores do aumento das taxas de respostas [3].

- O questionário é delineado com clareza e tem apresentação visual simples.
- Oferece incentivos ou recompensas por sua devolução se estiver preenchido.
- Foi cuidadosamente testado e submetido a um estudo-piloto meticuloso.
- Os participantes são notificados com antecedência sobre o estudo por meio de um convite personalizado.
- O objetivo do estudo e os meios para preencher o questionário estão claramente explicados.
- Um pesquisador está disponível para responder às perguntas e recolher o questionário preenchido.
- Se for usado um questionário pelo correio, está incluído um envelope endereçado e selado.
- Os participantes sentem que são parceiros do estudo.
- As perguntas são elaboradas de maneira a manter a atenção do participante.
- O questionário possui foco e objetivo claros e mantém-se conciso.
- O questionário é visualmente atraente.

Outro item a procurar em relação às taxas de respostas é uma tabela no artigo comparando as características das pessoas que responderam com pessoas que foram abordadas, mas que se recusaram a preencher o questionário. Se houve diferenças sistemáticas (não casuais) entre esses grupos, os resultados do estudo não serão generalizáveis para a população da qual saíram os respondentes. Os respondentes de pesquisas realizadas na rua, por exemplo, frequentemente são mais velhos que a média (talvez porque tenham menos pressa) e menos propensos a pertencer a uma minoria étnica (talvez porque alguns indivíduos oriundos de minorias étnicas não falem fluentemente a língua do pesquisador). Por outro lado, se os autores do estudo demonstraram que os não respondentes eram muito semelhantes aos respondentes, você pode se preocupar menos com a possibilidade de generalização, mesmo que as taxas de respostas sejam menores do que você teria preferido.

Questão 8: Como os dados foram analisados?

A análise de dados de questionários é uma ciência sofisticada. Consulte estes excelentes livros-texto sobre pesquisa social se estiver interessado em aprender as técnicas formais [4, 5]. Se só tiver interesse em completar uma lista de verificação a respeito de um estudo por questionário publicado, experimente considerar estes aspectos do estudo. Primeiro, de maneira ampla, qual tipo de análise foi realizado – ele era apropriado? Particularmente, foram usados testes estatísticos corretos para respostas quantitativas e/ou foi usado um método reconhecível de análise qualitativa (ver seção "Mensurando os custos e os benefícios das intervenções em saúde") para perguntas abertas? É tranquilizador (mas, de maneira alguma, um teste sem defeitos) saber que um dos autores do artigo é estatístico. Como eu disse no Capítulo 5, se você nunca ouviu falar dos testes estatísticos usados, deve desconfiar. A vasta maioria dos dados de questionário pode ser analisada utilizando testes estatísticos comumente usados, como Qui-quadrado, teste de Spearman, correlação de Pearson e assim por diante. O erro mais comum na pesquisa por questionário é não usar nenhum teste estatístico, e não é preciso ser um PhD em estatística para identificar este truque!

Você também deve assegurar-se de que não existem evidências de "dragagem de dados". Em outras palavras, os autores simplesmente jogaram seus dados em um computador e rodaram centenas de testes para, então, imaginar uma hipótese plausível que possa ser chamada de "significativa"? No jargão, todas as análises deveriam ser orientadas por hipóteses, isto é, a hipótese deve ser primeiramente pensada para depois fazer a análise, e não o contrário.

Questão 9: Quais foram os principais resultados?

Em primeiro lugar, considere quais foram os resultados gerais e se todos os dados relevantes foram relatados. Os resultados quantitativos são definitivos (estatisticamente significativos) e os resultados *não significativos* relevantes também foram relatados? Pode ser tão importante descobrir, por exemplo, que a confiança autorrelatada dos clínicos gerais no manejo do diabetes *não* está correlacionada aos seus conhecimentos sobre o problema quanto descobrir que havia uma correlação. Por este motivo, o estudo por questionário que apenas comenta as associações estatísticas "positivas" é internamente enviesado.

Outra questão importante é ter resultados qualitativos adequadamente interpretados (p. ex., usando uma estrutura teórica explícita) e ter qualquer citação apropriadamente justificada e contextualizada (em vez de "pinçá-las" para "enfeitar" o artigo). Retorne ao Capítulo 6 ("Artigos que relatam ensaios de tratamentos medicamentosos e outras intervenções simples") e recorde os truques usados por pessoas inescrupulosas da publicidade para incrementar suas vendas. Confira cuidadosamente os gráficos (sobretudo a interseção do zero sobre os eixos) e as tabelas de dados.

Questão 10: Quais são as conclusões-chave?

Esta é uma pergunta de bom senso. O que realmente significam os resultados – os pesquisadores conectaram adequadamente os dados e suas conclusões? Os achados foram colocados dentro do corpo maior de conhecimento na área (especialmente qualquer estudo similar ou contrastante usando o mesmo instrumento)? Os autores reconheceram as limitações de seu estudo e assentaram sua discussão à luz delas (p. ex., se a amostra foi pequena ou se a taxa de resposta foi baixa, recomendaram mais estudos para confirmar os achados preliminares)? Finalmente, todas as recomendações estão plenamente justificadas pelos achados? Por exemplo, se fizeram um estudo pequeno, em nível micro, não devem ser sugeridas modificações na política nacional como resultado. Se você for novato em avaliação crítica, pode achar difícil fazer esses julgamentos, e a melhor maneira de se aperfeiçoar é se juntar a um grupo de discussões de periódicos (pessoalmente ou *online*) no qual podem compartilhar suas reações a determinado artigo com base no bom senso.

Concluindo, qualquer um pode elaborar uma lista de perguntas e fotocopiá-la – mas isso não significa que um conjunto de respostas a essas questões constitua uma pesquisa! O desenvolvimento, a aplicação, a análise e o relato de estudos por questionário são tão desafiadores quanto outras abordagens de pesquisa descritas em outros capítulos deste livro. Pesquisadores por questionário formam um grupo muito desigual e ainda não entraram em acordo sobre um formato estruturado de relato comparável a CONSORT (ECRs), QUORUM ou PRISMA (revisões sistemáticas) e AGREE (diretrizes). Embora existam diversos instrumentos estruturados disponíveis, cada um delineado para finalidades levemente diferentes [14–16], uma revisão deles encontrou pouco consenso e muitas perguntas não respondidas [17]. Suspeito que quando esses guias forem padronizados e mais amplamente usados, artigos que descrevem a pesquisa por questionário serão mais consistentes e fáceis de analisar.

Referências

1 Boynton PM, Wood GW, Greenhalgh T. A hands on guide to questionnaire research part three: reaching beyond the white middle classes. BMJ: British Medical Journal 2004;**328**(7453):1433–6.

2 Boynton PM, Greenhalgh T. A hands on guide to questionnaire research part one: selecting, designing, and developing your questionnaire. BMJ: British Medical Journal 2004;**328**(7451):1312–5.

3 Boynton PM. A hands on guide to questionnaire research part two: administering, analysing, and reporting your questionnaire. British Medical Journal 2004; **328**:1372–5.

4 Robson C. *Real world research: a resource for users of social research methods in applied settings*. Wiley: Chichester, 2011.
5 Bryman A. *Social research methods*. Oxford University Press, Oxford, 2012.
6 Dunn SM, Bryson JM, Hoskins PL, et al. Development of the diabetes knowledge (DKN) scales: forms DKNA, DKNB, and DKNC. Diabetes Care 1984;**7**(1):36–41.
7 Rahmqvist M, Bara A-C. Patient characteristics and quality dimensions related to patient satisfaction. International Journal for Quality in Health Care 2010;**22**(2):86–92.
8 Phillips D. *Quality of life: concept, policy and practice*. Routledge, London, 2012.
9 Bradley C, Speight J. Patient perceptions of diabetes and diabetes therapy: assessing quality of life. Diabetes/Metabolism Research and Reviews 2002;**18**(S3):S64–9.
10 Drewnowski A. Diet image: a new perspective on the food-frequency questionnaire. Nutrition Reviews 2001;**59**(11):370–2.
11 Adams AS, Soumerai SB, Lomas J, et al. Evidence of self-report bias in assessing adherence to guidelines. International Journal for Quality in Health Care 1999;**11**(3):187–92.
12 Gilbody S, House A, Sheldon T. Routine administration of Health Related Quality of Life (HRQoL) and needs assessment instruments to improve psychological outcome-a systematic review. Psychological Medicine 2002;**32**(8):1345–56.
13 Houtkoop-Steenstra H. *Interaction and the standardized survey interview: the living questionnaire*. Cambridge University Press, Cambridge, 2000.
14 Eysenbach G. Improving the quality of Web surveys: the Checklist for Reporting Results of Internet E-Surveys (CHERRIES). Journal of Medical Internet Research 2004;**6**(3):e34.
15 Draugalis JR, Coons SJ, Plaza CM. Best practices for survey research reports: a synopsis for authors and reviewers. American Journal of Pharmaceutical Education 2008;**72**(1):11.
16 Kelley K, Clark B, Brown V, et al. Good practice in the conduct and reporting of survey research. International Journal for Quality in Health Care 2003;**15**(3):261–6.
17 Bennett C, Khangura S, Brehaut JC, et al. Reporting guidelines for survey research: an analysis of published guidance and reporting practices. PLoS Medicine 2011;**8**(8):e1001069.

Capítulo 14
Artigos que relatam estudos de caso em aprimoramento de qualidade

O que são estudos em aprimoramento de qualidade – e como devemos pesquisá-los?

O *British Medical Journal* (www.bmj.com) publica principalmente artigos de pesquisa. Outro periódico importante, *BMJ Quality & Safety* (qualitysafety.bmj.com), publica principalmente descrições de esforços para melhorar a qualidade e a segurança da atenção à saúde, muitas vezes em ambientes da vida real, como enfermarias de hospital ou consultórios de clínica geral [1]. Se estiver estudando para um exame da faculdade, deve perguntar aos seus tutores se estudos em aprimoramento de qualidade aparecerão nos seus exames, já que o material aqui abrangido está mais comumente presente em disciplinas de pós-graduação, e você pode achar que não consta na ementa do seu curso. Se for este o caso, deixe este capítulo de lado até que tenha sido aprovado – certamente precisará dele quando estiver trabalhando em tempo integral no mundo real.

Uma maneira fundamental de melhorar a qualidade é implementar os achados de pesquisa e tornar a atenção mais embasada em evidências. Isso será discutido no próximo capítulo. Porém, alcançar um serviço de saúde seguro e de alta qualidade exige mais do que prática baseada em evidências. Pense na última vez em que você ou um de seus familiares esteve hospitalizado. Tenho certeza de que você desejaria realizar os exames diagnósticos mais precisos (Cap. 8), receber os medicamentos ou as intervenções não medicamentosas mais eficazes (Caps. 6 e 7, respectivamente) e que também esperaria que os médicos seguissem planos e diretrizes de atendimento baseados em evidências (Cap. 10) embasados em revisões sistemáticas (Cap. 9). Além disso, se o hospital pedisse que ajudasse a avaliar o serviço, você gostaria que usassem um questionário válido e confiável (Cap. 13).

Mas você também se preocupou com, por exemplo, quanto tempo teve que esperar por uma consulta ambulatorial e/ou por sua cirurgia, as atitudes da equipe, a clareza e a totalidade das informações que recebeu, o risco de adquirir uma infecção

How to Read a Paper: The Basics of Evidence-Based Medicine, Fifth Edition. Trisha Greenhalgh.
© 2014 John Wiley & Sons, Ltd. Published 2014 by John Wiley & Sons, Ltd.

(p. ex., quando a equipe não lavava as mãos com regularidade) e a eficiência geral do lugar? Se um membro da equipe cometeu um erro, este foi abertamente revelado a você e foram oferecidas desculpas autênticas? E se isto aconteceu, a organização possuía sistemas em funcionamento para aprender com o que deu errado e garantir que não acontecesse de novo com outras pessoas? Uma experiência de atenção à saúde de "qualidade" inclui todas estas coisas e mais. A ciência do aprimoramento de qualidade tira suas evidências de muitas disciplinas diferentes, incluindo pesquisa sobre fabricação e controle do tráfego aéreo, além da medicina baseada em evidências (MBE) [2-4].

Melhorar a qualidade e a segurança em uma área particular da atenção à saúde em geral envolve um projeto complexo que dura pelo menos alguns meses, com contribuições de muitos membros diferentes da equipe (e, cada vez mais, também pacientes e seus representantes) [5]. Os líderes do projeto ajudam todos os envolvidos a definirem uma meta e trabalharem para alcançá-la. O futuro do projeto é normalmente misto – algumas coisas vão bem, outras coisas não tão bem e a iniciativa é redigida (se o for) como uma história.

Há muitos anos, o *British Medical Journal* e o *BMJ Quality & Safety* vêm diferenciando artigos de pesquisa (apresentados como IMRAD [[Introdução, Metodologia, Resultados e Discussão]) dos relatos de aprimoramento de qualidade (apresentados como Contexto, Definição do problema, Medidas, Processo, Análise, Estratégia para mudança, Efeitos da mudança e Próximos passos [COMPASEN, do inglês *Context, Outline of problem, Measures, Process, Analysis, Strategy for change, Effects of change* e *Next steps*]). Ao fazer esta distinção, a pesquisa pode ser definida como *indagação sistemática e focada buscando verdades que são transferíveis para além do ambiente em que foram geradas*, enquanto aprimoramento de qualidade pode ser definido como *trabalho em tempo real e no mundo real por equipes que prestam serviços.*

Você pode ter identificado que existe uma grande zona cinzenta entre essas duas atividades. Um pouco desta zona cinzenta é *pesquisa* em aprimoramento de qualidade, isto é, pesquisa aplicada voltada para a construção da base de evidências sobre como deveríamos empreender estudos de aprimoramento de qualidade. A pesquisa em aprimoramento de qualidade abrange uma ampla diversidade de métodos, incluindo a maioria dos que estão descritos nos outros capítulos deste livro. Particularmente, o *estudo de caso por método misto* incorpora tanto dados quantitativos (p. ex., medidas da prevalência de determinada condição ou problema) como dados qualitativos (p. ex., uma análise cuidadosa dos temas levantados em cartas de reclamação ou da observação participante de uma equipe realizando seus afazeres), todos elaborados em uma história que abarque o que foi feito, por que, quando, por quem e quais foram as consequências. Se o artigo for uma verdadeira *pesquisa* em aprimoramento de qualidade, deve incluir uma conclusão que ofereça lições aplicáveis a outras equipes em outros ambientes [6, 7].

A propósito, embora a história ("história real") seja corretamente considerada um delineamento de estudo fraco ao, digamos, avaliar a eficácia de um medicamento, o formato da história ("estudo de caso organizacional") possui vantagens singulares quando a tarefa for agrupar muitos dados complexos e compreendê-los, como é o caso quando uma organização decide melhorar seu desempenho [8].

Como você provavelmente pode imaginar, a análise crítica da pesquisa em aprimoramento de qualidade é uma área particularmente desafiadora. Ao contrário dos ensaios randomizados, não existem regras fixas sobre qual seria a "melhor " abordagem para uma iniciativa em aprimoramento de qualidade e pode ser necessário fazer muitos julgamentos subjetivos acerca dos métodos usados e da importância dos achados. Porém, da mesma forma que as análises críticas, quando mais artigos você ler e analisar, melhor ficará.

Ao preparar a lista de questões da próxima seção, utilizei, como base, as diretrizes SQUIRE (Standards for QUality Improvement Reporting Excellence), que são equivalentes ao CONSORT (Consolidated Standards of Reporting Trials), ao PRISMA (Preferred Reporting Items for Systematic Reviews and Meta-Analyses) e outros para estudos em aprimoramento de qualidade [9]. Envolvi-me perifericamente no desenvolvimento destas diretrizes e posso confirmar que passaram por múltiplas iterações e disputas antes de aparecerem impressas. Isso deve-se aos desafios *inerentes* à produção de listas de verificação para analisar estudos complexos e multifacetados. Para citar o artigo do grupo de desenvolvimento SQUIRE:

> *Diferentemente de intervenções conceitualmente bem-elaboradas e processualmente inequívocas, como medicamentos, exames e procedimentos, que afetam diretamente a biologia da doença e são os objetos de estudo na maioria das pesquisas clínicas, o aprimoramento é essencialmente um processo social. O aprimoramento é uma ciência aplicada, não uma disciplina acadêmica; seu objetivo imediato é modificar o desempenho humano, não gerar conhecimentos novos e generalizáveis, sendo fundamentalmente orientada por aprendizagem experiencial. Como outros processos sociais, o aprimoramento é inerentemente dependente do contexto. [...] Embora os métodos experimental e quase experimental tradicionais sejam importantes para aprender se intervenções de aprimoramento modificam o comportamento, não fornecem métodos apropriados e efetivos para abordar as questões práticas essenciais... [como] Do que trata o mecanismo de determinada intervenção que funcione, para quem ela funciona e sob quais circunstâncias?*

Tendo estas advertências em mente, veremos quão longe conseguimos ir com uma lista de verificação de questões para ajudar a compreender estudos em aprimoramento de qualidade.

Dez questões a serem feitas sobre um artigo que descreve uma iniciativa de aprimoramento de qualidade

Depois que desenvolvi as questões a seguir, apliquei-as a dois estudos em aprimoramento de qualidade recentemente publicados, ambos contendo o que eu achava serem aspectos positivos, mas que teriam sido ainda mais bem classificados se as diretrizes SQUIRE tivessem sido publicadas quando estavam sendo redigidos. Você pode querer procurar os artigos e acompanhar os exemplos. Um é um estudo de Verdú e colaboradores [10], da Espanha, que queria aprimorar o manejo de trombose venosa profunda (TVP) em pacientes hospitalizados; o outro é um estudo de May e colaboradores [11], dos Estados Unidos, que procurava utilizar o detalhamento acadêmico (que a Wikipédia define como "extensão educacional não comercialmente embasada", ver seção "Evidências e *marketing*") para aprimorar o manejo baseado em evidências de doenças crônicas em um estabelecimento de atenção primária.

Questão 1: Qual era o contexto?

"Contexto" é o detalhe local do ambiente no mundo real em que o trabalho aconteceu. Mais claramente, um dos nossos exemplos de estudos ocorreu na Espanha, e o outro, nos Estados Unidos. Um era em atenção secundária e o outro, em atenção primária. Não conseguiremos compreender como essas diferentes iniciativas se desdobraram sem algumas informações sobre o país, o sistema de atenção à saúde e (em um nível mais local) os aspectos históricos, culturais, econômicos e micropolíticos particulares do nosso "caso".

É útil, por exemplo, não apenas saber que o detalhado estudo acadêmico de May e colaboradores foi orientado para clínicos gerais dos Estados Unidos, mas também ler sua breve descrição do lugar específico do Kentucky onde os médicos trabalhavam: "Esta região possui uma demografia metropolitana regional que reflete uma considerável proporção do centro dos Estados Unidos (...população de 260.512 pessoas, mediana da renda familiar de U$ 39.813, 19% de não brancos, 13% abaixo da linha de pobreza, 1 cidade, 5 comunidades rurais e 5 povoados rurais historicamente negros)" [11]. Então, esta era uma região – "centro dos Estados Unidos" – que, no geral, não era nem especialmente rica nem especialmente empobrecida, que incluía tanto áreas urbanas como rurais e que era etnicamente mista, mas não demais.

Questão 2: Qual era o objetivo do estudo?

Não é necessário dizer que o objetivo de um estudo em aprimoramento de qualidade é para melhorar a qualidade. Talvez a melhor maneira de enunciar esta questão seja "Qual era o problema para o qual a iniciativa de aprimoramento de qualidade foi encarada como solução?".

No exemplo de Verdú e colaboradores [10] sobre TVP, os autores são francos em declarar que o objetivo de sua iniciativa de aprimoramento de qualidade era economizar dinheiro. Mais especificamente, buscavam reduzir o tempo gasto pelos pacientes no hospital ("tempo de permanência"). No exemplo de detalhamento acadêmico, um representante de laboratório visitava os médicos para oferecer educação não tendenciosa e, sobretudo, fornecer diretrizes baseadas em evidências para manejo de diabetes (primeira visita) e dor crônica (segunda visita). O objetivo era observar se o modelo do detalhamento acadêmico, tendo sido demonstrado desde 1983 para melhorar a prática em ensaios de *pesquisa* [11], poderia funcionar no ambiente desordenado e menos previsível do mundo real do centro dos Estados Unidos.

Questão 3: Qual era o mecanismo pelo qual os autores esperavam aprimorar a qualidade?

Esta questão é muito importante. Retorne à seção "Dez questões a serem feitas sobre um artigo que descreve uma intervenção complexa" sobre intervenções complexas, quando fiz a pergunta "Qual era o mecanismo teórico de ação da intervenção?" (Questão 4). Efetivamente, esta é a mesma questão, embora as iniciativas de aprimoramento de qualidade tenham limites imprecisos e você não deva, necessariamente, esperar identificar um "núcleo" óbvio para a intervenção. No exemplo do itinerário de atenção em TVP, a lógica por trás da iniciativa era que, se desenvolvessem um itinerário terapêutico integrado de atenção incorporando todos os exames baseados em evidências e tratamentos relevantes na ordem correta, estipulando quem era responsável pelos passos e excluindo tudo que tivesse evidências de não benéfico, o paciente passaria menos tempo no hospital e seria submetido a menos procedimentos desnecessários. Além disso, aperfeiçoar o itinerário também reduziria, esperavam eles, os eventos adversos (como hemorragia).

No exemplo do detalhamento acadêmico, o "mecanismo" para modificação do comportamento dos médicos ao prescreverem era os princípios da influência e da persuasão interpessoal sobre os quais a indústria farmacêutica construiu sua estratégia de *marketing* (e sobre a qual passei grande parte do Cap. 6 fazendo advertências). Era esperado que fornecer diretrizes e conversar sobre elas com os médicos aumentariam a chance de serem seguidas.

Questão 4: A iniciativa de aprimoramento de qualidade visada foi baseada em evidências?

Algumas medidas voltadas para o aprimoramento da qualidade parecem uma boa ideia na teoria, porém, não funcionam na prática. Talvez o melhor exemplo disso seja constituído pelas fusões – isto é, juntar duas pequenas organizações de atenção à saúde (p. ex., hospitais) com o objetivo de alcançar eficiência na economia financeira, economia de escala e assim por diante. A equipe de Fulop [12] demonstrou que não apenas esta economia raramente se materializa, mas que as organizações que se fundiram muitas vezes encontraram problemas novos e inesperados. Neste exemplo, não existe uma única evidência de benefício, mas sim evidências de que a iniciativa pode causar danos.

No exemplo da TVP, existe uma revisão sistemática demonstrando que, em geral, no ambiente de pesquisa, o desenvolvimento e a implementação de itinerários integrados de cuidado (também conhecidos como *itinerários de cuidado crítico*) *podem* reduzir os custos e o tempo de permanência [13]. Similarmente, revisões sistemáticas confirmaram a eficácia do detalhamento acadêmico em ensaios de pesquisa [14]. Então, em ambos os exemplos a pergunta "*pode* funcionar?" tinha sido respondida e os autores estavam fazendo uma questão mais específica e contextualizada: "*funciona* aqui, com *estas* pessoas e com *este* conjunto particular de restrições e contingências?" [15].

Questão 5: Como os autores mensuraram o sucesso? Isso foi feito de maneira razoável?

Em uma conferência recente, visitei uma exposição de pôsteres em que grupos de entusiastas da MBE estavam apresentando suas tentativas de aprimorar a qualidade de um serviço. Fiquei impressionada com alguns deles, mas muito desanimada ao descobrir que era comum os autores não mensurarem formalmente o sucesso de suas iniciativas, e nem mesmo definirem o que seria "sucesso".

Nossos dois exemplos de caso funcionaram melhor . Verdú e colaboradores avaliaram seu estudo de TVP em termos de 6 desfechos: duração do tempo de permanência, custo da atenção hospitalar e o que denominaram de *indicadores de atenção* (proporção de pessoas cujo atendimento realmente seguiu as recomendações do itinerário; proporção cujo tempo de permanência foi realmente reduzido seguindo as recomendações do itinerário; taxa de efeitos adversos; e nível de satisfação do paciente). Em conjunto, forneceram uma boa indicação de se a iniciativa de aprimoramento da qualidade tinha sido bem sucedida. Contudo, não foi perfeita – por exemplo, o questionário de satisfação não seria promissor em relação aos critérios para um bom estudo por questionário no Capítulo 13.

No exemplo do detalhamento acadêmico, uma boa medida do sucesso da iniciativa certamente teria sido o quanto os médicos seguiram as diretrizes ou (melhor ainda) o impacto sobre a saúde e o bem-estar dos pacientes. Porém, estas medidas de desfecho relevantes para o paciente não foram utilizadas. Em vez disso, a definição de "sucesso" dos autores foi muito mais modesta: simplesmente queriam que seus representantes baseados em evidências conseguissem entrar no consultório dos clínicos gerais privados. Para chegar a isso, suas medidas de desfecho incluíam a proporção de médicos na região que concordaram em ser visitados; a duração da visita (ser levado à porta depois de 45 segundos seria uma visita "fracassada"); se o médico concordou em ser visitado uma segunda vez ou em uma ocasião subsequente; e, se assim fosse, se conseguia localizar rapidamente as diretrizes fornecidas na primeira visita.

Seria possível argumentar que estas medidas são equivalentes aos "desfechos substitutos" que discuti na seção "Desfechos substitutos". Porém, devido ao contexto do mundo real (um grupo-alvo de médicos privados geográfica e profissionalmente isolados afogados em propaganda da indústria farmacêutica, para quem a prática baseada em evidências tradicionalmente não fazia parte de seu negócio principal), entrar é muito melhor do que nada. No entanto, ao analisar o artigo, a modesta definição de sucesso dos autores deveria ficar clara e as conclusões deveriam ser interpretadas de acordo.

Questão 6: Quais detalhes foram fornecidos sobre o processo de mudança? Quais insights podem ser compilados a partir deles?

O problema de um esforço de mudança frequentemente está nos pormenores. No exemplo do itinerário de atenção à TVP, a seção de metodologia era muito curta e deixou-me querendo saber mais. Embora eu tenha gostado de muitos aspectos do artigo, fiquei irritada pela mais breve das descrições do que foi realmente feito para *desenvolver* o itinerário: "Depois do delineamento do itinerário clínico começamos o estudo...". Mas *quem* delineou o itinerário e como? Especialistas em prática baseada em evidências ou pessoas trabalhando na linha de frente da atenção? O ideal é que tivessem sido ambos, mas não sabemos. Somente médicos estavam envolvidos ou enfermeiros, farmacêuticos, pacientes e outros (como o diretor financeiro do hospital) foram incluídos no processo? Houve discussões a respeito das evidências ou todos concordaram sobre o que era necessário? Quanto mais informações pudermos encontrar sobre o *processo* no artigo, mais poderemos interpretar os achados positivos e os achados negativos.

No exemplo do detalhamento acadêmico, a seção de metodologia é muito longa e inclui detalhes sobre como o programa de "detalhamento" foi desenvolvido, como os representantes foram selecionados e treinados, como a amostra de médicos foi escolhida, como os representantes abordaram os médicos, qual material de apoio foi usado e como as visitas de detalhamento foram estruturadas e adaptadas às necessidades e aos estilos de aprendizagem dos diferentes médicos. Concordemos ou não com suas medidas do sucesso do projeto, certamente podemos interpretar os achados à luz destas detalhadas informações sobre como trabalharam.

A seção de metodologia relativamente curta no exemplo do itinerário de atenção à TVP pode ter sido vítima dos requisitos de número de palavras do periódico. Os autores resumem sua metodologia para parecerem sucintos e, com isso, deixam de fora todos os detalhes qualitativos que permitiriam que você avaliasse o *processo* de aprimoramento de qualidade, isto é, elaborar um "rico quadro" do que os autores realmente fizeram. Reconhecendo este perverso incentivo, os autores das diretrizes SQUIRE lançaram um pedido aos editores por "artigos mais longos" [9]. Um estudo bem-escrito sobre aprimoramento de qualidade pode conter 12 ou mais páginas e geralmente demorará muito mais tempo para ser lido, do que, digamos, um relatório enxuto sobre um ensaio randomizado. A crescente tendência de os periódicos incluírem material "eXtra" (com o "e" significando "eletrônico") em um formato acessível pela internet é muito estimulante e você deve procurar material como este sempre que ele estiver disponível.

Questão 7: Quais foram os principais achados?

Para esta questão você precisa retornar à sua resposta à Questão 5 e descobrir os números (para desfechos quantitativos) ou os temas-chave (para dados qualitativos) e perguntar se e como eram significativos. Da mesma forma que em outros delineamentos de estudo, "significância" é um conceito multifacetado em estudos de caso em aprimoramento de qualidade. Uma mudança em um valor numérico pode ser clinicamente significativa sem ser estatisticamente significativa ou vice-versa (ver seção "Probabilidade e confiança") e também pode ser vulnerável a diversos vieses. Por exemplo, em estudos de antes e depois, o tempo terá passado entre as medidas "iniciais" e "pós-intervenção", e um rol de variáveis de confusão – incluindo o clima econômico, as atitudes do público, a disponibilidade de medicamentos ou procedimentos específicos, a legislação relevante para o caso e a identidade do diretor executivo – podem ter mudado. Desfechos qualitativos podem ser particularmente vulneráveis ao efeito Hawthorne (a equipe tende a sentir-se valorizada e a trabalhar mais quando é introduzida alguma modificação nas condições de trabalho objetivando melhorar o desempenho, tendo méritos intrínsecos ou não) [16].

No exemplo do itinerário terapêutico para TVP, o tempo médio de permanência foi reduzido em 2 dias (uma diferença que era estatisticamente significativa), tendo sido alcançada uma economia financeira de diversas centenas de euros por paciente. Além disso, 40 dos 42 pacientes elegíveis foram realmente atendidos com a utilização do novo itinerário de atenção (outros 18 pacientes com TVP não atendiam aos critérios de inclusão), e 62% de todos os pacientes atingiram a redução desejada em tempo de permanência. No geral, 7 de 60 pessoas sofreram eventos adversos, e em somente uma delas o itinerário de atenção tinha sido seguido. Estes números, em conjunto, não apenas dizem que a iniciativa alcançou a meta de economizar dinheiro, como também dão uma clara indicação do quanto as mudanças visadas no processo de atenção foram alcançadas, *e* relembram que muitos pacientes com TVP constituem o que se conhece como "exceções" – isto é, o manejo por um itinerário padronizado não se adapta às suas necessidades.

No exemplo do detalhamento acadêmico, os achados mostram que, dos 130 médicos do grupo-alvo, 78% receberam pelo menos uma visita e estas pessoas não diferiam em características demográficas (p. ex., idade, sexo, aperfeiçoamento no exterior ou não) das que recusaram uma visita. Somente uma pessoa se recusou categoricamente a receber visitas adicionais, mas conseguir que fosse agendada outra visita se mostrou desafiador e as barreiras estavam "principalmente associadas à persuasão dos funcionários da intenção declarada do médico em receber visitas adicionais". Em outras palavras, embora o médico estivesse (presumivelmente) interessado, os representantes tinham problemas em conseguir passar da recepcionista – certamente um achado qualitativo significativo acerca do processo de detalhamento acadêmico que não tinha sido revelado no delineamento randomizado do ensaio. Cinquenta por cento dos médicos conseguiram ter acesso às diretrizes na segunda visita (e, por consequência, 50% não). Porém, o artigo também apresentou alguns dados questionáveis de desfecho quantitativo, como "em torno de 90% dos médicos pareciam interessados nos tópicos discutidos" –, uma observação que, além de ser inteiramente subjetiva, é um efeito Hawthorne até que seja provado o contrário. Em vez de usar a técnica dúbia de tentar quantificar suas impressões subjetivas, talvez os autores devessem manter a medida de desfecho primário (se os médicos atenderam os representantes ou não) ou ir até o fim e mensurar o seguimento das diretrizes.

Questão 8: Qual foi a explicação para o sucesso, o fracasso ou o destino variado da iniciativa? Ela era razoável?

Mais uma vez, as convenções sobre a extensão de artigos em periódicos podem tornar esta seção frustrantemente curta. De modo ideal, os autores terão considerado seus achados, revisitado os fatores contextuais que você identificou na Questão 1 e oferecido uma explicação plausível e racional para os achados em relação a fatores do contexto, incluindo uma consideração sobre explicações alternativas. Mais comumente, as explicações são breves e especulativas.

Por exemplo, por que foi difícil que os representantes acadêmicos conseguissem acesso aos médicos para as segundas visitas? De acordo com os autores, a dificuldade era causada por "horários vagos costumeiramente raros para futuros agendamentos e fatores operacionais relacionados à falta de financiamento permanente para este serviço". Porém, uma explicação alternativa poderia ser que o médico estava desinteressado mas não queria entrar em confronto, então, orientava as recepcionistas para que fossem evasivas ao serem questionadas novamente.

Como neste exemplo, avaliar as explicações fornecidas em um artigo para desfechos desapontadores em um projeto de aprimoramento de qualidade sempre é requer julgamento. Ninguém conseguirá lhe oferecer uma lista de verificação que permita dizer com 100% de precisão que *"esta* explicação definitivamente era plausível, enquanto *aquele* aspecto definitivamente não era". Em um estudo de caso em aprimoramento de qualidade, os autores do artigo terão contado uma história sobre o que aconteceu e você terá que interpretar sua história usando seus conhecimentos de MBE, seus conhecimentos sobre pessoas e organizações e seu bom senso.

O artigo sobre itinerário de atenção à TVP, embora proporcione achados muito positivos, oferece uma explicação realista para eles: "O impacto real de itinerários clínicos sobre tempo de permanência é difícil de avaliar porque estes estudos não randomizados e parcialmente retrospectivos podem demonstrar significativas reduções em permanência hospitalar, mas não podem comprovar que a única causa da redução é o itinerário clínico". Com certeza!

Questão 9: Considerando os achados, quais os próximos passos que os autores sentem que devem ser dados localmente no ciclo de aprimoramento de qualidade?

Qualidade não é uma estação em que você desembarca, mas uma maneira de viajar (se quiser uma referência para esta afirmativa, a melhor que posso oferecer é *Zen and the Art of Motorcycle Maintenance*, de Pirsig [17]). Para dizer de outra forma, o aprimoramento de qualidade é um ciclo sem fim: quando alcança uma meta, você mesmo estabelece outra.

A equipe do itinerário terapêutico à TVP ficou satisfeita por terem tido um tempo de permanência significativamente reduzido e achavam que a maneira de melhorar ainda mais era assegurar que o itinerário de atenção fosse prontamente modificado sempre que novas evidências e tecnologias ficassem disponíveis. Outra abordagem, que não foi mencionada, mas que não precisaria esperar por uma inovação, poderia ser aplicar a abordagem pelo itinerário de atenção a um problema médico ou cirúrgico diferente.

A equipe de detalhamento acadêmico decidiu que seu próximo passo seria modificar levemente o currículo para que, em vez de abranger dois tópicos não relacionados sobre diferentes áreas de tópicos, utilizassem "seleção criteriosa de tópicos sequenciais, permitindo uma sutil reflexão de elementos de mensagem-chave das consultas anteriores (p. ex., manejo de diabetes seguido por um programa sobre manejo de hipertensão)". O interessante é que não se considerou abordar o problema do desgaste (42% dos médicos não se disponibilizaram para a segunda visita).

Questão 10: Quais foram as lições generalizáveis para outras equipes que os autores declararam? Elas eram razoáveis?

No início deste capítulo argumentei que a marca da pesquisa constituía lições generalizáveis para outros. Não existe nada de errado em aprimorar localmente a qualidade sem buscar gerar lições mais amplas, mas se os autores publicaram seus trabalhos, muitas vezes estão afirmando que outros deveriam seguir sua abordagem – ou, ao menos, aspectos selecionados dela.

No exemplo do itinerário de atenção à TVP, os autores não afirmam nada sobre a possibilidade de transferência de seus achados. O tamanho de sua amostra era pequeno e já foi comprovado que itinerários de atenção encurtam o tempo de hospitalização em outras condições comparáveis. Sua razão para publicar parece ser transmitir a mensagem "Se conseguimos fazê-lo, então você também pode".

No exemplo do detalhamento acadêmico, foi dito que o achado potencialmente transferível era que uma abordagem de detalhamento acadêmico de toda uma população (i.e., buscar acesso a todos os clínicos gerais em determinada região geográfica) em comparação somente com voluntários-alvo pode "funcionar". Essa afirmação poderia ser verdadeira, mas como as medidas de desfecho eram subjetivas e não diretamente relevantes aos pacientes, este estudo não conseguiu demonstrá-la.

Conclusão

Neste capítulo, tentei orientar você sobre como avaliar artigos a respeito de estudos em aprimoramento de qualidade. Como ilustra a citação no fim da seção "O que são estudos em aprimoramento de qualidade – e como devemos pesquisá-los?", tais julgamentos são inerentemente difíceis de fazer e requerem que você integre evidências e informações a partir de múltiplas fontes. Assim, embora estudos de aprimoramento de qualidade frequentemente sejam pequenos, locais e até mesmo um pouco limitados, avaliar estes estudos de forma crítica muitas vezes causa mais problemas do que avaliar uma metanálise grande.

Referências

1 Batalden PB, Davidoff F. What is "quality improvement" and how can it transform healthcare? Quality and Safety in Health Care 2007;**16**(1):2–3.

2 Marshall M. Applying quality improvement approaches to health care. BMJ: British Medical Journal 2009;339:b3411.

3 Miltner RS, Newsom JH, Mittman BS. The future of quality improvement research. Implementation Science 2013;**8**(Suppl 1):S9.

4 Vincent C, Batalden P, Davidoff F. Multidisciplinary centres for safety and quality improvement: learning from climate change science. BMJ Quality & Safety 2011;**20**(Suppl 1):i73–8.

5 Alexander JA, Hearld LR. The science of quality improvement implementation: developing capacity to make a difference. Medical Care 2011;**49**:S6–20.

6 Casarett D, Karlawish JH, Sugarman J. Determining when quality improvement initiatives should be considered research. JAMA: The Journal of the American Medical Association 2000;**283**(17):2275–80.

7 Lynn J. When does quality improvement count as research? Human subject protection and theories of knowledge. Quality and Safety in Health Care 2004;**13**(1):67–70.

8 Greenhalgh T, Russell J, Swinglehurst D. Narrative methods in quality improvement research. Quality & Safety in Health Care 2005;**14**(6):443–9 doi: 10.1136/qshc.2005.014712[published Online First: Epub Date].

9 Davidoff F, Batalden P, Stevens D, et al. Publication guidelines for improvement studies in health care: evolution of the SQUIRE Project. Annals of Internal Medicine 2008;**149**(9):670–6.

10 Verdú A, Maestre A, López P, et al. Clinical pathways as a healthcare tool: design, implementation and assessment of a clinical pathway for lower-extremity deep venous thrombosis. Quality and Safety in Health Care 2009;**18**(4):314-20.

11 May F, Simpson D, Hart L, et al. Experience with academic detailing services for quality improvement in primary care practice. Quality and Safety in Health Care 2009;**18**(3):225-31.

12 Fulop N, Protopsaltis G, King A, et al. Changing organisations: a study of the context and processes of mergers of health care providers in England. Social Science & Medicine 2005;**60**(1):119-30.

13 Rotter T, Kinsman L, James E, et al. Clinical pathways: effects on professional practice, patient outcomes, length of stay and hospital costs. Cochrane Database of Systematic Reviews (Online) 2010;**3**(3) doi: 10.1002/14651858.CD006632.pub2.

14 O'Brien M, Rogers S, Jamtvedt G, et al. Educational outreach visits: effects on professional practice and health care outcomes. Cochrane Database of Systematic Reviews (Online) 2007;**4**(4):1-62.

15 Haynes B. Can it work? Does it work? Is it worth it?: the testing of healthcare interventions is evolving. BMJ: British Medical Journal 1999;**319**(7211):652-63.

16 Franke RH, Kaul JD. The Hawthorne experiments: first statistical interpretation. American Sociological Review 1978:623-43.

17 Pirsig R. *Zen and the art of motorcycle maintenance: an enquiry into values*. New York: Bantam Books, 1984.

Capítulo 15
Colocando as evidências em prática

Por que os profissionais de saúde demoram para adotar práticas baseadas em evidências?

A falha dos profissionais de saúde para atuarem de acordo com as melhores evidências disponíveis não pode ser atribuída inteiramente à ignorância ou à teimosia. A pediatra Dra. Van Someren [1] descreveu um exemplo (agora histórico) que ilustra muitas barreiras adicionais para a condução das evidências de pesquisa à prática: a prevenção da síndrome da angústia respiratória neonatal em bebês prematuros.

Em 1957, descobriu-se que os bebês nascidos mais de 6 semanas antes do termo podem apresentar dificuldades respiratórias graves devido à falta de uma substância chamada *surfactante*, que diminui a tensão superficial dentro dos alvéolos pulmonares e reduz a resistência à expansão. As empresas farmacêuticas começaram a pesquisar, na década de 1960, o desenvolvimento de um surfactante artificial que pudesse ser dado aos bebês para prevenir o desenvolvimento da síndrome que traz risco à vida, mas foi somente na metade da década de 1980 que um produto eficaz foi desenvolvido.

No fim da década de 1980, diversos ensaios clínicos randomizados (ECRs) tinham sido feitos e uma metanálise publicada em 1990 sugeriu que os benefícios do surfactante artificial superavam muito os seus riscos. Em 1990, foi iniciado um estudo com 6 mil pacientes (OSIRIS) que envolveu quase todas as principais UTIs neonatais do Reino Unido. O fabricante recebeu uma licença para o produto em 1990 e, em 1993, praticamente todos os bebês prematuros elegíveis para tratamento no Reino Unido estavam recebendo surfactante artificial.

Uma geração antes, outro tratamento também havia mostrado prevenir a síndrome da angústia respiratória neonatal: a administração do corticosteroide dexametasona a mães em trabalho de parto prematuro. A dexametasona agia acelerando a velocidade com que o pulmão fetal atingia a maturidade. A sua eficácia foi demonstrada em experimentos com animais, em 1969, e em ensaios clínicos em seres humanos publicados no prestigiado periódico *Paediatrics*, em 1972. Contudo, apesar de um significativo efeito benéfico ser confirmado em uma série de ensaios

---

How to Read a Paper: The Basics of Evidence-Based Medicine, Fifth Edition. Trisha Greenhalgh.
© 2014 John Wiley & Sons, Ltd. Published 2014 by John Wiley & Sons, Ltd.

adicionais e uma metanálise ter sido publicada em 1990, a assimilação desta tecnologia foi surpreendentemente lenta. Em 1995, foi estimado que somente de 12 a 18% das mães elegíveis estavam recebendo esse tratamento nos Estados Unidos [2].

A qualidade da evidência e a magnitude do efeito eram similares para ambas as intervenções [3, 4]. Por que os pediatras eram muito mais rápidos que os obstetras para implementar uma intervenção que prevenia mortes evitáveis? A Dra. Van Someren [1] considerou uma série de fatores, listados na Tabela 15.1. O efeito do surfactante artificial é praticamente imediato, e o médico que o administra testemunha, de forma direta, a "cura" de um bebê gravemente doente. Com o apoio da indústria farmacêutica a um ensaio grande (e, talvez, cientificamente desnecessário), no início da década de 1990, apenas poucos pediatras não tinham sido apresentados à nova tecnologia.

Em contrapartida, os esteroides, sobretudo para gestantes, estavam fora de moda e eram percebidos pelas pacientes como "ruins para você". Aos olhos dos médicos, o tratamento com dexametasona era antigo para um rol de doenças não glamourosas – notavelmente, o câncer em estágio final –, e o mecanismo científico para seu efeito nos pulmões fetais não era compreendido com facilidade. Ainda mais relevante é o fato de poucas vezes um obstetra ter a chance de testemunhar de modo direto o efeito de salvar vidas em uma paciente específica.

Tabela 15.1 Fatores que influenciam a implementação de evidências para prevenir a síndrome da angústia respiratória neonatal (Dra. V. Van Someren, comunicação pessoal)

	Tratamento com surfactante	Tratamento pré-natal com esteroides
Percepção do mecanismo	Corrige uma doença por deficiência de surfactante	Efeito maldefinido sobre o tecido pulmonar em desenvolvimento
Momento do efeito	Minutos	Dias
Impacto sobre o médico que prescreve	Visualiza o efeito diretamente (tem de ficar ao lado do respirador)	Vê o efeito como estatística no relatório anual
Percepção de efeitos adversos	Percebidos como mínimos	A ansiedade do clínico e dos pacientes é desproporcional ao risco real
Conflito entre dois pacientes	Não (o paciente pediátrico irá beneficiar-se diretamente)	Sim (a paciente obstétrica não irá beneficiar-se diretamente)
Interesse da indústria farmacêutica	Alto (produto patenteado; altos lucros potenciais)	Baixo (produto fora de patente; pequeno potencial de lucro)
Tecnologia do estudo	"Nova" (desenvolvida no fim da década de 1980)	"Antiga" (desenvolvida no início da década de 1970)
Envolvimento de muitos médicos nos estudos	Sim	Não

O exemplo recém-mencionado não é isolado. As estratégias efetivas de atenção à saúde com frequência (embora, felizmente, nem sempre) levam anos para serem implementadas, mesmo entre os especialistas, que deveriam exercer a prática mais inovadora na sua especialidade [5–8]. As demais seções deste capítulo consideram como podemos reduzir o tempo desde o aparecimento das evidências até que façam diferença real nos desfechos em saúde. E preste atenção: não existem soluções rápidas.

Quanto sofrimento evitável é causado pela falha em implementar evidências?

A rápida resposta a esta questão é "muito". Recentemente, descobri, nos *Annals of Family Medicine*, um artigo de Woolf e Johnson [9] intitulado "The break-even point: when medical advances are less important than improving the fidelity with which they are delivered". O argumento deles é o seguinte: imagine uma doença que mata 100 mil pessoas por ano. Se demonstrarmos pela pesquisa que o medicamento X é efetivo para esta doença, reduzindo a mortalidade em 20%, potencialmente irá salvar 20 mil vidas por ano. Porém, se apenas 50% dos pacientes elegíveis realmente receberem o medicamento, o número de vidas salvas é reduzido para 10 mil. Eles argumentam que, em muitos casos, acrescentaríamos mais valor aumentando nossos esforços para implementar esta evidência do que realizando mais pesquisas para desenvolver um medicamento diferente cuja eficácia seja maior do que a do medicamento X.

Se você acha que estes números são especulativos, aqui está um exemplo real citado do artigo de Woolf e Johnson, no qual eles citam evidências de uma metanálise do impacto do ácido acetilsalicílico no acidente vascular cerebral agudo e de uma pesquisa da prática de prescrição nos Estados Unidos:

> Uma revisão sistemática realizada pela Antithrombotic Trialists Collaboration relatou que o uso de ácido acetilsalicílico por pacientes que tinham anteriormente sofrido um acidente vascular cerebral ou um ataque isquêmico transitório reduz a incidência de acidentes vasculares cerebrais não fatais em 23%. Ou seja, em uma população em que 100 mil pessoas poderiam ter acidente vascular cerebral, 23 mil eventos poderiam ser prevenidos se todos os pacientes elegíveis ingerissem ácido acetilsalicílico. McGlynn e colaboradores relataram, no entanto, que a terapia antiplaquetária é oferecida a somente 58% dos paciente elegíveis. Dessa taxa, apenas 13.340 acidentes vasculares cerebrais seriam prevenidos na população hipotética, enquanto alcançar 100% de fidelidade na oferta de ácido acetilsalicílico preveniria 23 mil acidentes vasculares cerebrais (i.e., 9.660 acidentes vasculares cerebrais adicionais) [9].

Resumindo: a quantidade de sofrimento evitável causado por falha em implementar evidências é desconhecida, mas poderia ser calculada usando o método definido no artigo de Woolf e Johnson. É encorajador que uma crescente (apesar de ainda pequena) proporção de financiamento de pesquisa seja atualmente destinada para aumentar a proporção de pacientes que se beneficiam com o que já sabemos que funcionam.

Como podemos influenciar o comportamento dos profissionais de saúde para promover práticas baseadas em evidências?

O Cochrane Effective Practice and Organisation of Care Group (EPOC, descrito no Cap. 10 e no *site* http://epoc.cochrane.org) realizou um cuidadoso trabalho ao resumir a literatura acumulada de ensaios sobre o que é e o que não é efetivo para modificar a prática profissional, tanto na promoção de inovações efetivas quanto no estímulo aos profissionais para resistirem às "inovações" que sejam não efetivas ou prejudiciais. O EPOC tem demonstrado interesse principalmente pela revisão de ensaios de intervenção, objetivando o preenchimento de lacunas potenciais na sequência da evidência colocada em prática.

Uma das poucas mensagens inequívocas do trabalho do EPOC é que simplesmente *contar* às pessoas sobre a medicina baseada em evidências (MBE) não é efetivo de modo consistente para mudar a prática. Até uma época relativamente recente, a educação (pelo menos em relação ao treinamento de médicos) era mais ou menos sinônimo de sessões didáticas de aula expositiva e giz, como o que a maioria de nós recorda dos tempos de escola e faculdade. A abordagem "sentado na cadeira" da educação em nível de pós-graduação (encher grandes salas de aula com médicos ou enfermeiros e trazer um "especialista" para partilhar pérolas de sabedoria) é relativamente barata e conveniente para os educadores, mas não leva a uma mudança sustentada de comportamento na prática. Na verdade, um estudo demonstrou que o número de horas de educação médica continuada (EMC) frequentadas estava *inversamente* correlacionada à competência dos médicos [10].

Se você, como eu, tiver interesse na teoria que sustenta o ensino de MBE, terá constatado que a abordagem "instrutiva" para promoção de mudança de comportamento profissional em relação à MBE está assentada sobre a suposição falha de que as pessoas se comportam de determinada maneira *porque (e somente porque) não têm conhecimento* e que compartilhar conhecimento modificará, portanto, o comportamento. A crítica breve e cheia de autoridade de Marteau e colaboradores [10] mostra que este modelo não possui coerência teórica nem suporte empírico. A informação, concluem, pode ser *necessária* para a mudança de comportamento profissional, mas raramente, ou nunca, é *suficiente*. As teorias psicológicas que podem informar o delineamento de estratégias educacionais mais efetivas, como sugerem Marteau e colaboradores, incluem:

- *Aprendizado comportamental*: a noção de que é mais provável que o comportamento seja repetido se estiver associado a recompensas e menos provável se estiver associado à punição.
- *Cognição social*: ao planejar uma ação, os indivíduos perguntam-se "Vale a pena pagar o preço?", "O que as outras pessoas pensam disto?" e "Consigo fazer isto?".
- *Estágios de mudança de modelos*: todos os indivíduos são considerados como situados em algum ponto de um *continuum* de prontidão para mudar, de nenhuma consciência de necessidade de mudança até a implementação sustentada do comportamento desejado.

Mais recentemente, a equipe de Michie [11] ampliou esta taxonomia simples com várias teorias de mudança de comportamento obtidas da psicologia comportamental, e a equipe de Eccles [12] (que inclui Jeremy Grimshaw, o guru das diretrizes) aplicou um conjunto semelhante de teorias psicológicas à absorção de práticas baseadas em evidências pelos médicos.

Qual tipo de abordagens educativas tem sido demonstrado como efetivo na promoção de práticas baseadas em evidências? Aqui está um resumo da literatura empírica, fundamentada principalmente em quatro revisões sistemáticas de ensaios de intervenção [13–16].

(a) Ensinar MBE como foi convencionalmente feito nos currículos médicos de graduação melhora o conhecimento e as atitudes sobre MBE por parte dos estudantes, porém, não foi demonstrado nenhum impacto convincente sobre seu desempenho ao lidarem com casos reais.

(b) Em relação a médicos graduados, a maior parte do treinamento de MBE em sala de aula possui pouco ou nenhum impacto sobre seu conhecimento ou habilidades de análise crítica. Talvez isso aconteça porque tanto o treinamento como os testes não são obrigatórios, ou porque o treinamento em si é muito curto e superficial, baseado em fórmulas prontas, passivo e distante da prática.

(c) Abordagens mais sólidas em termos educacionais, como o ensino "integrado" de MBE (p. ex., durante os *rounds* nas enfermarias ou na sala de emergência), ou cursos intensivos de curta duração usando métodos de aprendizagem altamente interativos podem produzir mudanças significativas em termos de conhecimento, habilidades e comportamento.

(d) Contudo, não foi demonstrado nenhum impacto direto por tais cursos em qualquer desfecho relevante para o paciente.

Green [17, 18], que conduziu um dos mais rigorosos estudos primários sobre treinamento em MBE, bem como uma pesquisa nacional dos programas e uma revisão crítica, defende a posição de que o ensino de MBE deveria ocorrer onde o contato fosse mais próximo, ou seja, no consultório e à beira do leito. Ele cita a teoria da aprendizagem de adultos para sustentar o argumento de que o ensino da MBE deve ser mais efetivo se o aprendiz puder relacioná-la aos problemas práticos do "aqui e agora" e usá-la para tomar decisões reais (em oposição às hipotéticas). Ele também realizou trabalho qualitativo para confirmar que estas barreiras práticas do mundo real (falta de tempo, evidências inacessíveis onde são necessárias, cultura organizacional impedidosa, etc.) são responsáveis por grande parte da lacuna entre teoria e prática na implementação da MBE [19]. O caminho para diante, sugere ele, é para que mais trabalho seja feito garantindo que as evidências estejam disponíveis e prontamente acessíveis no ponto de atenção, permitindo que as perguntas clínicas sejam feitas e respondidas em um contexto que otimize a aprendizagem ativa.

No Capítulo 10, descrevi os principais achados da revisão sistemática de Grimshaw [20] feita em 2004 a respeito da implementação de diretrizes. A principal conclusão da revisão foi que, apesar de haver centenas de estudos que custam milhões de dólares, nenhuma intervenção, seja educativa ou outra, seja isolada ou combinada, *garante* a mudança de comportamento de profissionais em uma direção "baseada em evidências".

Aqui me distancio ligeiramente da abordagem do EPOC. Enquanto muitos membros do EPOC ainda estão realizando ECRs (e suas revisões) para acrescentar à base da pesquisa se esta ou aquela intervenção (como folhetos e outros materiais educativos impressos [21], auditoria e *feedback* [22] ou incentivos financeiros [23, 24]) é ou não efetiva na mudança de comportamento clínico, minha visão é de que esta tentativa está deslocada. Não só ainda não foi identificada nenhuma fórmula mágica, como também creio que *nunca serão identificadas* – e que deveríamos parar de procurá-las.

Esta é a razão pela qual a implementação de melhores práticas é altamente complexa; ela envolve múltiplas influências operando em diferentes direções [25] e depende das *pessoas*. Uma abordagem que tenha efeito positivo em um estudo pode ter efeito negativo em outro, de modo que a noção de "tamanho do efeito" de uma intervenção para modificar um comportamento médico não só é desprovido de sentido, como também é ativamente enganoso. Se você tem filhos, saberá que uma estratégia que funciona bem para seu primogênito pode não funcionar nada para seu segundo filho por razões que não consegue explicar com facilidade. É algo relacionado à peculiaridade humana (o segundo filho é um indivíduo diferente, com uma personalidade diferente) e também ao fato de o contexto ser sutilmente diferente de várias maneiras, ainda que no "mesmo" ambiente familiar (o segundo filho tem um irmão mais velho, pais mais ocupados, brinquedos de segunda mão e assim por diante). O mesmo ocorre com organizações, suas equipes e a prática baseada em evidências. Mesmo a abordagem de pesquisa mais refinada de procurar "mediadores" e "moderadores" da efetividade de determinadas intervenções [12] ainda é, na minha visão, baseada na suposição falha de que existe um "efeito mediador/moderador" consistente a partir de uma variável contextual específica.

Vamos refletir um pouco mais sobre o fator humano. Em uma revisão sistemática sobre a difusão de inovações em nível organizacional em serviços de saúde, elaborei esta conclusão a respeito dos elementos humanos na adoção de inovações:

> *As pessoas não são receptores passivos de inovações. Ao contrário (e em maior ou menor medida em indivíduos diferentes), buscam inovações, experimentam-nas, avaliam-nas, descobrem (ou não conseguem descobrir) significados nelas, desenvolvem sentimentos (positivos ou negativos) sobre elas, desafiam-nas, preocupam-se com elas, queixam-se delas, "enrolam-se", conversam com os outros sobre elas, desenvolvem conhecimento prático sobre elas, modificam-nas para que se adaptem a determinadas tarefas e tentam aperfeiçoá-las ou recriá-las [25].*

Os fatores-chave que minha equipe descobriu estarem associados à prontidão de uma pessoa para adotar inovações em atenção à saúde foram os seguintes:
(a) *Antecedentes psicológicos gerais*: diversos traços de personalidade estão associados à propensão de experimentar e usar inovações (p. ex., tolerância à ambiguidade, capacidade intelectual, motivação, valores e estilo de aprendizagem). Em resumo, algumas pessoas estão mais seguras de suas escolhas que outras – e esses indivíduos precisarão de mais estímulo e levarão mais tempo para mudar.
(b) *Antecedentes psicológicos específicos para o contexto*: uma pessoa que é motivada e capaz (em termos de valores, metas, habilidades específicas, entre outros) de usar uma inovação em particular tem maior probabilidade de adotá-la. Além disso, se a inovação responder a uma *necessidade identificada* em quem a adotará, também é mais provável que essa pessoa a adote.
(c) *Sentido*: o sentido que a inovação representa para a pessoa tem uma poderosa influência sobre sua decisão de adotá-la. O sentido vinculado a uma inovação geralmente não é fixo, mas pode ser negociado e reelaborado, como por meio de discussões com outros profissionais ou outras pessoas na organização. No exemplo descrito na seção "Ascensão crescente da pesquisa por questionário", um dos problemas, provavelmente, era que o tratamento com dexametasona era inconscientemente encarado pelos médicos como "um medicamento paliativo antiquado, para ser usado em idosos". Ao modificar sua prática, tiveram de colocar esse tratamento em um novo esquema mental, como "um tratamento preventivo atualizado, adequado para gestantes".
(d) *Natureza da decisão de adoção*: a decisão de um indivíduo em uma organização de adotar uma inovação específica muitas vezes depende de outras decisões. Pode ser contingente (dependente de uma decisão tomada por outra pessoa na organização); coletiva (o indivíduo tem um "voto", mas no fim deve seguir a decisão de um grupo); ou autoritária (é dito ao indivíduo para adotá-la ou não). Um bom exemplo da promoção de prática baseada em evidências por meio de uma decisão autoritária de adoção é o desenvolvimento de fórmulas farmacêuticas em um hospital ou clínica. Os medicamentos de valor mínimo ou de má relação custo-efetividade podem ser removidos da lista que o hospital está preparado para pagar. Porém (como você já deve ter descoberto se trabalha com fórmulas impostas), tais políticas também inibem a prática baseada em evidências, pois o inovador que está à frente do jogo deve esperar (às vezes, anos) pela decisão de um comitê antes de implementar um novo padrão de prática.
(e) *Preocupações e necessidade de informação*: as pessoas têm diferentes preocupações em diferentes estágios na adoção de uma inovação. Primeiramente, precisam de *informações gerais* (qual é a nova prática "baseada em evidências", quanto custa e como pode me afetar?); nos estágios iniciais da adoção, precisam de *informações disponíveis* (como faço funcionar na prática?); e, quando ficam mais confiantes na nova prática, precisam de *informações sobre desenvolvimento*

e adaptação (posso adaptar um pouco essa prática para adequá-la às minhas circunstâncias e, em caso positivo, como devo fazê-lo?).

Tendo examinado a natureza da idiossincrasia humana, outro importante fator a considerar é a influência que uma pessoa pode ter sobre outra. Conforme Rogers [26] primeiramente demonstrou em relação à adoção de inovações agrícolas por fazendeiros de Iowa (que são, talvez, ainda mais inflexíveis em seu jeito do que os médicos), o contato interpessoal é o método mais poderoso de influência. O principal tipo de influência interpessoal relevante para a adoção de uma prática baseada em evidências é a do *líder de opinião*. Copiamos dois tipos de pessoas: pessoas que respeitamos ("líderes de opinião especialistas") e pessoas que achamos que são como nós ("líderes de opinião pares") [27].

Um líder de opinião que se oponha a uma nova prática, ou mesmo um que seja indiferente e não a apoie, possui um potencial poder devastador. Mas, como demonstrou esta revisão sistemática de ensaios de intervenção sobre líderes de opinião, só porque um médico tem mais probabilidade de mudar seu comportamento ao prescrever se um respeitado líder de opinião já tiver mudado, o esforço direcionado a líderes de opinião (médicos considerados por outros médicos como indivíduos a quem consultariam ou imitariam) com intervenções educativas não necessariamente ocasionará uma mudança disseminada na prática de prescrição [28]. Provavelmente, isso deve-se ao fato de os líderes de opinião pensarem por si e, também, devido às muitas outras influências sobre a prática além daquele indivíduo. No mundo real, as chamadas "políticas de influência social" podem falhar em influenciar.

Outro modelo importante de influência interpessoal, que a indústria farmacêutica demonstrou ser altamente efetivo, é o contato pessoal entre médicos e representantes de companhias farmacêuticas (discutido no Cap. 6 e conhecidos no Brasil como "representantes de laboratório"), cuja influência sobre o comportamento médico pode ser tão drástica que eles foram nomeados "bombardeiros furtivos" da medicina. Conforme mostra o exemplo na seção "Dez questões a serem feitas sobre um artigo que descreve uma iniciativa de aprimoramento de qualidade", esta tática tem sido utilizada por agências de mudança não comerciais no que é conhecido como *detalhamento acadêmico*: o educador marca uma visita com o médico como fazem os representantes da indústria, mas neste caso o "representante" fornece informações objetivas, completas e comparativas a respeito de uma diversidade de medicamentos diferentes e estimula o médico a adotar uma abordagem crítica das evidências. Embora tenham sido demonstradas mudanças significativas na prática em curto prazo em ensaios de pesquisa, o exemplo no capítulo anterior mostra que, em um ambiente do mundo real, muitas vezes é difícil demonstrar mudanças consistentes e positivas [29] no atendimento ao paciente. Como sempre, a intervenção não deve ser encarada como uma panaceia.

Uma última abordagem a observar em relação ao apoio à implementação de práticas baseadas em evidências é o uso de sistemas computadorizados de apoio à decisão que incorporam as evidências de pesquisa e podem ser acessados pelo profissional ocupado com apenas um toque. Dezenas desses sistemas estão sendo desenvolvidos e testados atualmente como piloto e em ECRs. Relativamente poucos estão em uso rotineiro. Houve diversas revisões sistemáticas destes sistemas, por exemplo, a síntese de Garg e colaboradores [30] de 100 estudos empíricos publicada no *JAMA* e a "revisão das revisões" de Black e colaboradores [31] que abrange 13 revisões sistemáticas anteriores sobre apoio à decisão clínica. Garg e colaboradores mostraram que em torno de dois terços destes estudos demonstraram melhor desempenho clínico no braço do apoio à decisão, estando os melhores resultados na dosagem de fármacos e no atendimento clínico ativo (p. ex., manejo da asma), enquanto os piores resultados estavam no diagnóstico. Sistemas que incluíam um lembrete espontâneo (em oposição à necessidade de o médico ativar o sistema) e aqueles em que o ensaio foi realizado pelas pessoas que desenvolveram a tecnologia (em oposição ao uso de um produto comprado pronto) foram os mais efetivos. A revisão mais recente de Black e colaboradores confirmou amplamente estes achados. A maioria dos estudos, mas não todos, parecia mostrar significativas melhorias no desempenho clínico (p. ex., seguir uma diretriz, realizar um atendimento preventivo como imunização ou rastreamento de câncer) com apoio computadorizado à decisão, mas o impacto sobre os desfechos do paciente era muito mais variável. Estes últimos só foram mensurados em cerca de um quarto dos estudos, nos quais normalmente mostraram um impacto modesto ou ausente, com exceção de análises de subgrupo *post-hoc* (que possuem validade estatística questionável).

Observe o que mencionei anteriormente a respeito da complexidade de implementação da MBE. Sou cética em relação a estudos que tentam dizer "o apoio à decisão baseado em computador é/não é efetivo" ou "o apoio à decisão baseado em computador tem um efeito de magnitude X". Eles funcionam para algumas pessoas em algumas circunstâncias, e nossas energias para pesquisa deveriam ser agora direcionadas para o refinamento do que podemos dizer sobre *qual tipo de* apoio computadorizado à decisão, *para quem* e *em quais circunstâncias* [32]. A resistência dos médicos a novas tecnologias é um dos meus interesses atuais de pesquisa, mas se eu lhe contasse toda a história aqui, eu nunca terminaria este livro. Então, se tiver interesse, anote para procurar alguns dos meus trabalhos em andamento em mais ou menos um ano.

Como é uma "organização baseada em evidências"?

"Como é uma organização que promove a adoção de inovações (baseadas em evidências)?" foi uma das perguntas que minha própria equipe respondeu em nossa revisão sistemática da literatura sobre difusão de inovações em nível organizacional [25]. Descobrimos que, em geral, uma organização assimilará mais prontamente um novo produto ou prática se for grande, amadurecida (fundada há muito tempo), funcionalmente diferenciada (i.e., dividida em departamentos e unidades semiautônomos), especializada (uma divisão bem-desenvolvida do trabalho, como serviços especializados); se tiver sobra de recursos (financeiros e humanos) para canalizar para novos projetos; e se possuir estruturas descentralizadas para tomada de decisão (as equipes podem trabalhar de maneira autônoma). Porém, embora tenham sido realizadas dezenas de estudos (e 5 metanálises) sobre o tamanho e a estrutura de organizações, todos estes determinantes respondem por menos de 15% da variação da capacidade de as organizações apoiarem inovações (e, em muitos estudos, não há explicações sobre nenhuma das variações). Em outras palavras, é comum que a estrutura da organização faça a diferença fundamental no apoio à MBE.

Mais importante na nossa revisão foram as dimensões da organização menos fáceis de mensurar, particularmente algo que os teóricos organizacionais chamam de *capacidade absortiva*. A capacidade absortiva é definida como a capacidade da organização em identificar, captar, interpretar, compartilhar, reelaborar e recodificar novos conhecimentos, vinculá-los com sua própria base de conhecimento existente e colocá-los em uso adequado [33]. Os pré-requisitos para capacidade absortiva incluem o conhecimento e a base de habilidades existentes da organização (sobretudo seu estoque de conhecimento do tipo tácito, "conhecimento das regras") e as tecnologias relacionadas preexistentes; uma cultura de "organização-aprendiz" (na qual as pessoas são estimuladas a aprender entre si e a compartilhar conhecimento); e a liderança proativa direcionada para propiciar esse compartilhamento de conhecimento [34].

Uma importante revisão elaborada por Dopson e colaboradores [35] sobre estudos qualitativos de alta qualidade sobre como as evidências de pesquisa são identificadas, colocadas em circulação, avaliadas e utilizadas nas organizações de atenção à saúde descobriu que, antes que possa ser completamente implementado em uma organização, o conhecimento da MBE deve ser aprovado e coletivizado, ingressando no estoque de conhecimentos que é desenvolvido e socialmente compartilhado entre outros na organização. Em outras palavras, o conhecimento depende de redes interpessoais (quem conhece quem) para sua circulação, e somente se disseminará de maneira eficiente na organização se esses aspectos sociais forem levados em conta e as barreiras forem superadas.

Outra dimensão difícil de mensurar da organização baseada em evidências (i.e., capaz de captar a melhor prática e implementá-la amplamente na organização) é o que se conhece como *contexto receptivo para mudança*. Este constructo composto, desenvolvido em relação à implementação da melhor prática na atenção à saúde por Pettigrew e colaboradores [36], incorpora diversos aspectos organizacionais que têm sido associados de forma independente com sua capacidade de acolher novas ideias e enfrentar o prospecto da mudança. Além da capacidade absortiva para novos conhecimentos (ver texto anterior), os componentes do contexto receptivo incluem liderança forte, visão estratégica clara, boas relações gerenciais, equipe com visão de futuro em posições fundamentais, uma atmosfera que leve a experimentar e assumir riscos e sistemas efetivos para captura de dados. A liderança pode ser especialmente importante ao estimular membros da organização a romperem com o pensamento e as rotinas convergentes que são norma geral em organizações grandes e bem-estabelecidas.

Outro artigo que vale ler é a revisão quase sistemática de Gustafson [37] sobre os determinantes de projetos de mudança bem-sucedidos em organizações de atenção à saúde. Os 18 itens do modelo final de Gustafson incluem:

- Tensão por mudança (a equipe sente que a prática corrente está abaixo do ótimo e quer que as coisas sejam diferentes).
- Equilíbrio de poder (a equipe que apoia a mudança é maior e está mais bem posicionada estrategicamente na organização do que os que se opõem à mudança).
- Vantagens percebidas (todos compreendem a mudança e acreditam que suas vantagens superam as desvantagens).
- Flexibilidade (a nova prática pode ser adaptada para se adequar a necessidades e maneiras de trabalhar locais).
- Tempo e recursos (a mudança é adequadamente financiada e as pessoas têm tempo garantido para trabalhar nisso).

Se isso soa como uma receita que sua organização não pode seguir em relação à MBE, leia a próxima seção (e se isto não ajudar, pense em mudar de emprego!).

Para aqueles que quiserem ler artigos sobre estudos do "núcleo duro" da gestão e da organização, recomendo o recente resumo da literatura – escrito pela equipe de Ferlie [38] – sobre tópicos como conhecimento como recurso em organizações (conhecido no jargão como "a visão empresarial baseada em recursos") e estudos críticos de gestão (um campo de pesquisa que faz perguntas do tipo "quem tem o poder nesta organização?" e "esta mudança atende aos interesses de quem?"), aplicados à pergunta se e em qual velocidade as organizações adotam práticas e políticas baseadas em evidências. Os achados deles são diversos, portanto, difíceis de resumir, mas fica claro que a comunidade da MBE tem muito a aprender com seus colegas das disciplinas de gestão.

Como podemos ajudar as organizações a desenvolverem estruturas, sistemas e valores apropriados para apoiar práticas baseadas em evidências?

Embora exista uma infinidade de evidências sobre o tipo de organização que apoia as práticas baseadas em evidências, existem muito menos evidências sobre a efetividade de intervenções específicas para *mudar* uma organização de modo a torná-la mais "baseada em evidências", mas abordar esse tópico de forma abrangente vai além do escopo deste livro. Boa parte da literatura sobre mudança organizacional está no formato de listas de verificação ou de "dez dicas para o sucesso". As listas e dicas podem ser bastante úteis, mas preciso de alguns modelos conceituais coerentes sobre os quais possa embasar minhas experiências da vida real.

A literatura sobre administração oferece muitas estruturas conceituais diferentes para examinar a mudança, confundindo quem não é especialista sobre por onde começar. Foi a tentativa de estabelecer o sentido desta multiplicidade de teorias que me levou a escrever uma série de 6 artigos, publicados há alguns anos no *British Journal of General Practice* e intitulados "Theories of change". Nesses artigos, explorei 6 diferentes modelos de mudança profissional e organizacional em relação à prática médica efetiva [39–44].

1. *Teoria de aprendizagem do adulto*: noção de que os adultos aprendem por um ciclo de pensar e fazer explica por que a educação por meio de instruções não é efetiva de forma consistente e por que a experiência prática com a oportunidade de refletir e discutir com colegas é a base fundamental para o aprendizado e a mudança.
2. *Teoria psicanalítica*: famoso conceito do inconsciente de Freud, que influencia (e, algumas vezes, supera) nosso "eu" racional e consciente. A resistência das pessoas à mudança pode ter, algumas vezes, explicações emocionais poderosas e profundamente enraizadas.
3. *Teoria das relações de grupo*: embasada em estudos de especialistas da Tavistock Clinic de Londres sobre como as equipes operam (ou não conseguem operar) no ambiente de trabalho. As relações tanto dentro da equipe como entre ela e seu ambiente mais amplo podem agir como barreiras à mudança (ou como seus catalisadores).
4. *Teoria antropológica*: noção de que as organizações têm culturas, isto é, modos de fazer algo e de pensar sobre problemas que, em geral, são altamente resistentes a mudanças. Uma mudança relativamente menor proposta em direção à prática baseada em evidências (como exigir que os médicos examinem rotineiramente evidências na base de dados Cochrane) pode, na realidade, ser altamente ameaçadora para a cultura da organização (na qual, p. ex., a "opinião do consultor" de forma tradicional envolve um *status* quase sagrado).
5. *Teoria clássica da administração*: noção de que "normalizar" uma mudança em uma organização requer um plano sistemático para que isso aconteça. A visão para a mudança deve ser compartilhada com a massa crítica da equipe e ser acompanhada por mudanças planejadas nas estruturas visíveis da organização, nos papéis e responsabilidades de indivíduos-chave e nos sistemas de informação e comunicação.
6. *Teoria da complexidade*: noção de que as grandes organizações (como o National Health System do Reino Unido) dependem essencialmente das relações locais dinâmicas e em evolução e dos sistemas de comunicação entre os indivíduos. Muitas vezes, oferecer apoio às relações interpessoais fundamentais e melhorar a qualidade e a oportunidade da informação disponível localmente são

fatores mais importantes para obter uma mudança sustentada do que diretivas "de cima para baixo" ou programas nacionais ou regionais muito abrangentes.

Como eu disse, existem muitos modelos adicionais de mudança que poderiam ser úteis na identificação e na superação de barreiras para alcançar a prática baseada em evidências. A lista anterior não tem o objetivo de ser definitiva e, dada a complexa natureza das organizações de atenção à saúde, nenhuma delas oferece uma fórmula simples para uma mudança bem-sucedida.

Certamente, eu acrescentaria um sétimo modelo teórico à lista anterior – o da mudança como *movimento social* – isto é, uma poderosa maré de atividades que está vinculada à identidade dos indivíduos como parte do movimento por mudança [45]. Se você já esteve em uma marcha de protesto ou se juntou a uma iniciativa de moradores para melhorar algum serviço local ou algo semelhante, saberá como é participar de um movimento social. Certa vez, eu estava em um comitê de alto nível que tentava fechar o pouco usado setor de emergência de um pequeno hospital com base na ausência de evidências de que fosse efetivo ou custo-efetivo, porém, barganhei sem a contribuição da campanha "Tirem as mãos do nosso hospital". Na verdade, muitas mudanças bem-sucedidas na prática clínica em relação ao cuidado baseado em evidências (p. ex., a abolição da episiotomia de rotina no atendimento obstétrico) foram fundamentalmente alcançadas por meio de grupos de pressão de pacientes operando no modo de "movimento social".

O interessante sobre os movimentos sociais por mudança é que, conforme Bate e colaboradores [45] enfatizam, embora possam alcançar mudanças profundas e disseminadas, não podem ser planejados, controlados nem ter seu comportamento previsto da mesma forma que o modelo de gestão convencional. Você também pode querer examinar a análise sociológica de Pope [46] sobre a emergência da MBE como um movimento social.

Independentemente da abordagem teórica que você usar para mudar, converter suas teorias em prática será um duro desafio. Uma publicação da National Association of Health Authorities and Trusts (NAHAT) do Reino Unido, intitulada "Acting on the evidence", enfatiza que a tarefa de apoiar e empoderar gestores e profissionais médicos para que usem as evidências como parte de sua tomada de decisão cotidiana é maciça e complexa [47]. Listada no fim do Apêndice 1 – e adaptada do relatório da NAHAT, está uma lista de verificação de ações para organizações de atenção à saúde que trabalhem rumo a uma cultura baseada em evidências para decisões médicas e elaboração de políticas.

Antes de tudo, profissionais essenciais na organização, particularmente executivos-chefes, membros da diretoria e médicos experientes devem criar uma cultura baseada em evidências sobre a qual *se espera* que a tomada de decisão seja embasada nas melhores evidências disponíveis. Fontes de informação de alta qualidade e atualizadas (como a biblioteca eletrônica Cochrane e a base de dados Medline) deveriam estar disponíveis em cada sala e a equipe deveria ter horário garantido para acessá-las. O ideal seria que os usuários lidassem com apenas um ponto de acesso para todas as fontes disponíveis. A informação sobre a efetividade clínica e de custo de determinadas tecnologias deveria ser produzida, divulgada e usada em conjunto. Os indivíduos que conferem e divulgam esta informação na organização precisam saber quem a usará e como será aplicada e, assim, adaptar sua apresentação de acordo. Também devem estabelecer padrões e avaliar a qualidade das evidências que estão colocando em circulação. Os indivíduos na lista de correspondência interna para verificar a efetividade da informação necessitam ser treinados e apoiados para que façam o melhor uso dela.

Essa sólida orientação da NAHAT está embasada (se não explícita, implicitamente) na noção da *organização-aprendiz*. Como Davies e Nutley [48] ressaltaram, "Aprender é algo alcançado por indivíduos, mas as 'organizações-aprendizes' podem se configurar para maximizar, mobilizar e reter este potencial de aprendizagem". Com base no trabalho de Senge [49], oferecem 5 características-chave de uma organização-aprendiz:

1. As pessoas são estimuladas a movimentar-se para além dos limites profissionais ou departamentais tradicionais (uma abordagem que Senge chamou de "sistemas abertos de pensamento").
2. As necessidades pessoais de aprendizagem dos indivíduos são sistematicamente identificadas e atendidas.
3. A aprendizagem ocorre, em parte, em equipes, já que é por meio delas que as organizações alcançam seus objetivos.
4. São feitos esforços para mudar a maneira como as pessoas conceituam os assuntos, permitindo, assim, a emergência de novas e criativas abordagens para problemas antigos.
5. Os médicos e gestores mais experientes lideram o avanço por meio de uma visão compartilhada com valores coerentes e uma direção estratégica clara, de modo que a equipe deseje avançar ao encontro de uma meta em comum.

Transformar uma organização tradicional em uma organização-aprendiz é uma tarefa difícil que frequentemente envolve mudanças importantes na cultura organizacional (as regras, os pressupostos e as expectativas não escritos que constituem "a maneira como as coisas são feitas aqui"). Embora não seja possível que qualquer indivíduo sozinho transforme uma organização, se você for suficientemente experiente para redigir a descrição da função de um membro novo da equipe, para decidir como uma verba para treinamento será gasta ou para escolher quem está envolvido em uma decisão-chave, pode começar a movimentar sua organização na direção certa (Tab. 15.2).

Um princípio central no desenvolvimento de uma organização-aprendiz é *investir nas pessoas*. Além de fortes lideranças desde o topo, existem alguns papéis determinados que você poderia pensar em apoiar em relação à MBE [25].

Tabela 15.2 Principais diferenças entre uma organização tradicional e uma organização-aprendiz

Aspecto	Organização tradicional	Organização-aprendiz
Limites organizacionais	Claramente demarcados	Adaptáveis
Estrutura da organização	Pré-delineada e fixa	Em evolução
Abordagem dos recursos humanos	Conjunto mínimo de capacidades para desempenhar o trabalho	Maximiza as capacidades para melhorar a criatividade e a aprendizagem
Abordagem das atividades complexas	Dividida em tarefas segmentadas	Garante processos integrados
Divisões e departamentos	Agrupamentos funcionais, hierárquicos	Redes abertas, multifuncionais

Fonte: Senge [49]. Reproduzida com permissão de Emerald Group Publishing Limited.

1. *Gestores do conhecimento*: são pessoas experientes contratadas não só para fazer os sistemas de informação funcionarem bem, mas também para estimular o restante de nós a usá-los. Eles decidem quais licenças de programa de computador devem ser adquiridas para a organização e quais membros da equipe terão permissão para acessar qual fonte de conhecimento. Quando escrevi a primeira edição deste livro, em 1995, uma minoria dos hospitais tinha uma regra de que os enfermeiros não podiam ir à biblioteca médica nem acessar uma conexão com a internet. O papel do gestor do conhecimento é afastar este tipo de contrassenso e assegurar que (no caso da MBE) todos que precisem praticá-la possuam conexões com a base relevante de dados, tempo garantido para acessá-la e treinamento adequado.

2. *Trabalhadores do conhecimento*: estes indivíduos, conforme a descrição de sua função, ajudam o restante de nós a descobrir e aplicar o conhecimento. A pessoa na mesa do computador é um tipo de trabalhador do conhecimento, como o é uma bibliotecária ou uma assistente de pesquisa. Para usar o jargão contemporâneo, as ferramentas da MBE devem ser oferecidas como um "produto incrementado" com a contratação de membros designados da equipe para oferecer apoio flexível a indivíduos como e quando precisarem.

3. *Defensores*: a probabilidade de adoção de uma nova prática por indivíduos em uma organização ou grupo profissional é maior se indivíduos fundamentais do grupo desejarem defender a inovação. "Defender" uma inovação baseada em evidências inclui, por exemplo, falar sobre ela com entusiasmo, mostrar às pessoas como usá-la, colocá-la na pauta de comitês essenciais, oferecer tempo garantido à equipe para aprender sobre ela e testá-la e recompensar quem o fizer. Embora haja poucas evidências de pesquisa sobre o que os defensores realmente fazem (ou qual a maneira mais efetiva de defender determinada mudança baseada em evidências), o princípio é muito

simples: designar indivíduos específicos em cada nível de sua organização para defendê-la.
4. *Expansores de fronteiras*: é mais provável que uma organização adote uma nova abordagem à prática se conseguir identificar indivíduos que possuam laços sociais significativos tanto dentro como fora da organização e que consigam e desejem conectá-la ao mundo externo em relação a esta prática específica. Estes indivíduos exercem um papel fundamental na captação das ideias que se tornarão inovações organizacionais. Se você conseguir um membro da equipe que seja bem conectado em relação a um aspecto da prática baseada em evidências, lembre-s e de aproveitar suas conexões e experiência. Envie membros da equipe para fora da organização – para conferências, visitas a organizações semelhantes ou que estabeleçam colaboração para melhoria da qualidade – e, quando retornarem, capte o que aprenderam organizando o tempo para escutar suas histórias e ideias.

Uma ferramenta específica que deve ser considerada quando o trabalho objetivar uma "organização baseada em evidências" é a ideia de itinerários de cuidado integrado, que são planos predefinidos de atenção ao paciente relacionados a determinado diagnóstico (p. ex., suspeita de fratura de quadril) ou intervenção (p. ex., reparo de uma hérnia) com o objetivo de tornar a gestão mais estruturada, consistente e eficiente [50]. Incluí um exemplo de uma tentativa de introduzir este tipo de itinerário na seção "Dez questões a serem feitas sobre um artigo que descreve uma iniciativa de aprimoramento de qualidade". Um bom itinerário terapêutico integra recomendações baseadas em evidências com as realidades de serviços locais, geralmente por meio de uma iniciativa multiprofissional que envolva tanto os médicos como os gestores. O itinerário do cuidado define não só qual intervenção é recomendada em diferentes estágios do problema, mas também de quem é a responsabilidade de realizar a tarefa e acompanhá-la, caso não seja cumprida. Embora existam muitos itinerários de cuidado em circulação, muitas vezes, tanto o processo de desenvolvê-lo como o produto acabado engajam as equipes de toda a organização para se concentrarem no cuidado baseado em evidências para o problema em questão. Se sua organização for resistente ao conceito de MBE como um todo, você pode descobrir que o processo de desenvolvimento de um itinerário terapêutico para um problema relativamente sem controvérsias constrói uma quantidade surpreendente de boa vontade e de apostas no princípio da prática baseada em evidências, o que pode resultar na divulgação mais ampliada da ideia.

Finalmente, observe que o National Institute for Health Research e o Health Services and Delivery Research Programme do Reino Unido (ver http://www.netscc.ac.uk/hsdr/) estão financiando uma interessante coletânea de estudos empíricos sobre o desenvolvimento, a prestação e a organização de serviços de saúde, muitos deles altamente relevantes para a implementação das melhores práticas em nível organizacional. Atualmente, existem mais de 300 relatos de estudos de pesquisas sobre a implementação de evidências que você pode acessar de forma gratuita.

Referências

1 Van Someren V. *Changing clinical practice in the light of the evidence: two contrasting stories from perinatology. Getting research findings into practice*. London: BMJ Publications, 1994.

2 Gilstrap LC, Christensen R, Clewell WH, et al. Effect of corticosteroids for fetal maturation on perinatal outcomes. NIH consensus development panel on the effect of corticosteroids for fetal maturation on perinatal outcomes. JAMA: The Journal of the American Medical Association 1995;**273**(5):413-8.

3 Crowley PA. Antenatal corticosteroid therapy: a meta-analysis of the randomized trials, 1972 to 1994. American Journal of Obstetrics and Gynecology 1995;**173**(1):322-35.

4 Halliday H. Overview of clinical trials comparing natural and synthetic surfactants. Neonatology 1995;**67**(Suppl. 1):32-47.

5 Booth-Clibborn N, Packer C, Stevens A. Health technology diffusion rates. International Journal of Technology Assessment in Health Care 2000;**16**(3):781-6.

6 Chauhan D, Mason A. Factors affecting the uptake of new medicines in secondary care--a literature review. Journal of Clinical Pharmacy and Therapeutics 2008;**33**(4):339-48.

7 Garjón FJ, Azparren A, Vergara I, et al. Adoption of new drugs by physicians: a survival analysis. BMC Health Services Research 2012;**12**(1):56.

8 Robert G, Greenhalgh T, MacFarlane F, et al. Organisational factors influencing technology adoption and assimilation in the NHS: a systematic literature review. Report for the National Institute for Health Research Service Delivery and Organisation programme, London, 2009.

9 Woolf SH, Johnson RE. The break-even point: when medical advances are less important than improving the fidelity with which they are delivered. The Annals of Family Medicine 2005;**3**(6):545-52.

10 Caulford PG, Lamb SB, Kaigas TB, et al. Physician incompetence: specific problems and predictors. Academic Medicine 1994;**69**(10):S16-8.

11 Michie S, Johnston M, Francis J, et al. From theory to intervention: mapping theoretically derived behavioural determinants to behaviour change techniques. Applied Psychology 2008;**57**(4):660-80.

12 Eccles M, Grimshaw J, Walker A, et al. Changing the behavior of healthcare professionals: the use of theory in promoting the uptake of research findings. Journal of Clinical Epidemiology 2005;**58**(2):107-12.

13 Horsley T, Hyde C, Santesso N, et al. Teaching critical appraisal skills in healthcare settings. Cochrane Database of Systematic Reviews. The Cochrane Library 2011;(05):2001;(3):CD001270.

14 Taylor R, Reeves B, Ewings P, et al. A systematic review of the effectiveness of critical appraisal skills training for clinicians. Medical Education 2000;**34**(2):120-5.

15 Coomarasamy A, Khan KS. What is the evidence that postgraduate teaching in evidence based medicine changes anything? A systematic review. BMJ: British Medical Journal 2004;**329**(7473):1017.

16 Norman GR, Shannon SI. Effectiveness of instruction in critical appraisal (evidence-based medicine) skills: a critical appraisal. Canadian Medical Association Journal 1998;**158**(2):177–81.
17 Green ML. Evidence-based medicine training in internal medicine residency programs. Journal of General Internal Medicine 2000;**15**(2):129–33.
18 Green ML. Evidence-based medicine training in graduate medical education: past, present and future. Journal of Evaluation in Clinical Practice 2000;**6**(2):121–38.
19 Green ML, Ruff TR. Why do residents fail to answer their clinical questions? A qualitative study of barriers to practicing evidence-based medicine. Academic Medicine 2005;**80**(2):176–82.
20 Grimshaw J, Thomas R, MacLennan G, et al. Effectiveness and efficiency of guideline dissemination and implementation strategies. Health Technology Assessment 2004;**8**:1–72.
21 Giguère A, Légaré F, Grimshaw J, et al. Printed educational materials: effects on professional practice and healthcare outcomes. Cochrane Database of Systematic Reviews 2012;**10**.
22 Hysong SJ. Meta-analysis: audit and feedback features impact effectiveness on care quality. Medical Care 2009;**47**(3):356–63.
23 Flodgren G, Eccles MP, Shepperd S, et al. An overview of reviews evaluating the effectiveness of financial incentives in changing healthcare professional behaviours and patient outcomes. Cochrane Database of Systematic Reviews (Online) 2011;**7**.
24 Scott A, Sivey P, Ait Ouakrim D, et al. The effect of financial incentives on the quality of health care provided by primary care physicians. Cochrane Database of Systematic Reviews (Online) 2011;**9**.
25 Greenhalgh T, Robert G, Macfarlane F, et al. Diffusion of innovations in service organizations: systematic review and recommendations. Milbank Quarterly 2004;**82**(4):581–629.
26 Rogers E. *Diffusion of innovations, 4th edition*. New York: Simon and Schuster, 2010.
27 Locock L, Dopson S, Chambers D, et al. Understanding the role of opinion leaders in improving clinical effectiveness. Social Science &Medicine 2001;**53**(6):745–57.
28 Flodgren G, Parmelli E, Doumit G, et al. Local opinion leaders: effects on professional practice and health care outcomes. Cochrane Database of Systematic Reviews (Online) 2011;**8**.
29 Fischer MA, Avorn J. Academic detailing can play a key role in assessing and implementing comparative effectiveness research findings. Health Affairs 2012;**31**(10):2206–12.
30 Garg AX, Adhikari NK, McDonald H, et al. Effects of computerized clinical decision support systems on practitioner performance and patient outcomes. JAMA: The Journal of the American Medical Association 2005;**293**(10):1223–38.
31 Black AD, Car J, Pagliari C, et al. The impact of eHealth on the quality and safety of health care: a systematic overview. PLoS Medicine 2011;**8**(1):e1000387.
32 Wong G, Greenhalgh T, Westhorp G, et al. RAMESES publication standards: realist syntheses. BMC Medicine 2013;**11**:21 doi: 10.1186/1741-7015-11-21[published Online First: Epub Date].

33 Zahra SA, George G. Absorptive capacity: a review, reconceptualization, and extension. Academy of Management Review 2002;**27**(2):185–203.

34 Ferlie E, Gabbay J, Fitzgerald L, et al. Evidence-based medicine and organisational change: an overview of some recent qualitative research, 2001.

35 Dopson S, FitzGerald L, Ferlie E, et al. No magic targets! Changing clinical practice to become more evidence based. Health Care Management Review 2010;**35**(1):2–12.

36 Pettigrew AM, Ferlie E, McKee L. *Shaping strategic change: making change in large organizations: the case of the National Health Service.* London: Sage, 1992.

37 Gustafson DH, Sainfort F, Eichler M, et al. Developing and testing a model to predict outcomes of organizational change. Health Services Research 2003;**38**(2):751–76.

38 Ferlie E, Crilly T, Jashapara A, et al. Knowledge mobilisation in healthcare: a critical review of health sector and generic management literature. Social Science & Medicine 2012;**74**(8):1297–304.

39 Greenhalgh T. Change and the team: group relations theory. British Journal of General Practice 2000;**50**:262–63.

40 Greenhalgh T. Change and the organisation 2: strategy. British Journal of General Practice 2000;**50**:424–5.

41 Greenhalgh T. Change and the organisation 1: culture and context. British Journal of General Practice 2000;**50**:340–1.

42 Greenhalgh T. Change and the individual 2: psychoanalytic theory. British Journal of General Practice 2000;**50**:164–5.

43 Greenhalgh T. Change and the individual 1: adult learning theory. British Journal of General Practice 2000;**50**:76–7.

44 Greenhalgh T. Change and complexity: the rich picture. British Journal of General Practice 2000:514–5.

45 Bate P, Robert G, Bevan H. The next phase of healthcare improvement: what can we learn from social movements? Quality and Safety in Health Care 2004;**13**(1):62–6.

46 Pope C. Resisting evidence: the study of evidence-based medicine as a contemporary social movement. Health 2003;**7**(3):267–82.

47 Appleby J, Walshe K, Ham C, et al. Acting on the evidence: a review of clinical effectiveness – sources of information, dissemination and implementation. NHS Confederation, Leeds, 1995.

48 Davies HT, Nutley SM. Developing learning organisations in the new NHS. BMJ: British Medical Journal 2000;**320**(7240):998.

49 Senge PM. The fifth discipline. Measuring Business Excellence 1997;**1**(3):46–51.

50 Rotter T, Kinsman L, James E, et al. Clinical pathways: effects on professional practice, patient outcomes, length of stay and hospital costs. Cochrane Database of Systematic Reviews (Online) 2010;**3**(3).

Capítulo 16
Aplicando as evidências aos pacientes

A perspectiva do paciente

Não existe *a* perspectiva do paciente – e esta é, precisamente, a essência deste capítulo. Em alguma ocasião da nossa vida, muitas vezes com maior frequência à medida que envelhecemos, todos somos pacientes. Alguns de nós também são profissionais de saúde – mas quando a decisão diz respeito à *nossa* saúde, à *nossa* medicação, à *nossa* cirurgia, aos efeitos colaterais que *nós* podemos ou não experimentar com determinado tratamento, encaramos essa decisão de maneira diversa do que quando tomamos o mesmo tipo de decisão em nosso papel profissional.

Como você deve saber agora, se tiver lido os capítulos anteriores deste livro, a medicina baseada em evidências (MBE) trata principalmente do uso de algum tipo de média da população – uma *odds ratio*, um número necessário para tratar, uma estimativa do tamanho médio do efeito e assim por diante – para informar decisões. Porém, muito poucos de nós se comportarão exatamente como o ponto médio no gráfico: alguns serão mais suscetíveis ao benefício e outros serão mais suscetíveis ao dano de determinada intervenção. Poucos de nós valorizarão determinado desfecho na mesma proporção que uma média de grupo sobre (digamos) uma pergunta de escolha pela chance (ver seção "Como podemos ajudar a garantir que as diretrizes baseadas em evidências sejam seguidas?").

A experiência individual singular de adoecer (ou, de fato, de estar "sob risco" ou ser classificado como tal) pode ser expressa em termos narrativos: isto é, uma história pode ser contada a seu respeito. E a história de cada um é diferente. O "mesmo" conjunto de sintomas ou a mesma notícia terá um rol de significados diferentes, dependendo de quem estiver sofrendo com eles e tudo mais que estiver ocorrendo em suas vidas. O exercício de registrar a história clínica de um paciente é uma tentativa de "domar" este conjunto individual e idiossincrático de experiências pessoais e colocá-lo em um formato mais ou menos padrão para se alinhar aos protocolos para avaliação, tratamento e prevenção da enfermidade. De fato, o primeiro professor de clínica geral da Inglaterra, Marshall Marinker [1], disse certa vez que o papel da medicina é diferenciar a clara mensagem da enfermidade do ruído interferente do paciente como pessoa.

How to Read a Paper: The Basics of Evidence-Based Medicine, Fifth Edition. Trisha Greenhalgh.
© 2014 John Wiley & Sons, Ltd. Published 2014 by John Wiley & Sons, Ltd.

Conforme escrevi em outra publicação, uma perspectiva de MBE sobre a *enfermidade* e a perspectiva singular do paciente sobre sua *doença* ("medicina baseada em narrativa", se assim quiser) não são, de modo algum, incompatíveis [2].

Vale retornar à definição original de MBE proposta por Sackett e colegas. Esta definição é reproduzida integralmente, embora somente a primeira frase geralmente seja citada.

A medicina baseada em evidências é o uso cuidadoso, explícito e sábio da melhor evidência existente na tomada de decisões sobre o cuidado de pacientes individuais. A prática da medicina baseada em evidências significa integrar o conhecimento clínico individual com a melhor evidência clínica externa disponível a partir da pesquisa sistemática. Por conhecimento clínico individual, entende-se a proficiência e o raciocínio que os indivíduos médicos adquirem com a experiência e a prática clínica. O incremento de conhecimento é refletido de muitas maneiras, mas especialmente em um diagnóstico mais efetivo e eficiente e na identificação mais cuidadosa e uso humanizado de dificuldades, direitos e preferências de indivíduos pacientes ao tomar decisões clínicas sobre seu cuidado. Por melhor evidência clínica externa disponível, entende-se pesquisa clinicamente relevante, frequentemente a partir das ciências básicas da medicina, mas sobretudo a partir da pesquisa clínica centrada no paciente sobre acurácia e precisão de testes diagnósticos (incluindo exame clínico), do poder de marcadores prognósticos e da eficácia e segurança de regimes terapêuticos, reabilitadores e preventivos (p. 71).

Assim, enquanto os protagonistas originais da MBE são às vezes equivocadamente apresentados como tendo riscado o pobre paciente do *script*, na verdade eram muito cuidadosos em apresentar a MBE como determinada pela escolha do paciente (e, consequentemente, como dependente no raciocínio clínico). O "melhor" tratamento não necessariamente é o que demonstrou ser mais eficaz em ensaios clínicos randomizados, mas sim o que melhor se adapta a determinado conjunto de circunstâncias individuais e se alinha com as preferências e as prioridades do paciente.

A abordagem "baseada em evidências" é, às vezes, apresentada de maneira estereotipada pelo médico que acha, por exemplo, que cada paciente com um acidente isquêmico transitório deve tomar varfarina porque esta é a terapia preventiva mais eficaz, independentemente de se os pacientes dizem que querem ou não ingerir comprimidos, não conseguem enfrentar os efeitos colaterais ou sentem que fazer um exame de sangue toda semana para verificar sua função de coagulação não vale todo o trabalho. Uma familiar minha relutava em ingerir varfarina, por exemplo, porque tinha sido aconselhada a parar de comer toranja – uma fruta que apreciava no café da manhã há mais de 60 anos, mas que contém substâncias químicas que podem interagir com a varfarina. Fiquei satisfeita quando seu clínico geral a convidou para consultar e discutir os prós e os contras das diferentes opções de tratamento, de modo que a escolha dela seria informada.

Quase todas as pesquisas na tradição da MBE entre 1990 e 2010 tinham como foco o componente epidemiológico e buscavam construir uma base de evidências de ensaios clínicos randomizados e outros delineamentos de pesquisa "metodologicamente robustos". Mais tarde, emergiu uma tradição de "escolha do paciente baseada em evidências", na qual o direito de o paciente escolher a opção mais apropriada e aceitável para si foi formalizada e sistematicamente estudada [3]. O terceiro componente da MBE referido na citação – raciocínio clínico individual – não foi extensivamente elaborado teoricamente por estudiosos dentro da tradição da MBE, embora eu tenha escrito sobre ele [4].

PROMs

Antes que falemos sobre como envolver os pacientes na individualização das decisões da MBE, quero apresentar uma abordagem relativamente nova para selecionar as medidas de desfecho em ensaios clínicos randomizados: medidas de desfecho relatado pelo paciente (PROMs, do inglês *patient-reported outcome measures*). Eis uma definição.

> *As PROMs são as ferramentas que usamos para obter informações a partir da perspectiva do paciente sobre como aspectos de sua saúde e o impacto da enfermidade e de seu tratamento parecem estar afetando seu estilo de vida e, subsequentemente, sua qualidade de vida. Em geral, são questionários autopreenchidos, que podem ser respondidos por um paciente ou indivíduo sobre si ou por outros em seu nome* [5].

Por "medida de desfecho", entende-se o aspecto da saúde ou da doença que os pesquisadores escolhem medir para demonstrar (digamos) se um tratamento tem sido efetivo. A morte é uma medida de desfecho, assim como a pressão sanguínea. Assim também é a chance de sair do hospital com um bebê vivo quando uma mulher é hospitalizada em trabalho de parto. Assim é a habilidade de subir escadas ou preparar uma xícara de chá por conta própria. Eu poderia continuar, mas a questão é que, em qualquer estudo, os pesquisadores têm que definir o que estão tentando influenciar.

As PROMs não são medidas individualizadas. Ao contrário, ainda são uma forma de média na população, mas, diferentemente da maioria das medidas de desfecho, são uma média do que importa mais para os pacientes, em vez de uma média do que pesquisadores ou médicos acham que deveriam medir. A maneira de desenvolver uma PROM é realizar uma extensa fase de pesquisa qualitativa (ver Cap. 12) com uma amostra representativa das pessoas que têm a condição que interessa a você, analisar os dados qualitativos e então usá-los para delinear um instrumento de pesquisa ("questionário", ver Cap. 13) que capture todos os aspectos-chave que preocupam os pacientes [6, 7].

As PROMs foram popularizadas pela primeira vez (acredito eu) por uma equipe em Oxford liderada por Ray Fitzpatrick, que usou o conceito para desenvolver medidas para avaliar o sucesso da cirurgia de artroplastia de quadril e joelho [8]. Atualmente, são usadas de maneira muito rotineira em vários tópicos clínicos no campo mais ampliado da "pesquisa de desfechos" [9, 10]. Uma monografia recente do Kings Fund do Reino Unido recomenda seu uso rotineiro na tomada de decisão no National

Health Service [11]. Assim que esta edição foi enviada para publicação, o *Journal of the American Medical Association* publicou um conjunto de padrões para as PROMs [12].

Tomada de decisão compartilhada

Por mais importantes que as PROMs sejam, só nos dizem o que os pacientes, em média, valorizam mais, não o que o paciente que está em nossa frente valoriza mais. Para descobrir isto, como eu disse no Capítulo 1, você teria que perguntar ao paciente. Agora existe uma ciência e uma metodologia para "perguntar ao paciente" [3, 13].

A ciência da tomada de decisão compartilhada começou no fim da década de 1990 como um interesse peculiar de alguns clínicos gerais acadêmicos entusiastas, notadamente Elwyn e Edwards [14]. A ideia é baseada na noção do paciente como selecionador racional e capaz, que quer (talvez com apoio) juntar-se à deliberação sobre opções e fazer uma escolha informada.

Um desafio é manter a *equipoise* – isto é, não revelar o que você pensa sobre como deveria ser o curso de ação e relatar as diferentes opções apresentando objetivamente os prós e os contras, de modo que os pacientes possam tomar sua própria decisão [15]. O Quadro 16.1 lista as competências que os médicos necessitam para praticar a tomada de decisão compartilhada com seus pacientes [16].

Quadro 16.1 Competências para tomada de decisão compartilhada (ver Referências [14])

Definir o problema – clara especificação do problema que requer uma decisão.

Apresentar a equipoise – que os profissionais podem não ter uma preferência clara sobre qual opção de tratamento é a melhor no contexto.

Apresentar as opções – uma ou mais opções de tratamento e a opção de nenhum tratamento, se relevante.

Fornecer informações no formato preferido – identifique as preferências dos pacientes se forem úteis para o processo de tomada de decisão.

Verificar a compreensão – da variedade de opções e informações fornecida sobre elas.

Explorar ideias, preocupações e expectativas – sobre a condição clínica, possíveis opções de tratamento e desfechos.

Verificar a preferência de papel – que os pacientes aceitam o processo e identificam seu papel de preferência na tomada de decisão.

Tomar decisão – envolvendo o paciente na medida em que desejarem ser envolvidos.

Adiar se necessário – revisar as necessidades e preferências de tratamento após algum tempo para uma maior consideração, inclusive com amigos ou membros da família, se o paciente solicitar.

Revisar a organização do cuidado – um período de tempo especificado para revisar a decisão.

Os diversos instrumentos e ferramentas para apoiar a tomada de decisão compartilhada evoluíram ao longo dos anos. No mínimo, um auxílio à decisão seria uma maneira de deixar a informação um tanto quanto árida da MBE mais acessível a um não especialista, por exemplo, transformando dados numéricos em diagramas e figuras [17]. Um exemplo, mostrado na Figura 16.1, utiliza cores e ícones simples para transmitir estimativas quantitativas de risco [18]. As maneiras de medir a extensão em que os pacientes foram envolvidos em uma decisão também evoluíram [19].

Coulter e Collins [20] produziram um excelente guia intitulado *Making Shared Decision-Making a Reality*, que descreve as características de um auxiliar à decisão realmente bom (Quadro 16.2).

Cada vez mais comuns, os auxílios à decisão estão disponíveis *online*, permitindo que o paciente clique em diferentes passos no algoritmo de decisão (com ou sem apoio de um profissional de saúde). Na minha opinião, a melhor maneira de compreender as ferramentas de tomada de decisão compartilhada é examinar algumas

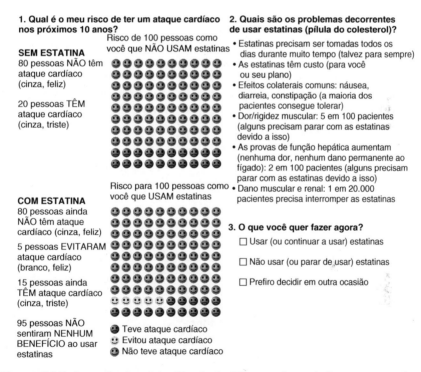

Figura 16.1 Exemplo de um auxiliar de decisão: escolher estatina em um paciente com diabetes com 20% de risco de infarto do miocárdio. Fonte: Reproduzida a partir da Referência 18.

> **Quadro 16.2** Características de um bom auxiliar para decisão (ver Referências [17])
>
> Os auxiliares para decisão são diferentes de materiais informativos tradicionais para pacientes porque não dizem às pessoas o que fazer. Ao contrário, descrevem os fatos e ajudam as pessoas a deliberarem sobre as opções. Em geral, eles contêm:
>
> - Descrição da condição e dos sintomas.
> - Prognóstico provável com e sem tratamento.
> - Opções de apoio ao tratamento e ao automanejo e probabilidades de desfecho.
> - O que é conhecido a partir das evidências e o que é desconhecido (incertezas).
> - Ilustrações para auxiliar as pessoas a compreenderem como seria sofrer alguns dos efeitos colaterais ou complicações mais frequentes das opções de tratamento (muitas vezes, usando entrevistas com pacientes).
> - Meios para ajudar as pessoas a esclarecerem suas preferências.
> - Referências e fontes de informações adicionais.
> - Credenciais, fonte de financiamento e declaração de conflito de interesse dos autores.

– e, se possível, colocá-las em uso na prática. O National Health Service do Reino Unido tem um *website* com *links* para ferramentas para decisões compartilhadas, desde reparação de aneurisma até prevenção de acidente vascular encefálico em fibrilação atrial: consulte http://sdm.rightcare.nhs.uk/pda/. Uma variedade similar (e mais abrangente) de ferramentas de decisão está disponível neste *site* canadense: http://decisionaid.ohri.ca/AZinvent.php.

Quadros de opção

Os estudos que usam o instrumento "OPTION" (opção) sugerem que o envolvimento do paciente na tomada de decisão baseada em evidências nem sempre é tão elevado quanto os idealistas gostariam que fosse [19]. Atualmente, a maioria dos profissionais de saúde é, em princípio, (alegadamente) entusiasta em compartilhar decisões com pacientes, mas uma pesquisa qualitativa por questionário mostrou que percebem várias barreiras ao usá-lo na prática, inclusive restrições de tempo e falta de aplicabilidade do modelo de apoio à decisão às dificuldades singulares de determinado paciente [21]. É relativamente incomum que os médicos encaminhem pacientes para *websites* de apoio, em parte porque acham que já estão compartilhando decisões nas conversas das consultas de rotina e em parte porque acham que os pacientes não desejam ser envolvidos desta maneira [22].

A realidade de uma consulta de clínica geral típica, por exemplo, está longe da realidade objetiva de um algoritmo de decisão formal. Quando um paciente consulta com os sintomas sugestivos de (digamos) ciática, o médico tem 10 minutos para evoluir. Em geral, examinará o paciente, pedirá alguns exames e então terá uma conversa pouco clara sobre como (por um lado) os sintomas do paciente poderiam ser resolvidos com fisioterapia, mas (por outro lado) ele poderia querer consultar com um especialista porque alguns casos necessitarão de cirurgia. Na maioria das vezes, o paciente expressa uma vaga preferência por manejo conservador ou intervencionista e o médico (respeitando a visão "empoderada") acompanha a preferência do paciente.

Se o médico usar a tomada de decisão compartilhada baseada em evidências, pode tentar usar uma abordagem mais estruturada para a tomada de decisão compartilhada, conforme é relatado na seção "Tomada de decisão compartilhada", por exemplo, conectando-se a um algoritmo *online* ou usando gráficos em *pizza* ou planilhas pré-programadas para gerar escores numéricos de quanto o paciente valoriza determinados procedimentos e desfechos comparando uns com os outros. Porém, muitas vezes estas ferramentas serão testadas uma ou duas vezes, sendo depois abandonadas por serem consideradas tecnocráticas, demoradas, demasiadamente quantitativas e desencontradas com a narrativa pessoal singular da doença que preenche a consulta.

A boa notícia é que nossos colegas que trabalham no campo da tomada de decisão compartilhada recentemente reconheceram que o perfeito pode ser inimigo do bom. A maioria das discussões sobre opções de manejo na prática clínica não requer – e pode mesmo ser desequilibrada por – uma análise exaustiva de probabilidades, riscos e escores de preferência. O que a maior parte das pessoas quer é uma lista breve, porém, equilibrada das opções, definindo os custos e os benefícios de cada uma e incluindo uma resposta à pergunta "o que aconteceria se eu seguisse este caminho?".

Consulte o quadro de opções (http://www.optiongrid.org), produto de uma iniciativa colaborativa entre pacientes, médicos e acadêmicos [23]. Um quadro de opções é uma tabela de uma página que abrange um único tópico (até agora estão concluídos para ciática, doença renal crônica, câncer de mama, tonsilite e algumas mais). O quadro lista as diferentes opções como colunas, sendo que cada linha responde a uma pergunta diferente (como "o que está envolvido no tratamento?", "quando vou me sentir melhor?" e "como este tratamento afetaria minha capacidade de trabalhar?"). Um exemplo é mostrado na Figura 16.2.

Os quadros de opção são desenvolvidos de maneira similar às PROMs, mas muitas vezes existe mais de um foco no envolvimento da equipe clínica multidisciplinar, como no exemplo de um quadro de opções para manejo de câncer de cabeça e pescoço [24]. A característica diferenciadora da abordagem do quadro de opções é que ele promove e apoia o que foi denominado *conversa sobre opções* – isto é, as discussões e as deliberações em torno das diferentes opções [25]. Os quadros são, de fato, mais analógicos do que digitais no seu desenho.

Ciática por hérnia de disco
Este quadro é projetado para ajudar você e seu profissional de saúde a selecionarem a opção de tratamento que for melhor para você. Serve para pessoas diagnosticadas com hérnia de disco que sofreram dor ciática durante, no mínimo, 6 semanas e não é para pessoas com problemas intestinais e urinários devido à pressão do disco sobre seus nervos. Pergunte ao seu profissional de saúde se existem outras opções de tratamento disponíveis para você.

Perguntas frequentes	Manejo sem injeções ou cirurgia	Injeções (esteroides epidurais)	Cirurgia
O que está envolvido no tratamento?	Tomar analgésicos que reduzem a inflamação em torno do nervo e tentar ficar tão ativo quanto possível. Fisioterapia também pode ajudar.	Uma agulha é usada para injetar localmente o anestésico e o esteroide onde o nervo está sob pressão, próximo à coluna. Normalmente, a injeção é feita em uma clínica especial e dura em torno de 20 minutos.	A hérnia de disco que pressiona o nervo é removida durante uma cirurgia nas costas. A cirurgia dura aproximadamente 2 horas. A maioria das pessoas permanece no hospital por uma noite ou duas, mas algumas vão para casa no dia da cirurgia.
Quando vou me sentir melhor?	6 semanas após o diagnóstico, aproximadamente 20 em cada 100 pessoas dizem que estão muito ou um tanto satisfeitas em relação a seus sintomas.	A maioria das pessoas que sente alívio sente-se melhor por volta da primeira semana após a injeção.	6 semanas após a cirurgia, aproximadamente 60 em cada 100 pessoas dizem que estão muito satisfeitas ou sentem-se um pouco melhor es em relação aos seus sintomas.
Qual tratamento oferece os melhores resultados em longo prazo?	1 ano após o diagnóstico, em torno de 45 em cada 100 pessoas que manejam sem cirurgia ou injeções dizem que estão muito ou um pouco satisfeitas em relação a seus sintomas.	É difícil dizer: alguns estudos mostraram benefícios das injeções com esteroides, mas outros não.	1 ano após a cirurgia, aproximadamente 70 em cada 100 pessoas dizem que estão muito ou um pouco satisfeitas em relação a seus sintomas.
Quais são os principais riscos/efeitos colaterais associados a este tratamento?	Todos os medicamentos têm algum efeito colateral. É provável que ficar ativo facilite o tratamento de sua ciática no futuro.	Menos de 1 em cada 100 pessoas tem complicações, o que poderia potencialmente incluir sangramento, dor de cabeça e infecção.	Os principais riscos associados a esta cirurgia são infecção (2 em 100), coágulos sanguíneos (1 em 100) e danos aos nervos (menos de 1 em 100).
Como este tratamento irá afetar minha capacidade de trabalhar?	Você deve retornar às suas atividades diárias e ao trabalho assim que se sentir capaz.	A maioria das pessoas retorna ao trabalho e às atividades normais no dia seguinte à injeção.	A maioria das pessoas fica afastada do trabalho de 6 a 8 semanas após esta cirurgia.
Vou precisar de algum outro tratamento?	Mantenha-se ativo. Você pode ser encaminhado a um fisioterapeuta para começar um programa de exercícios.	Você deve tomar analgésicos quando necessário e manter-se ativo. A injeção pode ser repetida no futuro, em geral não mais do que 2 ou 3 vezes no total.	A maioria das pessoas submete-se à fisioterapia após a cirurgia e usa analgésicos para manejo da dor pós-operatória. Nos primeiros anos após a cirurgia, um pequeno número de pessoas necessitará de outra cirurgia (em torno de 5 em cada 100 dentro do primeiro ano).

Figura 16.2 Exemplo de um quadro de opções. Fonte: http://www.optiongrid.org/optiongrids.php. Reproduzida com permissão de Glyn Elwyn.

A razão pela qual considero esta abordagem uma evolução em relação a abordagens mais algorítmicas para a tomada de decisão compartilhada introduzida na seção "A perspectiva do paciente" é que a informação em um quadro de opções é apresentada em um formato que permite tanto a reflexão como o diálogo. O quadro pode ser impresso ou, na verdade, o paciente pode receber o endereço eletrônico e ser convidado a pensar nas opções antes de retornar para uma consulta adicional. E, ao contrário da geração anterior de ferramentas de tomada de decisão compartilhada, nem o paciente nem o médico precisam ser um gênio da computação para usá-la.

Ensaios N-de-1 e outras abordagens individualizadas

A última abordagem para os pacientes envolvidos que quero introduzir neste capítulo é o ensaio N-de-1. Este é um delineamento muito simples em que cada participante recebe, em ordem aleatória, tanto a intervenção como o tratamento-controle.

Um exemplo é provavelmente a melhor maneira de explicar isto. Em 1994, alguns clínicos gerais australianos queriam resolver o problema clínico de qual analgésico usar na osteoartrite [26]. Alguns pacientes, achavam eles, davam-se bem com paracetamol (que tem relativamente poucos efeitos colaterais), enquanto outros não respondiam tão bem ao par acetamol, mas obtinham grande alívio com um anti-inflamatório não esteroide (AINE). No ambiente clínico normal, poderia ser tentado primeiro o paracetamol e mudar para o AINE se o paciente não respondesse. Mas e se houvesse um forte efeito placebo? O paciente poderia imaginar que tinha confiança limitada no paracetamol porque é um medicamento muito comum, enquanto um AINE em uma embalagem diferenciada poderia ser subconscientemente preferido.

A ideia do ensaio N-de-1 é que todos os tratamentos são anônimos, preparados em formulações e embalagens idênticas e apenas rotuladas como "A", "B" e assim por diante. Os participantes não sabem qual medicamento estão tomando, então suas respostas não são influenciadas se "acreditarem" ou não no tratamento. Para somar-se ao rigor científico, os medicamentos podem ser tomados em sequência como ABAB ou AABB, com períodos de *washout* entre eles.

O ensaio N-de-1, de March e colegas, do paracetamol em relação aos AINEs confirmou o palpite clínico de que alguns pacientes melhoraram muito com AINE, mas muitos se deram igualmente bem com paracetamol. É importante notar que, ao contrário de um ensaio clínico randomizado, o delineamento N-de-1 permitiu que os investigadores identificassem quais pacientes estavam em cada categoria. Mas a taxa de abandono do ensaio foi elevada, em parte porque, quando os participantes encontravam um medicamento que funcionasse, só queriam continuar tomando este em vez de mudar para o alternativo.

Porém, apesar de sua elegância conceitual e de uma promessa distante de vincular-se ao par adigma da "medicina personalizada", no qual cada paciente terá seus próprios testes e opções de tratamento individualizado ao seu genoma, fisioma, microbioma específico, e assim por diante, o ensaio N-de-1 não teve adesão na pesquisa nem na prática clínica. Um artigo de revisão de Lillie e colegas [27] sugere o porquê. Estes ensaios requerem trabalho intensivo para serem desenvolvidos, exigindo grau elevado de personalização e grandes quantidades de dados para cada participante. Os períodos de *washout* levantam problemas práticos e éticos (alguém tem que suportar artrite sem nenhum alívio da dor durante diversas semanas para servir ao esforço científico?). Combinar os achados de diferentes participantes levanta desafios estatísticos. E a ciência (conceitualmente simples) de ensaios N-de-1 começou a misturar-se com a ciência muito mais complexa e incerta da medicina personalizada.

Em resumo, o ensaio N-de-1 é um delineamento útil (e pode-se questionar sobre isso em testes!), mas não é a panaceia como uma vez foi previsto.

Uma abordagem alternativa recente (e um tanto quanto não testada) a regimes de tratamento individualizadores foi proposta recentemente por Moore e colegas [28] com relação ao alívio da dor. Seu argumento básico é que deveríamos "esperar o fracasso" (porque o número necessário para tratar para muitas intervenções é maior do que 2, estatisticamente falando, é mais provável que qualquer indivíduo *não* se beneficie do que se beneficie), mas "perseguir o sucesso" (porque a "média" de resposta a qualquer intervenção mascara um subgrupo de respondentes que melhorará com esta intervenção). É proposto por eles um processo de tentativa e erro orientados, testando sistematicamente uma intervenção seguida por outra, até que a intervenção que efetivamente funcionar para *este* paciente seja identificada. Talvez este seja o ensaio N-de-1 sem preocupar-se com o elemento placebo nem com o fato de alguém poder precisar testar meia dúzia de opções antes de encontrar a melhor nas circunstâncias.

Referências

1 Marinker M. The chameleon, the Judas goat, and the cuckoo. The Journal of the Royal College of General Practitioners 1978;**28**(189):199–206.

2 Greenhalgh T. Narrative based medicine: narrative based medicine in an evidence based world. BMJ: British Medical Journal 1999;**318**(7179):323.

3 Edwards A, Elwyn G. *Shared decision-making in health care: achieving evidence based patient choice*. New York: Oxford University Press, 2009.

4 Greenhalgh T. Uncertainty and clinical method. Clinical Uncertainty in Primary Care: Springer, 2013:23–45.

5 Meadows KA. Patient-reported outcome measures: an overview. British Journal of Community Nursing 2011;**16**(3):146–51.

6 Garratt A, Schmidt L, Mackintosh A, et al. Quality of life measurement: bibliographic study of patient assessed health outcome measures. BMJ: British Medical Journal 2002;**324**(7351):1417.

7 Ader DN. Developing the patient-reported outcomes measurement information system (PROMIS). Medical Care 2007;**45**(5):S1–2.

8 Dawson J, Fitzpatrick R, Murray D, et al. Questionnaire on the perceptions of patients about total knee replacement. Journal of Bone & Joint Surgery, British Volume 1998;**80**(1):63–9.

9 Dawson J, Doll H, Fitzpatrick R, et al. The routine use of patient reported outcome measures in healthcare settings. BMJ: British Medical Journal (Clinical Research ed.) 2009;**340**:c186.

10 McGrail K, Bryan S, Davis J. Let's all go to the PROM: the case for routine patient-reported outcome measurement in Canadian healthcare. HealthcarePapers 2011;11(4):8-18.

11 Devlin NJ, Appleby J, Buxton M. *Getting the most out of PROMs: putting health outcomes at the heart of NHS decision-making.* King's Fund, London, 2010.

12 Basch E. Standards for patient-reported outcome-based performance measures standards for patient-reported outcome-based performance measures viewpoint. JAMA: The Journal of Medical Association 2013;310(2):139-40 doi:10.1001/jama.2013.6855[published Online First: Epub Date]|.

13 Makoul G, Clayman ML. An integrative model of shared decision making in medical encounters. Patient Education and Counseling 2006;60(3):301-12.

14 Elwyn G, Edwards A, Kinnersley P. Shared decision-making in primary care: the neglected second half of the consultation. The British Journal of General Practice 1999;49(443):477-82.

15 Elwyn G, Edwards A, Kinnersley P, et al. Shared decision making and the concept of equipoise: the competences of involving patients in healthcare choices. The British Journal of General Practice 2000;50(460):892-9.

16 Edwards A, Elwyn G, Hood K, et al. Patient-based outcome results from a cluster randomized trial of shared decision making skill development and use of risk communication aids in general practice. Family Practice 2004;21(4):347-54.

17 Edwards A, Elwyn G, Mulley A. Explaining risks: turning numerical data into meaningful pictures. BMJ: British Medical Journal 2002;324(7341):827.

18 Stiggelbout A, Weijden T, Wit MD, et al. Shared decision making: really putting patients at the centre of healthcare. BMJ: British Medical Journal 2012;344:e256.

19 Elwyn G, Hutchings H, Edwards A, et al. The OPTION scale: measuring the extent that clinicians involve patients in decision-making tasks. Health Expectations 2005;8(1):34-42.

20 Coulter A, Collins A. *Making shared decision-making a reality. No decision about me, without me.* The King's Fund, London, 2011.

21 Gravel K, Légaré F, Graham ID. Barriers and facilitators to implementing shared decision-making in clinical practice: a systematic review of health professionals' perceptions. Implementation Science 2006;1(1):16.

22 Elwyn G, Rix A, Holt T, et al. Why do clinicians not refer patients to online decision support tools? Interviews with front line clinics in the NHS. BMJ Open 2012;2(6) doi: 10.1136/bmjopen-2012-001530[published Online First: Epub Date]|.

23 Elwyn G, Lloyd A, Joseph-Williams N, et al. Option Grids: shared decision making made easier. Patient Education and Counseling 2013;90:207-12.

24 Elwyn G, Lloyd A, Williams NJ, et al. Shared decision-making in a multidisciplinary head and neck cancer team: a case study of developing Option Grids. International Journal of Person Centered Medicine 2012;2(3):421-6.

25 Thomson R, Kinnersley P, Barry M. Shared decision making: a model for clinical practice. Journal of General Internal Medicine 2012;27(10):1361-7.

26 March L, Irwig L, Schwarz J, et al. n of 1 trials comparing a non-steroidal anti-inflammatory drug with paracetamol in osteoarthritis. BMJ: British Medical Journal 1994;**309**(6961):1041–6.
27 Lillie EO, Patay B, Diamant J, et al. The n-of-1 clinical trial: the ultimate strategy for individualizing medicine? Personalized Medicine 2011;**8**(2):161–73.
28 Moore A, Derry S, Eccleston C, et al. Expect analgesic failure; pursue analgesic success. BMJ: British Medical Journal 2013;**346**:f2690.

Capítulo 17
Críticas à medicina baseada em evidências

O que está errado com a MBE quando é mal feita?

Este capítulo novo é necessário porque a bonança da medicina baseada em evidências (MBE) terminou há muito tempo. Existe, muito apropriadamente, um número crescente de estudiosos que fazem críticas legítimas aos pressupostos e abordagens principais da MBE. Também existe um corpo maior de crítica mal-informada – e uma zona cinzenta de escritos anti-MBE que contém alguma verdade, mas que é, ela mesma, unilateral e pobre em argumentos. Este capítulo procura apresentar as críticas legítimas e levar o leitor interessado a argumentos mais aprofundados.

Embasei-me em diversas fontes para produzir este capítulo: um artigo breve extensamente citado de autoria de Spence [1], colunista do BMJ e clínico geral de bom senso; um livro de Timmermans e Berg [2] intitulado *The gold standard: the challenge of evidence-based medicine and standardization in health care*; um artigo de Timmermans e Mauck [3] sobre as promessas e as armadilhas da MBE; uma reflexão de 20 anos de alguns gurus da MBE [4]; o livro *Bad Pharma*, de Goldacre [5]; e alguns materiais adicionais sobre elaboração de políticas, referenciados na seção "Por que a 'elaboração de políticas baseada em evidências' é tão difícil de ser alcançada?".

A primeira coisa que precisamos ter claro é a distinção entre MBE quando é mal praticada (esta seção) e MBE quando é bem praticada (próxima seção). Como início desta seção, vou reproduzir dois parágrafos do prefácio deste livro, redigidos para a primeira edição, de 1995, e ainda inalterados nesta quinta edição:

> *Muitas das descrições feitas por descrentes do que é a medicina baseada em evidências (a glorificação de coisas que podem ser medidas sem preocupação com a utilidade ou exatidão do que é medido; a aceitação acrítica de dados numéricos publicados; a preparação de diretrizes por autodenominados "especialistas" que estão fora de contato com a medicina real; a degradação da liberdade clínica por meio da imposição de protocolos clínicos rígidos e dogmáticos; e a confiança excessiva em análises econômicas simplistas, inadequadas e frequentemente incorretas) são, na verdade, críticas àquilo que a medicina baseada em evidências combate, e não ao que ela representa.*

Não pense em mim, entretanto, como uma pregadora da medicina baseada em evidências. Acredito que a ciência de encontrar, avaliar e implementar os resultados da pesquisa médica pode tornar, e muitas vezes o faz, o cuidado ao paciente mais objetivo, mais lógico e mais custo-efetivo. Se eu não acreditasse nisso, não gastaria tanto tempo ensinando-a e tentando praticá-la como clínica geral. Entretanto, acredito que, quando aplicada em um vácuo (i.e., na ausência de bom senso e sem considerar as circunstâncias e prioridades individuais da pessoa a quem o tratamento está sendo oferecido ou a complexa natureza da prática médica e da elaboração de políticas), a tomada de decisão "baseada em evidências" é um processo reducionista com potencial real para causar danos.

Vamos esclarecer estas questões em detalhes. Como é a "MBE malfeita"?

Primeiramente, a MBE malfeita cita números derivados de estudos populacionais, mas não faz nenhuma pergunta retrospectiva a respeito de onde os números (ou estudos) vieram. Se você passou um tempo em enfermarias ou em clínica geral, conhecerá o tipo de pessoa que tende a fazer isso: um indivíduo de fala rápida, perito tecnicamente que parece conhecer a literatura e como acessá-la (talvez via aplicativos em seu *tablet* de última geração) e que sempre parece ter um número necessário para tratar ou *odds ratio* ao alcance de seus dedos. Mas o falante rápido não é tão hábil em justificar por que *este* conjunto de números "baseados em evidências" deveria ser privilegiado em relação a algum outro conjunto de números. Suas evidências, por exemplo, podem vir de um único ensaio e não de uma metanálise recente de alta qualidade de todos os ensaios disponíveis. Os autodenominados "expertos" em MBE tendem a ser não reflexivos (i.e., não despendem muito tempo pensando profundamente sobre as coisas) e poucas vezes se dedicam *criticamente* aos números que estão citando. Por exemplo, podem não ter considerado os argumentos sobre desfechos substitutos que apresentei na página 80.

A MBE malfeita considera que o mundo das evidências publicadas se iguala ao mundo das necessidades do paciente. Assim, comete duas falácias: pressupõe que se (digamos) existe um ensaio clínico randomizado (ECR) que testou um tratamento para uma "enfermidade", tal enfermidade necessariamente é um problema médico real que requer tratamento; e também pressupõe que, se não houver evidências "metodologicamente robustas" sobre um tópico, esse tópico não é importante. Isso conduz a um viés significativo. A base de evidências irá se acumular em problemas que oferecem a promessa de lucro para a indústria farmacêutica e de insumos médicos – como a detecção, monitoramento e gerenciamento de fatores de risco para doença cardiovascular [6]; o desenvolvimento e a testagem de novas entidades medicamentosas para diabetes [7]; ou a criação e o tratamento de não doenças, como o "desejo sexual feminino hipoativo" [8]. As evidências também se acumularão em problemas que o governo escolhe reconhecer e priorizar para a pesquisa financiada com fundos públicos, mas não se acumulará (ou se acumulará muito mais lentamente) em condições que são as "primas pobres" que a indústria e/ou o governo consideram sem importância, difíceis de classificar ou "não médicas", como multimorbidade [9], atividade física na prevenção cardiovascular [10], violência doméstica [11] ou fragilidade relacionada à idade [12].

A MBE malfeita não leva em consideração a perspectiva do paciente e não reconhece a importância do raciocínio clínico. Conforme indiquei na seção "A perspectiva do paciente", o "melhor " tratamento não necessariamente é o que comprovou ser o mais eficaz em um ECR, mas o que se adapta a determinado conjunto de circunstâncias individuais e se alinha com as preferências e as prioridades do paciente.

Finalmente, a MBE malfeita resulta de pesquisas malfeitas – por exemplo, uma pesquisa que usou estratégias de amostragem fracas, tamanhos de amostra não justificados, comparadores impróprios, malabarismos estatísticos e assim por diante. O Capítulo 6 apresenta algumas maneiras específicas pelas quais a pesquisa (e a maneira como é apresentada) pode enganar. Embora as pessoas que se comportam desta maneira frequentemente declarem ser membros da comunidade de MBE (p. ex., seus artigos podem conter a expressão "baseado em evidências" no título), os membros mais educados dessa comunidade discutiriam fortemente sobre essas declarações.

O que está errado com a MBE quando é bem feita?

Embora eu me preocupe, como médica clínica, com a MBE malfeita, a acadêmica em mim está mais interessada em suas limitações quando é bem feita. Isto é assim porque existem boas razões filosóficas segundo as quais a MBE nunca será a fonte de todo o conhecimento.

Uma crítica importante da MBE, destacada por Timmermans e Berg em seu livro, é até que ponto ela é um método formalizado para impor um grau injustificável de padronização e de controle sobre a prática clínica. Eles defendem que, no mundo clínico moderno, a MBE pode ser mais ou menos igualada à produção e à implementação de diretrizes de prática clínica. "Contudo", dizem eles (p. 3), "estas evidências raramente estão disponíveis para cobrir todos os momentos de decisão de uma diretriz. Para preencher as lacunas e interpretar as afirmativas conflitantes que podem existir na literatura, são necessários passos adicionais e menos objetivos [como métodos de consenso] para criar uma diretriz" [2].

Devido a estas lacunas (às vezes, sutis) na base de pesquisa, Timmermans e Berg argumentam que uma diretriz "baseada em evidências" em geral não é tão baseada em evidências quanto parece ser. Mas a *formalização* das evidências em diretrizes, que podem então se cristalizar em protocolos ou em programas computadorizados de apoio à decisão, empresta um nível injustificado de importância – e, algumas vezes, de coerção – à diretriz. As bordas irregulares são aparadas, os orifícios são preenchidos e as recomendações resultantes começam a adquirir importância de grandes proporções.

Um mau efeito colateral desta ossificação é que a melhor evidência *de ontem* retarda as diretrizes e os itinerários clínicos *de hoje*. Um exemplo é a redução do nível de glicose no sangue no diabetes tipo 2. Por muitos anos, a suposição "baseada em evidências" era de que quanto mais intensamente a glicose no sangue de alguém era controlada, melhores seriam os resultados. Porém, recentemente uma grande metanálise mostrou que o controle intensivo da glicose não tinha nenhum benefício além do controle moderado, mas estava associado a um aumento de duas vezes na incidência de hipoglicemia grave [13]. Os clínicos gerais do Reino Unido ainda estavam sendo gerenciados conforme o desempenho por meio de um esquema denominado *Estrutura de Qualidade e Desfechos* (QOF, do inglês *Quality and Outcomes Framework*) no esforço pelo controle intensivo de glicose *depois* que a publicação da metanálise tinha mostrado uma relação dano-benefício adversa [14]. Isto é assim porque demora para que a prática e a política alcancem as evidências – mas a existência da QOF, introduzida para tornar o cuidado mais baseado em evidências, na verdade teve o efeito de torná-la *menos* baseada em evidência.

Talvez a crítica mais poderosa à MBE seja que, se mal aplicada, desconsidera a perspectiva do próprio paciente sobre a doença em favor de um efeito médio sobre uma amostra da população ou em uma coluna de anos de vida ajustados para qualidade (QALY) (ver Cap. 11) calculados por um estatístico médico. Alguns autores de MBE são entusiastas do uso de uma abordagem em árvore de decisão para incorporar a perspectiva do paciente a uma escolha terapêutica baseada em evidências. Na prática, muitas vezes isso prova ser impossível porque, conforme indiquei na seção "A perspectiva do paciente", as experiências dos pacientes são histórias complexas que se recusam a ser reduzidas a uma árvore de decisões do tipo sim/não (ou "com terapia, sem terapia").

A imposição (efetiva) de cuidado padronizado reduz a habilidade de o médico responder a questões idiossincráticas, do tipo aqui e agora, que emergem em determinada consulta. O próprio núcleo da abordagem de MBE é usar uma média da população (ou, mais precisamente, uma média de uma amostra representativa) para informar a tomada de decisão para o paciente. Porém, conforme vários antes de mim indicaram, um paciente não é uma média ou uma mediana, mas um indivíduo, cuja doença tem características singulares e não classificáveis. Não apenas a padronização em excesso torna o cuidado oferecido menos alinhado com as necessidades individuais, mas também descapacita o profissional, que perde a habilidade de customizar e personalizar o cuidado (ou, no exemplo de médicos recentemente treinados, falha em adquirir essa habilidade em primeiro lugar).

De acordo com Spence [1], "A evidência engendra um sentido de absolutismo, mas um absolutismo a ser definitivamente temido. 'Não posso ir contra as evidências' produziu nossa medicina reducionista de fluxogramas, com polifarmácia irrefletida, sobretudo nas populações com comorbidade. Como consequência, muitas milhares de pessoas morrem diretamente por reações adversas a medicamentos".

Deixe-me dar outro exemplo. Recentemente empreendi algumas pesquisas que me demandaram passar um longo período de tempo observando médicos recém--formados em um serviço de urgência e emergência. Descobri que sempre que uma criança com ferimento era atendida, o jovem médico preenchia um conjunto de perguntas no registro eletrônico do paciente. As perguntas eram fundamentadas por uma diretriz baseada em evidências para descartar lesões não acidentais. Porém, como os jovens médicos preenchiam os itens para cada criança, parecia-me que o "palpite" que deveriam ter tido no caso de alguma criança *em especial* estava ausente. Esta abordagem padronizada contrastava com meus próprios dias como recém-formada de 30 anos atrás, quando não tínhamos nenhuma diretriz, mas gastávamos um bom tempo apostando e refinando nossos palpites.

Outra preocupação acerca da MBE bem-feita é o grande volume de orientação e aconselhamento baseados em evidências que existem agora. Conforme indiquei na seção "O grande debate das diretrizes", as diretrizes necessárias para manejar os pacientes atendidos em um típico plantão em emergência 24 horas ocupariam mais de 3.000 páginas e exigiriam mais de uma semana da leitura por um médico [15]. E isso não inclui o lembrete no ponto de cuidado para outras intervenções baseadas em evidência (p. ex., gestão de fator de risco) em pacientes atendidos em um estabelecimento para casos não agudos. Por exemplo, sempre que eu atender um paciente de 16 a 25 anos na clínica geral, um alerta *pop-up* me diz para "oferecer rastreamento para clamídia". Uma parcela do meu próprio trabalho qualitativo com Swinglehurst [16] mostrou como esses lembretes perturbam a dinâmica da consulta médico-paciente.

Uma crítica mais filosófica à MBE é que está embasada em uma versão simplista e ingênua do que é o conhecimento. A suposição é que o conhecimento pode ser igualado a "fatos" derivados de estudos de pesquisa que podem ser formalizados em diretrizes e "traduzidos" (i.e., implementados por profissionais e por elaboradores de política). Porém, conforme discuti em outra publicação, o conhecimento é uma criatura complexa e incerta [17]. Para começar, somente alguns conhecimentos podem ser pensados como algo que um indivíduo pode considerar como um "fato"; existe outro nível de conhecimento que é *coletivo* – isto é, socialmente compartilhado e incorporado organizacionalmente [18]. Como Tsoukas e Vladimirou [19] colocam:

> *O conhecimento é um fluxo mesclado de experiências, valores, informação contextual e* insights *especializados e estruturados que fornece um modelo para avaliar e incorporar novas experiências e informações. Origina-se e é aplicado nas mentes dos conhecedores. Nas organizações, muitas vezes torna-se incorporado não somente em documentos ou repositórios, mas também em rotinas, processos, práticas e normas organizacionais.*

Gabbay e May [20] ilustraram este elemento coletivo do conhecimento em seu estudo que mencionei brevemente na seção "Como podemos ajudar a garantir que as diretrizes baseadas em evidências sejam seguidas?" na página 138. Embora estes pesquisadores, que observaram clínicos gerais em ação durante vários meses, nunca tenham visto os médicos consultarem diretrizes diretamente, observaram-nos discutindo e negociando estas diretrizes entre si e também agindo de maneira que mostrasse que tinham absorvido e incorporado, "por osmose", os componentes-chave de muitas diretrizes baseadas em evidências. Estes elementos de diretrizes coletivamente incorporados e socialmente compartilhados constituem o que Gabbay e May chamaram de *mindlines*.*

Fatos sustentados por indivíduos (p. ex., um achado de pesquisa que uma pessoa encontrou em uma busca de literatura detalhada) podem coletivizar-se por diversos mecanismos, incluindo esforços para torná-los relevantes aos colegas (oportuno, saliente, acionável), legítimo (confiável, fidedigno, razoável) e acessível (disponível, compreensível, assimilável) e levar em conta os pontos de partida (suposições, visões de mundo, prioridades) de determinado público.

Estes mecanismos são elementos da ciência da tradução do conhecimento – um tópico importante que está além do escopo deste livro [17, 20-22]. O ponto-chave aqui é que retratar a MBE puramente como a sequência de tarefas individuais apresentada em capítulos anteriores é uma representação muito simplista. Se você se sentir confortável com os princípios da MBE, eu incentivo fortemente que você continue a buscar a literatura nestas dimensões mais amplas do conhecimento.

Por que a "elaboração de políticas baseada em evidências" é tão difícil de alcançar?

Para algumas pessoas, a principal crítica à MBE é que ela não consegue transformar evidências em política de maneira simples e lógica. E a razão pela qual as políticas não fluem simples e logicamente a partir de evidências de pesquisa é que existem muitos outros fatores envolvidos.

Vejamos a questão dos tratamentos para infertilidade financiados com recursos públicos, por exemplo. Você pode produzir uma pilha de evidências tão alta quanto uma casa para demonstrar que a intervenção X conduz a uma taxa de bebês levados para casa de Y% nas mulheres com características Z (como idade ou comorbidade), mas isto não retira a decisão de aprovar tratamento para infertilidade a partir de um orçamento limitado para atenção à saúde. Esta foi a pergunta dirigida por um fórum de elaboração de política de um *Primary Care Trust* ao qual compareci recentemente, que tinha que equilibrar esta decisão em relação a opções concorrentes (apoio de extensão para primeiro episódio de psicose e um enfermeiro comunitário especialista em diabetes para epilepsia). Não é que os membros do fórum ignorassem as evidências – havia tantas evidências nos artigos preparatórios que o carteiro não conseguia depositar na minha caixa de correio –, é que foram os valores, mais do que as evidências, que embasaram a decisão final. E como tantos indicaram, a elaboração de políticas está tão relacionada com a luta para resolver conflitos de valores em determinados contextos locais ou nacionais quanto como colocar evidências em prática [23].

---

* N. de T.: *Mindlines* como prática de determinado procedimento ou tomada de decisão com base no próprio conhecimento ou vivência, não em evidências.

Em outras palavras, o processo de elaboração de políticas não pode ser considerado uma versão "macro" da sequência representada na Seção 1.1 ("converter nossas necessidades de informação em perguntas que possam ser respondidas...", etc.). Como outros processos que recaem sob o título "política" (com "p" minúsculo), a elaboração de políticas é fundamentalmente persuadir os colegas tomadores de decisão de alguém acerca da superioridade de um curso de ação sobre outro. Este modelo do processo de elaboração de políticas é fortemente sustentado por estudos de pesquisa, que sugerem que no seu âmago residem a imprevisibilidade, a ambiguidade e a possibilidade de interpretações alternativas das "evidências" [23, 24].

A questão de tornar a elaboração de políticas "completamente baseada em evidências" pode, de fato, não ser uma meta desejável, pois este padrão possivelmente desvaloriza o debate democrático sobre os aspectos éticos e morais enfrentados em escolhas políticas. O manifesto de 2005 do Partido Trabalhista do Reino Unido declarava que "o que importa é o que funciona". Mas o que importa, certamente, não é apenas o que funciona, mas o que é apropriado nas circunstâncias e o que é aceito pela sociedade como a meta geral desejável. Deborah Stone, em seu livro *Policy paradox*, discute que muito do processo político envolve debates sobre valores disfarçados como debates sobre fatos e dados. Em suas palavras: "A essência da elaboração de políticas em comunidades políticas [é] a luta acima das ideias. As ideias estão no centro de todo conflito político... Cada ideia é um argumento ou, mais precisamente, uma coleção de argumentos a favor de maneiras diferentes de ver o mundo" [25].

Um dos artigos teóricos mais úteis sobre o uso de evidências na elaboração de políticas de atenção à saúde é de autoria de Dobrow e colegas [26]. Eles diferenciam a orientação filosófico-normativa (de que existe uma realidade objetiva a ser descoberta e que uma "evidência" pode ser considerada "válida" e "confiável" independentemente do contexto em que deve ser usada) da orientação prático-operacional, em que a evidência é definida em relação a um contexto específico de tomada de decisão, nunca é estática, e é caracterizada por emergência, ambiguidade e incompletude. De um ponto de vista prático-operacional, as evidências de pesquisa estão baseadas em delineamentos (como ensaios randomizados) que explicitamente livram o estudo de "contaminantes" contextuais e que, portanto, ignoram os múltiplos, complexos e interagentes determinantes da saúde. Segue-se que uma intervenção complexa que funcione em um ambiente em uma época não necessariamente funcionará em um ambiente diferente, e uma que prova ser custo-efetiva em um ambiente não necessariamente oferecerá a melhor relação custo-efetividade em outro ambiente. Muitos dos argumentos levantados sobre a MBE nos últimos anos abordaram precisamente esta controvérsia sobre a natureza do conhecimento.

Questionar a natureza das evidências – e, de fato, questionar o próprio conhecimento evidencial – é um jeito um tanto assustador de terminar um livro-texto introdutório básico em MBE, porque a maioria dos capítulos anteriores neste livro supõe o que Dobrow denominaria de orientação filosófico-normativa. Meu próprio conselho é o seguinte: se você for um humilde estudante ou médico que tenta ser aprovado em seus exames ou fazer um trabalho melhor à beira do leito de pacientes individuais, e se sentir-se atingido pelas incertezas que levantei nesta seção final, provavelmente pode ignorá-las com segurança até que esteja envolvido ativamente em elaboração de políticas. Mas se sua carreira estiver no estágio em que você já está em uma posição em órgãos de tomada de decisão e está tentando elaborar a resposta à pergunta colocada no título desta seção, eu sugeriria que você explore alguns dos artigos e livros referenciados nesta seção. Aguarde a próxima geração de pesquisas sobre MBE, que cada vez mais aborda os aspectos mais contestáveis e vagos deste importante tópico.

Referências

1 Spence D. Why evidence is bad for your health. BMJ: British Medical Journal 2010;**341**:c6368.
2 Timmermans S, Berg M. *The gold standard: the challenge of evidence-based medicine and standardization in health care*. Philadelphia: Temple University Press, 2003.
3 Timmermans S, Mauck A. The promises and pitfalls of evidence-based medicine. Health Affairs 2005;**24**(1):18–28.
4 Agoritsas T, Guyatt GH. Evidence-based medicine 20 years on: a view from the inside. The Canadian Journal of Neurological Sciences 2013;**40**(4):448–9.
5 Goldacre B. *Bad pharma: how drug companies mislead doctors and harm patients*. Random House Digital Inc., London, Fourth Estate, 2013.
6 Saukko PM, Farrimond H, Evans PH, et al. Beyond beliefs: risk assessment technologies shaping patients' experiences of heart disease prevention. Sociology of Health & Illness 2012;**34**(4):560–75.
7 Davis C, Abraham J. The socio-political roots of pharmaceutical uncertainty in the evaluation of 'innovative' diabetes drugs in the European Union and the US. Social Science & Medicine 2011;**72**(9):1574–81.
8 Jutel A. Framing disease: the example of female hypoactive sexual desire disorder. Social Science & Medicine 2010;**70**(7):1084–90.
9 Lugtenberg M, Burgers JS, Clancy C, et al. Current guidelines have limited applicability to patients with comorbid conditions: a systematic analysis of evidence-based guidelines. PloS One 2011;**6**(10):e25987.
10 Bull FC, Bauman AE. Physical inactivity: the "Cinderella" risk factor for non-communicable disease prevention. Journal of Health Communication 2011; **16**(Suppl. 2):13–26.
11 Garcia-Moreno C, Watts C. Violence against women: an urgent public health priority. Bulletin of the World Health Organization 2011;**89**(1):2.
12 Clegg A, Young J, Iliffe S, et al. Frailty in elderly people. The Lancet 2013; **381**:752–62.
13 Boussageon R, Bejan-Angoulvant T, Saadatian-Elahi M, et al. Effect of intensive glucose lowering treatment on all cause mortality, cardiovascular death, and microvascular

events in type 2 diabetes: meta-analysis of randomised controlled trials. BMJ: British Medical Journal 2011;**343**:d4169.
14 Calvert M, Shankar A, McManus RJ, et al. Effect of the quality and outcomes framework on diabetes care in the United Kingdom: retrospective cohort study. BMJ: British Medical Journal 2009;**338**:b1870.
15 Allen D, Harkins K. Too much guidance? The Lancet 2005;**365**(9473):1768.
16 Swinglehurst D, Roberts C, Greenhalgh T. Opening up the 'black box' of the electronic patient record: a linguistic ethnographic study in general practice. Communication & Medicine 2011;**8**(1):3–15.
17 Greenhalgh T. What is this knowledge that we seek to "exchange"? The Milbank Quarterly 2010;**88**(4):492–9 doi: 10.1111/j.1468-0009.2010.00610.x[published Online First: Epub Date].
18 Contandriopoulos D, Lemire M, DENIS JL, et al. Knowledge exchange processes in organizations and policy arenas: a narrative systematic review of the literature. Milbank Quarterly 2010;**88**(4):444–83.
19 Tsoukas H, Vladimirou E. What is organizational knowledge? Journal of Management Studies 2001;**38**(7):973–3.
20 Gabbay J, May Al. Evidence based guidelines or collectively constructed "mindlines?" Ethnographic study of knowledge management in primary care. BMJ: British Medical Journal 2004;**329**(7473):1013.
21 Greenhalgh T, Wieringa S. Is it time to drop the 'knowledge translation' metaphor? A critical literature review. Journal of the Royal Society of Medicine 2011; **104**(12):501–9 doi: 10.1258/jrsm.2011.110285[published Online First: Epub Date].
22 Graham ID, Logan J, Harrison MB, et al. Lost in knowledge translation: time for a map? Journal of Continuing Education in the Health Professions 2006; **26**(1):13–24.
23 Greenhalgh T, Russell J. Evidence-based policymaking: a critique. Perspectives in Biology and Medicine 2009;**52**(2):304–18.
24 Scheel I, Hagen K, Oxman A. The unbearable lightness of healthcare policy making: a description of a process aimed at giving it some weight. Journal of Epidemiology and Community Health 2003;**57**(7):483–7.
25 Stone DA. *Policy paradox: the art of political decision making*. New York: WW Norton, 1997.
26 Dobrow MJ, Goel V, Upshur R. Evidence-based health policy: context and utilisation. Social Science & Medicine 2004;**58**(1):207–17.

Apêndice 1
Listas de verificação para encontrar, analisar e implementar evidências

A menos que seja referido o contrário, estas listas podem ser aplicadas a ensaios clínicos randomizados, a outros ensaios clínicos controlados, a estudos de coorte, a estudos de caso-controle ou a qualquer outra evidência de pesquisa.

Minha prática é baseada em evidências? – lista de verificação relacionada ao contexto de consultas clínicas individuais (ver Cap. 1)

1. Identifiquei e priorizei os problemas clínicos, psicológicos, sociais e outros, levando em conta a perspectiva do paciente?
2. Realizei um exame suficientemente bem feito e completo para estabelecer a probabilidade dos diagnósticos diferenciais?
3. Considerei problemas e fatores de risco adicionais que possam requerer eventual atendimento?
4. Quando necessário, busquei evidências (de revisões sistemáticas, diretrizes, ensaios clínicos e outras fontes) pertinentes aos problemas?
5. Avaliei e levei em conta a totalidade, a qualidade e o poder das evidências?
6. Apliquei evidências válidas e relevantes a este conjunto específico de problemas de modo cientificamente justificado e intuitivamente sensato?
7. Apresentei os prós e contras de diferentes opções ao paciente, de modo que ele consiga entender, e incorporei as suas necessidades na recomendação final?
8. Providenciei revisões, reconsultas, encaminhamentos ou outros cuidados subsequentes conforme necessário?

How to Read a Paper: The Basics of Evidence-Based Medicine, Fifth Edition. Trisha Greenhalgh.
© 2014 John Wiley & Sons, Ltd. Published 2014 by John Wiley & Sons, Ltd.

Lista de verificação para busca (ver Cap. 2)

1. Decida sobre a finalidade de sua busca: leitura superficial, procura de resposta a uma pergunta clínica ou uma revisão abrangente (p. ex., antes de começar uma pesquisa) e delineie sua estratégia de busca de acordo (seção "O que você está procurando?").
2. Vá para o nível mais alto de evidências que puder (seção "Níveis sobre níveis de evidências"). Por exemplo, fontes sintetizadas de alta qualidade (p. ex., revisões sistemáticas e resumos e sínteses baseadas em evidências como as diretrizes do Clinical Evidence ou do NICE, seção "Fontes sintetizadas: sistemas, resumos e sínteses") representam um nível muito alto de evidência.
3. Para manter-se atualizado sobre novos desenvolvimentos, utilize sinopses como POEMS (*patient-oriented evidence that matters*), *ACP Journal Club* ou o periódico *Evidence-Based Medicine* (seção "Fontes pré-analisadas: sinopses de revisões sistemáticas e estudos primários").
4. Familiarize-se com os recursos especializados na sua própria área e utilize-os rotineiramente (seção "Recursos especializados").
5. Ao procurar pesquisas primárias na base de dados do Medline, você aumentará enormemente a eficiência de sua busca se fizer duas buscas amplas e depois combiná-las, ou se usar ferramentas como a função "*limit set*" ou "*clinical queries*" (seção "Estudos primários: enfrentando a selva").
6. Uma maneira muito eficiente de identificar publicações recentes sobre um tópico é promover o "encadeamento de citações" em um artigo anterior (i.e., usar uma base eletrônica de dados especial para descobrir quais artigos mais recentes citaram o artigo mais antigo; seção "Estudos primários: enfrentando a selva").
7. Ferramentas de busca integrada como TRIP ou SUMSearch buscam em múltiplos recursos simultaneamente e são gratuitos (seção "Serviço completo: ferramentas de busca integrada").
8. Recursos humanos (bibliotecárias especializadas, especialistas na área) são um componente importante de uma busca cuidadosa (seção "Pedindo ajuda e perguntando").
9. Para aperfeiçoar sua habilidade e aumentar sua confiança em buscar, experimente um curso *online* de autoaprendizagem (seção "Tutoriais *online* para busca efetiva").

Lista de verificação para determinar do que trata um artigo (ver Cap. 3)

1. Porque o estudo foi feito (qual questão clínica ele abordou)?
2. Qual tipo de estudo foi feito?

- Pesquisa primária (experimento, ensaio clínico randomizado, outros ensaios clínicos controlados, estudo de coorte, estudo de caso-controle, estudo transversal, pesquisa longitudinal, relato de caso ou série de casos)?
- Pesquisa secundária (revisão simples, revisão sistemática, metanálise, análise de decisão, desenvolvimento de diretrizes, análise econômica)?
3. O delineamento do estudo foi apropriado ao campo amplo de pesquisa avaliado (tratamento, diagnóstico, rastreamento, prognóstico, causação)?
4. O estudo atendeu aos padrões esperados de ética e governança?

Lista de verificação para a seção de metodologia de um artigo (ver Cap. 4)

1. O estudo foi original?
2. O estudo é sobre quem?
   - Como os participantes foram recrutados?
   - Quem foi incluído e quem foi excluído do estudo?
   - Os participantes foram estudados em circunstâncias da "vida real"?
3. O delineamento do estudo foi adequado?
   - Qual intervenção ou outras manobras foram consideradas?
   - Qual desfecho foi mensurado e como?
4. O estudo foi adequadamente controlado?
   - Se era um "ensaio clínico randomizado", a randomização foi realmente aleatória?
   - Se era um estudo de coorte, caso-controle ou outro estudo comparativo não randomizado, os controles foram apropriados?
   - Os grupos eram comparáveis em todos os aspectos importantes, exceto pela variável sendo estudada?
   - A avaliação de desfecho (ou, em um estudo de caso-controle, a alocação de casos) foi "mascarada"?
5. O estudo foi grande o bastante e continuou por tempo suficiente e o acompanhamento foi suficientemente completo para tornar os resultados dignos de credibilidade?

Lista de verificação para os aspectos estatísticos de um artigo (ver Cap. 5)

1. Os autores configuraram a situação corretamente?
   - Determinaram se os seus grupos são comparáveis e, se necessário, ajustaram para as diferenças na linha basal?

- Quais tipos de dados foram obtidos? Foram utilizados os testes estatísticos apropriados?
- Se os testes estatísticos no artigo são obscuros, por que os autores escolheram usá-los?
- Os dados foram analisados de acordo com o protocolo original do estudo?
2. Dados pareados, caudas e valores extremos
    - Foram realizados testes pareados sobre dados pareados?
    - Foi realizado um teste bicaudal sempre que o efeito de uma intervenção pudesse ser negativo?
    - Os valores extremos foram analisados com bom senso e os ajustes estatísticos foram apropriados?
3. Correlação, regressão e causação
    - A correlação foi diferenciada da regressão? O coeficiente de correlação ("valor de r") foi calculado e interpretado corretamente?
    - Foram feitas suposições sobre a natureza e a direção da relação de causalidade?
4. Probabilidade e confiança
    - Os "valores de p" foram calculados e interpretados corretamente?
    - Os intervalos de confiança foram calculados? As conclusões dos autores os refletem?
5. Os autores expressaram seus resultados em termos do provável dano ou benefício que um paciente pode esperar, como
    - redução do risco relativo;
    - redução do risco absoluto;
    - número necessário para tratar?

Lista de verificação para o material fornecido por um representante de companhia farmacêutica (ver Cap. 6)

Observar particularmente a Tabela 6.1 para perguntas sobre ensaios clínicos randomizados com base na declaração CONSORT.

1. Este material aborda um assunto clinicamente importante em minha prática?
2. O material foi publicado em periódicos independentes revisados por pares? Alguma evidência significativa foi omitida desta apresentação ou não foi incluída na publicação?
3. O material inclui evidências de alto nível, como revisões sistemáticas, metanálises ou ensaios clínicos randomizados duplos-cegos em comparação com o concorrente mais próximo do medicamento fornecido em dosagem ótima?
4. Os ensaios ou as revisões abordaram uma questão médica claramente focada, importante e passível de resposta que reflete um problema de relevância para os pacientes? Fornecem evidências sobre segurança, tolerabilidade, eficácia e preço?

5. Cada ensaio ou metanálise definiu o problema a ser tratado, os pacientes a serem incluídos, as intervenções a serem comparadas e os desfechos a serem examinados?
6. O material fornece evidências diretas de que o medicamento ajudará meus pacientes a viverem mais, melhor, de modo mais produtivo e sem sintomas?
7. Se foi usada uma medida de desfecho substituto, qual é a evidência de que é confiável, reprodutível, sensível, específica, um verdadeiro preditor de doença e que reflete rapidamente a resposta à terapia?
8. Os resultados dos ensaios indicam se (e como) a efetividade dos tratamentos diferia e se houve diferença no tipo ou na frequência das reações adversas? Os resultados são expressos em termos de números necessários para tratar e são clínica e estatisticamente significativos?
9. Se o representante forneceu uma grande quantidade de material, existem três artigos que oferecem as evidências mais fortes para as alegações da companhia?

Lista de verificação para um artigo que descreve um estudo de intervenção complexa (ver Cap. 7)

1. Qual é o problema para o qual esta intervenção complexa seria uma possível solução?
2. O que foi feito na fase de desenvolvimento da pesquisa para informar o delineamento da intervenção complexa?
3. Quais foram os componentes fundamentais e os não fundamentais da intervenção?
4. Qual foi o mecanismo teórico de ação da intervenção?
5. Quais medidas de desfecho foram utilizadas? Elas faziam sentido?
6. Quais foram os achados?
7. Qual processo de avaliação foi realizado? Quais foram os principais achados a partir do processo?
8. Se os achados foram negativos, até que ponto isso pode ser explicado por falha na implementação e/ou por otimização inadequada da intervenção?
9. Se os achados variaram entre diferentes subgrupos, até que ponto os autores explicaram isso ao refinar sua teoria de mudança?
10. Qual pesquisa adicional os autores acreditam ser necessária? Isso se justifica?

Lista de verificação para um artigo que declare validar um teste diagnóstico ou de rastreamento (ver Cap. 8)

1. Este teste é potencialmente relevante para minha prática?
2. O teste foi comparado com um verdadeiro padrão-ouro?

3. Este estudo de validação incluiu um espectro apropriado de participantes?
4. O viés de investigação foi evitado?
5. O viés do observador foi evitado?
6. O teste mostrou ser reprodutível tanto intraobservadores quanto entre observadores?
7. Quais são as propriedades do teste determinadas a partir deste estudo de validação?
8. Os intervalos de confiança para sensibilidade, especificidade e outras propriedades do teste foram fornecidos?
9. Foi obtida uma "variação normal" sensata a partir desses resultados?
10. Este teste foi colocado no contexto de outros testes potenciais na sequência de investigação diagnóstica para o problema?

Lista de verificação para revisão sistemática ou metanálise (ver Cap. 9)

1. A revisão abordou uma questão clínica importante?
2. Foi feita uma pesquisa cuidadosa nas bases de dados apropriadas? Foram exploradas outras fontes potencialmente importantes?
3. A qualidade metodológica (especialmente fatores que podem predispor ao viés) foi avaliada e os ensaios clínicos foram valorizados da maneira adequada?
4. Qual é a sensibilidade dos resultados em relação à maneira como a revisão foi feita?
5. Os resultados numéricos foram interpretados com bom senso e com a devida consideração aos aspectos mais amplos do problema?

Lista de verificação para um conjunto de diretrizes clínicas (ver Cap. 10)

1. O preparo e a publicação dessas diretrizes envolvem um conflito de interesses significativo?
2. As diretrizes estão relacionadas a um tópico apropriado e mencionam claramente a meta do tratamento ideal em relação ao desfecho de saúde e/ou aos custos?
3. Houve envolvimento de um especialista na metodologia da pesquisa secundária (p. ex., um metanalista)?
4. Todos os dados relevantes foram examinados e as conclusões das diretrizes parecem estar de acordo com os dados?
5. Avaliam variações na prática médica e em outras áreas controversas (p. ex., cuidado ótimo em resposta à escassez, percebida ou verdadeira, de recursos)?
6. As diretrizes são válidas e confiáveis?

7. São clinicamente relevantes, abrangentes e flexíveis?
8. Levam em conta o que é aceitável, financeiramente acessível e possível na prática para os pacientes?
9. Incluem recomendações para sua própria divulgação, implementação e revisão periódica?

Lista de verificação para uma análise econômica (ver Cap. 11)

1. A análise é baseada em um estudo que responde a uma questão clínica definida com clareza sobre um aspecto economicamente importante?
2. Os custos e os benefícios estão sendo considerados a partir do ponto de vista de quem?
3. A comparação entre as intervenções mostrou ser clinicamente efetiva?
4. As intervenções são sensatas e funcionais nas circunstâncias em que provavelmente serão aplicadas?
5. Qual método de análise econômica foi usado? Ele foi apropriado?
- Se as intervenções produziram desfechos idênticos → análise de custo-minimização.
- Se o desfecho importante for unidimensional → análise de custo-efetividade.
- Se o desfecho importante for multidimensional → análise de custo-utilidade.
- Se a equação custo-benefício para este problema precisa ser comparada com as equações custo-benefício para problemas diferentes → análise de custo-benefício.
- Se uma análise de custo-benefício seria mais apropriada, mas os valores de preferência dados a diferentes estados de saúde são discutidos ou propensos a mudar → análise de custo-consequência.
6. Como foram medidos os custos e os benefícios?
7. Foram considerados os benefícios incrementais em vez dos absolutos?
8. O estado de saúde "aqui e agora" teve precedência sobre o estado de saúde no futuro distante?
9. Foi realizada uma análise de sensibilidade?
10. Foram usados escores basais agregados em demasia?

Lista de verificação para um artigo em pesquisa qualitativa (ver Cap. 12)

1. O artigo descreveu um problema clínico importante, avaliado por meio de uma questão claramente formulada?
2. Foi apropriado fazer uma abordagem qualitativa?
3. Como foram selecionados (i) a situação e (ii) os participantes?
4. Qual foi a perspectiva do pesquisador? Ela foi levada em consideração?

5. Quais métodos o pesquisador usou para coletar os dados? Eles estão suficientemente descritos em detalhes?
6. Quais métodos o pesquisador usou para analisar os dados? Quais medidas de controle de qualidade foram implementadas?
7. Os resultados possuem credibilidade? Se tiverem, são clinicamente importantes?
8. Quais conclusões foram tiradas? Elas são justificadas pelos resultados?
9. Os achados do estudo são aplicáveis a outras situações clínicas?

Lista de verificação para um artigo que descreve pesquisa por questionário (ver Cap. 13)

1. O que os pesquisadores queriam descobrir? O questionário era o delineamento de pesquisa mais apropriado?
2. Se havia um questionário "pronto" à disposição (i.e., previamente publicado e validado), os pesquisadores o utilizaram (e se não, por quê)?
3. Quais afirmações os pesquisadores fizeram a respeito da validade (capacidade de mensurar o que queriam mensurar) e da confiabilidade (capacidade de fornecer resultados constantes ao longo do tempo e intra/entre pesquisadores) do questionário? Estas afirmações são justificadas?
4. O questionário foi adequadamente estruturado e apresentado? Os itens foram enunciados adequadamente em relação à sensibilidade do assunto e ao conhecimento dos respondentes em termos de saúde?
5. Foram incluídas instruções e explicações adequadas?
6. O questionário foi adequadamente testado em um estudo-piloto? A versão final foi modificada considerando os resultados?
7. A amostra de participantes em potencial foi adequadamente selecionada e suficientemente grande e representativa?
8. Como o questionário foi distribuído (p. ex., por correio, *e-mail*, telefone) e aplicado (autopreenchimento, preenchimento auxiliado pelo pesquisador)? Essas abordagens foram adequadas?
9. As necessidades de subgrupos específicos foram levadas em consideração no delineamento e na aplicação do questionário? Por exemplo, o que foi feito para captar a perspectiva de respondentes analfabetos ou dos que falam uma língua diferente da do pesquisador?
10. Qual foi a taxa de resposta e por quê? Se a taxa de resposta tiver sido baixa (menos de 70%), os pesquisadores demonstraram que não havia diferenças sistemáticas entre respondentes e não respondentes?
11. Qual tipo de análise foi realizado sobre os dados do questionário? Isso foi apropriado? Existe alguma evidência de "dragagem de dados", isto é, análises que não tenham sido orientadas por hipótese?

12. Quais foram os resultados? Eles foram definitivos (estatisticamente significativos)? Os resultados importantes negativos e não significativos também foram relatados?
13. Os dados qualitativos (p. ex., respostas abertas) foram adequadamente interpretados (p. ex., usando uma estrutura teórica explícita)? Citações foram criteriosamente utilizadas para ilustrar os dados mais gerais e não para dramatizar as situações?
14. O que significam os resultados? Os pesquisadores fizeram um vínculo adequado entre os dados e suas conclusões?

Lista de verificação para um artigo que descreve um estudo de aprimoramento de qualidade (ver Cap. 14)

1. Qual era o contexto?
2. Qual era o objetivo do estudo?
3. Qual era o mecanismo pelo qual os autores esperavam aprimorar a qualidade?
4. A iniciativa de aprimoramento da qualidade almejada foi baseada em evidências?
5. Como os autores mensuraram o sucesso? Isso foi feito de maneira sensata?
6. Quais detalhes foram fornecidos sobre o processo de mudança? Quais *insights* podem ser obtidos a partir disso?
7. Quais foram os principais achados?
8. Qual foi a explicação para o sucesso, o fracasso ou o destino variado da iniciativa? Ela fez sentido?
9. Considerando os achados, quais são os próximos passos que os autores sentem ser necessários no ciclo de aprimoramento de qualidade em nível local?
10. Quais foram as lições que os autores afirmaram ser generalizáveis para outras equipes? Elas fizeram sentido?

Lista de verificação para organizações de atenção à saúde que trabalham em direção à cultura baseada em evidências para decisões clínicas e de custos (ver Cap. 15)

1 *Liderança*: com que frequência as informações sobre efetividade ou medicina baseada em evidências foram discutidas em reuniões de diretoria nos últimos 12 meses? A diretoria reservou tempo para aprender sobre as evoluções em custo-efetividade e clínica?
2. *Investimento*: quais recursos a organização está investindo para encontrar e usar informações sobre efetividade clínica? Existe uma abordagem planejada para promoção da medicina baseada em evidências que disponha de recursos e de equipe apropriados?

3. *Políticas e diretrizes*: quem é responsável por receber, atuar sobre e monitorar a implementação de orientações baseadas em evidências e recomendações políticas como NICE ou Effective Health Care Bulletins? Quais ações foram feitas sobre cada uma dessas publicações até o momento? A organização assegura que tanto gestores como médicos exerçam seu papel no desenvolvimento e na implementação de diretrizes?
4. *Treinamento*: algum treinamento foi fornecido à equipe (tanto para médicos como para não médicos) dentro da organização sobre análise e uso de evidências de efetividade para influenciar a prática clínica?
5. *Contratos*: com que frequência informações médicas e de custo-efetividade formam uma parte importante da negociação e da assinatura dos contratos? Quantos contratos contêm termos que determinam como a informação sobre efetividade será utilizada?
6. *Incentivos*: quais incentivos individuais e organizacionais existem para estimular a prática da medicina baseada em evidências? Que falta de incentivo existe com a finalidade de desestimular a prática inapropriada e as variações injustificadas na tomada de decisão clínica?
7. *Sistemas de informação*: o potencial dos sistemas de informação existentes para monitorar a efetividade clínica está sendo usado em sua plena capacidade? Existe uma determinação empresarial para que novos sistemas de informação abordem a tarefa? Esse aspecto está sendo considerado quando são tomadas as decisões de aquisição de tecnologia de informação?
8. *Auditoria clínica*: existe um programa efetivo de auditoria clínica na organização, capaz de avaliar aspectos da efetividade médica e produzir as mudanças apropriadas na prática?

Apêndice 2
Avaliando os efeitos de uma intervenção

	Evento-desfecho		Total
	Sim	Não	
Grupo-controle	a	b	a + b
Grupo experimental	c	d	c + d

Se o evento-desfecho for indesejável (p. ex., óbito)

Taxa do evento-controle (TEC) = risco de desfecho indesejável no grupo-controle = $a/(a + b)$

Taxa do evento experimental (TEE) = risco de desfecho indesejável no grupo experimental = $c/(c + d)$

Risco relativo de evento indesejável no grupo experimental *versus* grupo-controle = TEE/TEC

Redução do risco absoluto no grupo tratado (RRA) = TEC − TEE

Número necessário para tratar (NNT) = 1/RRA = 1/(TEC − TEE)

Se o evento-desfecho for desejável (p. ex., cura)

TEC = risco de desfecho desejável no grupo-controle = $a/(a + b)$

TEE = risco de desfecho desejável no grupo experimental = $c/(c + d)$

Aumento de benefício relativo no grupo tratado *versus* grupo-controle = TEE/TEC

Aumento de benefício absoluto no grupo tratado *versus* grupo-controle = TEE − TEC

Número necessário para tratar (NNT) = 1/RRA = 1/(TEE − TEC)

Agradecimentos

Agradeço a Paul Glasziou, do Oxford Centre for Evidence-Based Medicine, por esclarecer esses conceitos.

How to Read a Paper: The Basics of Evidence-Based Medicine, Fifth Edition. Trisha Greenhalgh.
© 2014 John Wiley & Sons, Ltd. Published 2014 by John Wiley & Sons, Ltd.

Índice

A

abordagem iterativa 167–168
abordagem mecanicista 167–168
abordagens individualizadas 228–230
absolutismo 236–237
acadêmico, detalhamento 78, 193–194, 209
acidente vascular cerebral 7–12, 158–159
   anticoagulantes 119–122
   metanálise 204
   qualidade metodológica 54
ácido acetilsalicílico, metanálise 204
acompanhamento 55–57
ACP Pier (American College of Physicians Physicians' Information and Education Resource) 20–21
acurácia 99–100, 102–104, 172–173, 198
administradores do conhecimento 215–216
AGREE (Appraisal of Guidelines for Research and Evaluation) 140–143
agregadores e divisores 131–132
AINE (anti-inflamatório não esteroide) 228–229
amostra aleatória, pesquisa por questionário 184–185
amostra aleatória estratificada 184–185
amostra intencional 173–174
amostra sistematicamente tendenciosa 184–186
amostragem teórica 168–169
amostras em bola de neve, pesquisas por questionário 184–185
amostras por oportunidade, pesquisas por questionário 184–185
análise de custo 150–152
análise de custo-consequência 156–157, 161–162
análise de discurso 166
análise de eficácia 56–57
análise de sensibilidade 123, 161–162
análise de variância, 64
análise por protocolo 56–57
análise retrospectiva de subgrupos 67–68
análises econômicas 150–163
antecedentes psicológicos, específicos para o contexto 208
antecedentes psicológicos gerais 208
anti-inflamatório não esteroide (AINE) 228–229
aplicabilidade
   clínica 1–2
   orientações 141–143
aprendizado comportamental 205
aprendizagem do adulto 213
aqui e agora 160–162
artigos
   análises econômicas 150–163
   diretrizes 135–149
   dispensar 28–30
   estudos de caso em aprimoramento de qualidade 190–201
   leitura 1–14
   metanálises 124–134
   pesquisa qualitativa 164–177
   pesquisas por questionário 178–189
   qualidade metodológica 45–59
   rejeição 29
   revisões sistemáticas 116–124
assistentes pessoais digitais (PDAs, *personal digital assistants*) 20–21
avaliação
   mascaramento 53–54, 107–108

254 Índice

necessidades 181
orientações clínicas 142
qualidade metodológica 30, 45-59, 121-122
avaliação crítica 1-3, 30-31, 47, 192
artigos qualitativos 167-168
fontes pré-avaliadas 19-24
avaliação de necessidades 181
avaliação mascarada 53-54, 107-108

B

bases de dados 15
DARE 19-20, 22-23
EPOC 140-141
estudos primários 23-25
revisão sistemática 119-121
TRIP 24-26
blefando de maneira deliberada 3-4
bom senso 69-70, 123
break-even point 204
busca
efetiva 26-27
literatura 15-27

C

capacidade absortiva (organizações) 211
Cardio Source 22-23
casos, relatos de 39-41
caudas 67-70
causa 33-34, 70-72
testes para 67-68
CHAIN (Contact, Help, Advice and Information Network) 25-26
ciática 227-228
ciclo de aprimoramento de qualidade 199
ciência "branda" 49, 175
circunstâncias da "vida real" 47
Cochrane, Archie 18-20
Cochrane Collaboration 18-19, 116-117, 127, 140-141
Cochrane EPOC, Ver Grupo EPOC
coeficiente de correlação 62-63
Pearson 61, 65
cognição social 205

colesterol 106-108, 130-131
hipercolesterolemia 24-25
coleta de dados 170-171
com esteroides 203
comparativo 79
comportamento profissional 181
Concentração inibidora média (CIM) 81-83
condições de Cinderela 234-235
confiabilidade, interexaminadores 167, 182
confiabilidade interexaminador 167, 182
conflito de interesses 141-143
conhecimento coletivo 236-237
conhecimento incorporado 143-144
consentimento informado 43-44
considerações éticas 7-9, 42-44, 229-230, 238-239
ECRs 36-37, 144-145
ensaios com fármacos 80-84
QALYs 155-156
consistência 118
consultas clínicas 23-25
contexto
antecedentes psicológicos específicos para o contexto 208
aprimoramento da qualidade, estudo do caso 193
lista de verificação sensível ao contexto 2-3
contexto receptivo para mudança 213
correlação 70-72
cota, amostragem 185
covariáveis 70-71
critério elegível 117-118
critérios rigorosos 100-101, 121
cuidados integrados (crítico) 195, 217-218
cultura da responsabilização 137-138
custo incremental 160-161
custo por caso 158-159
custos diretos 151, 153
custos indiretos 151, 153
custos intangíveis 151, 153

D

dados
  agrupados 126
  coleção 170-171
  dragagem 67-68, 187-188
  enviesados 62-63, 66
  linha de base 85-86
  pareados 67-70
dados agregados 126
dados assimétricos 62-63, 66
dados não normais, *ver* dados assimétricos
dados pareados 67-70
DALY (*disability-adjusted life year*) 156-157
declaração CONSORT 37-38, 192
  ECRs 84-86
declaração, CONSORT lista de verificação 85-86
declaração PRISMA 119, 192
declaração QUORUM 119
dedução 165
defensores 216-217
delineamento
  ECR 34-36
  estudos 47-49
  intervenções complexas 93
  pesquisa 31-33
descrição da doença 4-5
desejo sexual feminino hipoativo 234-235
desfechos clínicos substitutos 49, 80-84, 195
desvio-padrão (DP) 54
detalhamento acadêmico 78, 193-194, 209
diabetes 100-105, 153-156
  ioga sobre o controle 91-95
  pesquisa qualitativa 172-173
  tomada de decisão compartilhada 224-225
diagnóstico 33
dicotomia 72-74, 108-109, 119
  qualitativa-quantitativa 165-166
diferença de risco, *ver* redução do risco absoluto

diferenças na linha de base 61-62
diretrizes 135-149
  como evidências formalizadas 235-237
  implementação 206
  prática 20-21
  SQUIRE (Standards for QUality Improvement Reporting Excellence) 192-193
diretrizes clínicas 135
  implementação 137-141
diretrizes especializadas 136
diretrizes SQUIRE 192-193
discordância clínica 53
dispensar artigos 28-30
distribuição normal 61-62, 66
divisores e agregadores 131-132
Donald, Anna 1
DP (desvio-padrão) 54
dragagem de dados 67-68, 187-188
duração do acompanhamento 55-56
DynaMed 19-21

E

educação para pacientes 90
efeito mediador/moderador 207
efeito placebo 3-4, 10-12, 79-81, 119-120, 228-230
  estudos de pesquisa clínica 32-35
  qualidade metodológica 48, 55-57
efeitos em longo prazo 86-87, 125
elaboração de políticas 135
  baseada em evidências 233, 237-240
  em aprimoramento de qualidade 190-201
EMC (educação médica continuada) 205
encadeamento de citações 24-25
enganar utilizando a estatística 61
ensaios
  clínicos não randomizados 50-51
  delineamento 18-19
  N-de-1 228-230
  "negativos" 72-74, 83, 122
  piloto 91
  randomizados, *ver* ensaios clínicos randomizados

ensaios clínicos 31-32
   não randomizados 50-51
ensaios clínicos controlados,
   não randomizados 50-51
ensaios clínicos randomizados (ECRs) 33-37
   declaração CONSORT 84-86
   hierarquia tradicional das evidências 40-41
   lista de verificação 85
   metanálise cumulativa 129
   viés sistemático 49-50
ensaios controlados, randomizados, *ver* ensaios clínicos randomizados
ensaios N-de-1 228-230
ensino integrado de BEM 206
entrevista
   pesquisa qualitativa 166
   ver também questionário
entrevista narrativa 166
entrevista semiestruturada 166
epilepsia 168-169
EPOC, Grupo 140-141, 205, 207
escassez de recursos 145-146
escolha informada 222-223
especificidade 100-103
espectro de participantes 106-107
estágios de mudança de modelos 205
estatísticas 60-77
estigma social 153
estilo de vida relacionado à saúde 153-154, 180-181
estudo
   delineamento 31-33
   "desfechos" 222-223
   perspectiva do pesquisador 169-170
   qualitativa 164-177
   questão de pesquisa 30
   questionário 178-189
   secundária 32, 143-144
estudo "não original" 45
estudo com pacientes OSIRIS 202
estudo de caso 31-32, 190-201
estudo de caso por método misto 191

estudo longitudinal 36-37
estudos
   caso organizacionais 31-32
   caso-controle 38-39, 52
   coorte 37-39, 51-52
      viés sistemático 51-52
   delineamento 47-49
   in-/exclusão de participantes 47
   original 45
   outra língua 119-120
   pacientes 45-46
   pacientes retirados 55-56, 61
   primário 23-26
   processo de avaliação 95
   protocolo original 61, 85-86
   psicométricos 33
   questão de pesquisa 30
   validação 101-102
estudos de caso em aprimoramento de segurança 190-191
   viés sistemático 52
estudos de tratamento, delineamento de ensaios 18-19
estudos negativos 72-74, 83, 122
estudos transversais 39-40
etnografia 166
Evans, Grimley 137, 143-144
evidência
   aplicação em pacientes 221-232
   formalização 235-236
   hierarquia de 18-19, 40-42
   metodologicamente robustas 234-235
   nível de 17-18
evidência baseadas em tomada de decisão 225-226
evidência clínica 19-20
evidências 78, 85-87
evidências baseadas em diretrizes 135
exemplos de questões clínicas 10-11
experiências pessoais 221
experimentos de laboratório 31-32
explicação de resultados 96, 173-174
   desfechos substitutos 83
Eysenck, Hans 131-132

F

faixa de normalidade 110
farmacoterapia (FMT), *ver* tratamento medicamentoso 78–89, 125–126
fator humano 207
fatores não médicos 136
ferramentas de busca, integrada 25–26
foco progressivo 167
fontes pré-analisadas 21–23
　sintetizada 17–22
fontes sintetizadas 18–22
formalização de evidências 235–236
formato acessível pela internet 197
formato COMPASEN 191
formato estruturado de relato 188–189
formulação de problemas 10–12

G

geração anterior 228–229
geração de sequenciamento, CONSORT lista de verificação 85
GIDEON (*Global Infectious Diseasesand Epidemiology Network*) 22–23
GIGO (*garbage in, garbage out*) 172–173, 179
Google Acadêmico 24–25
gráfico em floresta 19–20, 125, 127–128
Grimshaw, Jeremy 137–141
Grol, Richard 137–138
grupo-controle 93
grupos
　comparáveis 61–62
　foco 166
　subgrupos 67–68, 96
Guyatt, Gordon 30

H

habilidades gerais 118, 199
　CONSORT lista de verificação 85–86
Helman, Cecil 165
heterogeneidade 118, 127–132
hierarquia de evidência 18–19
　indústria farmacêutica 79
　tradicional 40–42
hipercolesterolemia 24–25
hipóteses nulas 30
hipóteses refutáveis 31
histograma 62–63, 66
HYE (Healthy Years Equivalent) 155–156

I

implementação
　diretrizes 206
　diretrizes clínicas 137–141
IMRAD (Introdução, Metodologia, Resultados e Discussão), formato 28, 173–174, 191
independência editorial 141–143
indústria farmacêutica, *ver* infertilidade da indústria farmacêutica 7–9, 79–86, 154–157, 194–196, 237–238
　literatura cinzenta 121
　práticas baseadas em evidências 202–203, 209
induzido, parto 169–170
informação da selva 15
início de coorte 36–37
intervalos de confiança 61, 71–74
　testes diagnósticos 108–109
intervenção educativa específica 138–139
intervenções 34–35, 73–74
　análise de custo 151–158
　complexas 90–98
　CONSORT lista de verificação 85
　educativas específicas 138–139
　efeito de 69
　metanálise 127
　organizacional 90
　simples 78–89
ioga 91–92, 95
itens (questionário) 172–173, 182

J

jargão científico 26–27, 182

K

Kappa, escore 53

L

leitura de artigos 1-14
levantamentos 31-32
   literatura 17-18
   longitudinal 36-37
   transversais 39-40
liberdade clínica 136
líder de opinião 209
limites
   imprecisos 194
   organizacionais 216-217
linha de base, CONSORT 85-86
lista de verificação
   CONSORT 85
   contexto sensível 2-3
   fontes de dados para revisão sistemática 121
   QADAS (qualidade em exames diagnósticos e de rastreamento) 105-106

M

mamografia 104-106
marcadores biológicos da doença 81-83
Marinker, Marshall 221-222
marketing 78-80
mascaramento, CONSORT lista de verificação 85
material eletrônico 195-197
material extra 197
MBE (medicina baseada em evidências) 42
   críticas 233-241
   leitura de artigos 1-14
   passos essenciais 1-2
   recursos baseados na web 2-3
McMaster Health Utilities Index Questionnaire 153-154
média (estatística) 54
medicamentos, *ver também* terapia, tratamentos
medição 164

medicina
   medicina baseada em evidências, *ver* medicina baseada em evidências
   medicina baseada em narrativa 222
medidas de desfecho 94
medidas de desfecho relatado pelo paciente (PROMs) 222-224, 226-228
medidas de escalas de valores 154-156
medidas de troca por tempo 154-156
medidas farmacocinéticas 81-83
medidas-padrão de "apostas" 154-156
Medline 15, 23-25
   revisões sistemáticas 121
metanálise cumulativa 127-129
metanálise(s) 124-134
   ácido acetilsalicílico 204
   intervenções 127
métodos explícitos 118
minimização de custos 6-10
Motorcycle maintenance 199
movimento social 214
múltiplos componentes que interagem 90

N

NAHA (National Association of Health Authorities and Trusts) 214-216
não doenças 233-234
não fazer nada 157-158
National Guideline Clearinghouse 21-22
navegação informal 16-17
necessidade de informação 208
NICE (National Institute for Health and Care Excellence) 21-22, 137-138, 143-146
nível da evidência 17-18
NNT (número necessário para tratar) 4-5, 233-234
nomograma, razão de verossimilhança 112
Nottingham Health Profile 153-154

O

objetivo do tratamento 80-81
opinião do especialista 137
   práticas nocivas 8

organização, baseada em evidências 210–218
organização de aprendizagem 215–217
orientação filosófico-normativa 238–239
orientação para pacientes 90
orientação prático-operacional 238–239
otimização inadequada 92, 96

P

paciente "típico" 146–147
pacientes 45–46
  aplicando as evidências 221–232
  orientação ou educação para 90
  perspectiva do 221–223, 227–228
  ponto de vista 157–158
  retiro de uma pesquisa 55–56, 61
  típico 146–147
padrões, explícitos e acessíveis 136
padronização 93
parcerias 142, 186–187
participantes 45–47
  espectro (apropriado) de 106–108
  pesquisa qualitativa 167–170
parto induzido 144–145, 169–170
patrocinadores e parcerias 142
PDC (propaganda direta ao consumidor) 78-79
perguntas
  clínicas 10–11
  estatísticas preliminares (questões) 54–57
períodos de *washout* 228–230
perspectiva
  contar e medir 164
  do paciente 221–223, 227–228
  do pesquisador 169–170
  holística 164
pesquisa de desfechos 222–223
pesquisa qualitativa 164–177
pesquisa secundárias 32
  diretrizes clínicas 143–144
pesquisando a literatura 15–27
PIER, *ver ACP Pier*

ponto de corte 72–73
ponto de vista da análise econômica 157–158
ponto de vista de finanças públicas 157–158
pontos muito extremos 61
  valores extremos 67–70
população-alvo 50, 93, 123, 142, 182
populações 1, 70, 104–106, 233–236
  diretrizes 142
  estudo por questionário 182–188
  estudos de coorte 37–39, 49–51
  pesquisas qualitativas 169–170
  sub 93
prática baseada em evidências 202–220
prática corrente padrão 157–158
práticas, baseadas em evidências 202–220
práticas nocivas 205
  opinião do especialista 8
precisão 123
preferência de papel 223–224
preocupações e necessidade de informação 208
prevalência 107–108
princípios orientadores 144–145
probabilidade 71–74
  pré/pós-teste 111–113
processo de avaliação 95
procurando por respostas 16–18
procurar de maneira superficial 16–17
profissionais da saúde 31–32, 179–181
  prática baseada na evidência 3–5, 202–207
  tomada de decisão compartilhada 226–227
prognóstico 33
protocolo original do estudo 61
  CONSORT lista de verificação 85–86
protocolos 135
  abordagem orientada por 167–168
  análises por 56–57
  original do estudo, 61, 85–86
Psychiatry Online 22–23
PubMed 15, 23–27

Q

QADAS (Quality in Diagnostic and Screening tests [qualidade em exames diagnósticos e de rastreamento]) 105-106
QALY (quality-adjusted life year [anos de vida ajustados para qualidade]) 7-9, 154-156, 160-162, 235-236
QOF (Estrutura de Qualidade e Desfechos) 235-236
Q-TWiST 156-157
quadros de opção 225-228
qualidade da atenção 36-37
qualidade de vida 10-11, 95, 153
    PROMs 222-223
qualidade metodológica
    avaliação 29, 45-59
    delineamento de ensaios 18-19
    descrições problemáticas 48
    revisões sistemáticas 121-122
'queries', clinical 24-25
questionário 93
    anotador de questionários 178
    pesquisa por questionário 178-189
    saúde geral SF-36 153-154
questionário pelo correio 186-187
questões estatísticas preliminares 54-57

R

raciocínio indutivo 165
raciocínios subjetivos 144-145
rastreamento 33
    mamografia 105-106
    testes 99-115
razão de verossimilhança 102-104, 109-111
    nomograma 112
realizar o estudo-piloto, estudo por questionário 183
recorte de artigos 5-7
recursos da web, MBE 2-3
recursos em ponto de atenção 19-20
recursos especializados 22-23
recursos humanos 216-217
redução do risco absoluto (RRA)72-76
reflexividade 167
regras de predição clínica 111-113
regressão (estatístico) 65, 70-72
rejeição, artigos 29
relação "dose-resposta" 37-38, 83
relação risco-benefício 13
relato de formato, estruturado 188-189
relatos de casos 39-41, 52
representantes de laboratório 78, 85-87
resultados contínuos 108-109
resultados não significativos, significativos 187-188
resultados transferíveis 106-108, 173-175, 191, 199
revisão a convite 116-117
revisão jornalística 116-117
revisão por pares 29
revisões
    diretrizes clínicas 146-148
    pares 29
revisões sistemáticas 18-19, 116-124
    avaliando 119-124
    bases de dados 119-121
    práticas baseadas em evidências 210
Richard, Cliff 150
rigoroso, critério 100-101, 121
risco adicional 38-39
RRA (redução de risco absoluto) 72-76

S

seção da cesária, ver parto induzido
sensibilidade 100-103
sequência diagnóstica 109-110
serviço completo 25-26
SF-36, questionário de saúde geral 153-154
significativos, estatisticamente 28, 54
síndrome da angústia respiratória neonatal 203
sinopses 21-22
sofrimento evitável 204

Somren, Van 202-203
STEP (segurança, tolerabilidade, eficácia, preço) 86-87
subgrupos, intervenções complexas 96
   análise retrospectiva 67-68
subpopulações 93
suposições não questionadas 92
Swinglehurst, Deborah 135

T

tabela 2 × 2 99-101
tamanho da amostra 54-55
   lista de verificação CONSORT 85
taxa de respostas 186-187
TCC (terapia cognitivo-comportamental) 125
tempo de permanência 194
teoria clássica da administração 213
teoria da complexidade 213
teoria das relações de grupo 213
terapia com anticoagulante 118-120
terapia com estatina 154-156, 161-162, 224-225
terapia DICE 122
teste do antígeno prostático específico (PSA) 110-111
teste F 64
teste reproduzível 107-108
teste t 64
teste χ^2 64, 127-131
testes
   não paramétrico 62-63
   padrão-ouro 100-105, 233
   PSA 110-111
   rastreamento 99-115
   reprodutível 107-108
testes diagnósticos 99-115
   validação 100-106
testes estatísticos
   adequados 61-68
   avaliação 60-61
tomada de decisão 4-10
   baseada em evidências 208, 225-226
   compartilhada 223-227
   terapia 80-81
tomada de decisão à moda antiga 6-7
tomada de decisão compartilhada 223-227
tomada de decisões clínicas 5-6
totalidade do acompanhamento 55-56
tratamento 33
   AINE 228-229
   anticoagulantes 118-120
   dados 122
   estatina 154-156, 161-162, 224-225
   TCC 125
   tomando decisões 80-81
tratamento com surfactante 202-203
tratamento pré-natal, esteroides 203
tratamentos medicamentosos 78-89, 125-126
   esteroides pré-natal 203
   não médicos 12
   objetivo dos 80-81
tratamentos não médicos 12
triangulação 167
TRIP 25-26
trombose, TVP 193-199
tutoriais, *online* 26-27
TVP (trombose venosa profunda) 193-199
TVP (trombose venosa profunda) 193-199
TWIST 156-157

V

validação
   diretriz clínica 142
   testes diagnósticos 100-106
validade
   externa 123
   psicométrica 153-154
valor de *r* 61-63
valor preditivo positivo 99-100, 102-103
valores de p 61, 71-72
variação normal 109-111

variáveis
  explicativas 113–114
  regressão estatística 70–71
variável-alvo 70–71
vias de cuidado integrado 195, 217–218
vias de cuidados intensivos 195, 217–218
viés
  expectativa 107–108
  investigação 107–108
  seleção 117–118
  sistemático 49–52
viés de verificação 107–108

W

Whole Systems Demonstrator 93
WTP/WTA (Vontade de pagar/Vontade de aceitar) 156–157

X

xenofobia 45–46

Z

Zen 199